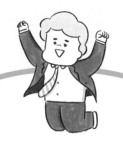

人生のあらゆる
「悩み・不安・疲れ」を
なくすためのリスト

精神科医
が教える

ストレス
フリー
超大全

樺沢紫苑

ダイヤモンド社

はじめに ── 「ストレスフリーな人」になろう ──

最初に質問です。

ストレスはゼロにしたほうがいい。
YesかNo、どちらでしょう？

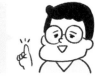

おそらく、「Yes」を選んだ人が多いのではないでしょうか。
答えは、「No」です。その理由を説明していきましょう。

結論から言うと、ストレスをなくす必要はありません。
「ストレスはなくしたほうがいい」というのが一般的な常識ですが、**本当に
ストレスが『ゼロ』になると大変です**。

たとえば、仕事において大事な商談やプレゼンがあるとしましょう。きっと
ものすごいプレッシャーや緊張を感じ、ストレスが発生するはずです。
しかし、そのストレスのおかげで、いろいろなことを調べて準備し、何度も
練習します。その結果、スキルは上達し、あなたの自己成長につながります。

人間関係のストレスというのもあります。しかし、そこを解消しようと、自
分の性格や言動を見直し、相手の気持ちを考え、人間関係を少しでも改善しよ
うと努力します。結果、あなたの人間的な成長につながります。

こうした仕事やプライベートにおける日々のストレスは、

「いいストレス」です。

人生になくてはならない刺激です。**適度なストレスは、脳の働きを活性化し、集中力を研ぎ澄まし、記憶力を高めます。**

プレッシャーのない仕事ばかりしているとスキルアップしません。大きなストレスはありませんが、「達成」や「成長」を実感することもない。ぼんやりとした、物足りない毎日を送ることになります。

つまり、いいストレスがなくなると、まったく自己成長しない人生になってしまうのです。

考えてみれば、私たちの日常は、ストレスを感じることばかりです。

職場の人間関係や、通勤通学の苦労、家事や育児のたいへんさ。挙げ出したらキリがありません。

それらすべてから逃げて、ストレスの原因を取り除くことは不可能です。

ストレスはあっていい。ストレスは、私たちが生活する上で必要なもので、刺激を与えてくれたり、生活の質を高めてくれるものなのです。

しかし逆に、

過剰なストレスを感じ続けるのがいいかというと、それも危険です！

ストレスを溜め込みすぎると、体調を崩したり、うつなどのメンタル疾患に陥ってしまいます。大事なのは、

①「寝ているときにストレスがない
　状態になっている」ということ。

②「次の日にストレスや疲れが
　持ち越されていない」ということ。

この2つです。

日々のストレスをゼロにすることが、ストレスフリーなのではありません。

昼間にバリバリと働いてストレスが多くても、ちゃんと夜にリセットして解消していく。そのように、ストレスと上手な付き合い方ができ、ストレスを溜め込まない人のことを、

「ストレスフリーな人」

と定義します。

● 「耐え忍ぶ人」と「しなやかな人」

残業や徹夜続きのブラック企業に勤めている人で、ほんの数ヶ月でうつ病になってしまう人がいます。

その一方で、同じ職場で何年も仕事をしていても、何ともない人もいます。

その違いは、何でしょうか？

「**レジリエンス**」という心理学用語があります。「回復力」「復元力」という意味です。

同じ環境下で同じストレスを与えても、人によって「感じ方」は異なります。ストレスを我慢する、耐え忍ぶというイメージではなく、バネのように元に戻る感じです。

あるいは、「受け流す力」と言ってもいいでしょう。私は「**心のしなやかさ**」という訳を好んで使っています。

「心が折れる」という表現がありますが、それは耐え忍ぶから折れてしまうわけです。ストレスをしなやかに「受け流す」ことができれば、決して「折れる」ことはありません。

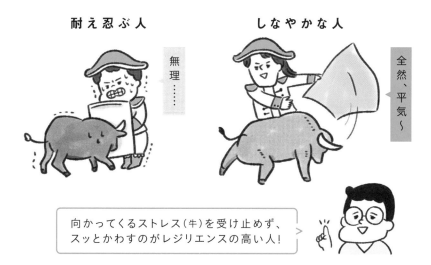

耐え忍ぶ人　　　しなやかな人

無理……

全然、平気〜

向かってくるストレス（牛）を受け止めず、
スッとかわすのがレジリエンスの高い人！

　私の臨床経験では、「**几帳面でまじめな人ほどうつになりやすい**」という
傾向を感じます。なぜなら、ストレスの原因を真正面から受け止め、不安にな
り、悩み続け、リセットできていないからです。
　この「不安」や「悩み」は、先ほどの「いいストレス」ではなく、「悪いス
トレス」になります。
　**悪いストレスをなくしていくことも、「ストレスフリーな人」になるため
には重要です。**

　「不安」や「悩み」に直面した場合、多くの人は「原因」を取り除こうとし
ます。そして、「原因」が取り除けないと、絶望し、余計に心身を消耗します。
しかし、「ストレスの原因」は取り除く必要はないのです。

あなたの「考え方」「受け止め方」を
少し変えるだけで、ストレスを
しなやかに受け流せるようになります！

　それだけで、「不安」や「悩み」は消すことができます。
　そこで本書の出番です。

本書では、誰しもが悪いストレスを感じやすい「人間関係」「プライベート」「仕事」「健康」「メンタル」という5つのテーマに対し、

「科学的なファクト」 と 「今すぐできるToDo」

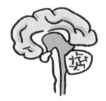 

　を明確に示します。**ファクトをつかみ、ToDoを知れば、悩みの9割は解決します**。あとは、行動するだけになるからです。

● 心と体を整える決定版

　多くのビジネス書では、「ストレスから逃げろ」「ストレスなんか気にするな」という精神論ばかりが書かれていますが、そのようなアドバイスは他人事のように聞こえて非現実的です。

　本書では、私の精神科医としての経験から、現実的であり、かつ、効果抜群のノウハウだけを紹介しています。
　これまで私は、『アウトプット大全』『インプット大全』をはじめ、多くのビジネス書を世に出してきました。いずれの本にも、あとがきに「メンタル疾患、病気を減らし、自殺する人をゼロにしたい」と書いてきました。
　それを実現するために、毎日発行しているメルマガ、そして毎日更新しているYouTube「樺チャンネル」では、「病気にならない方法」や「メンタル疾患の予防法」などの情報を発信し続けています。

　本書は、仕事やプライベートの人間関係の不安、悩みを解消し、病気にならないために心と体を整える「決定版」とも言える内容です。これまでの執筆

活動や情報発信の集大成となる1冊を書きました。

普通に生活するだけでも、不安やストレスを多く感じ、これからもそれが続くであろう時代に、**「不安やストレスへの対処法」は、絶対に必要なスキルとなります**。

不安、悩み、ストレスにとらわれない生き方。それを身につければ、どんなに時代の変化があろうと、あなたの人生は間違いなく明るく、達成感や自己成長を感じられる幸せなものになります。そう、

生き方を変えるのは、「今」です！

本書を読むことで1つでも多く、不安や悩みの対処法を学んでください。そして、「行動」をしてください。きちんと実践することで、確実に人生は変わっていきます。

まずは、序章の5つを実践してください。次に、1〜5章の項目から、あなたの気になるものを選び、読んでみてください。

最後に、終章をマスターし、完全なストレスフリーが完成します。

本書が、あなたの人生において「ターニングポイント」となる1冊になれば、著者としてそれ以上の喜びはありません。

樺沢紫苑

精神科医が教える

ストレス
フリー
超大全

CONTENTS

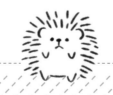

序章 | すべてのベースとなる
「解決法」

ストレスフリーの基本

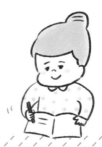

1章 他人ではなく「自分」を変える

人間関係

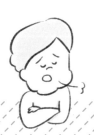

2章 「仲間」と「家族」が活力となる

プライベート

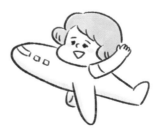

3 _章 「天職」を求め、「やらされ仕事」から抜け出す

仕事

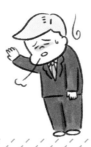

4 章 「疲れない体」を手に入れる

健 康

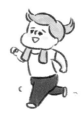

5 _章 心を整え、「新しい自分」に アップデートする

メンタル

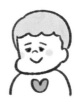

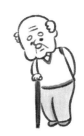

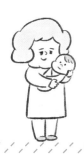

特長 1 90％の「共通の悩み」を すべて解決する

私のYouTubeチャンネルでは、一般の人から質問を募集しています。毎日、数十問の質問が寄せられます。その90％は過去の質問と同じ。すでに答えたことがある質問です。しかし、「悩み」の渦中やどん底にいる人は、「きちんと調べる余裕」がなく、同じ質問をしてしまうのです。

検索すればすぐに対処法がわかることも、悩み、苦しみ、ときに精神を病んでしまったりします。それは、非常に残念なことです。

「悩み」を消すことは、一見、不可能のように思えますが、少なくとも「対処法」を示すことはできます。あとは、「やるか」「やらないか」、あなた次第です。書いてあるとおりに行動すれば、あなたの悩みは、必ず減り、解決できます。

本書では、私の元に寄せられた代表的な悩みを扱います。それは、誰にでも当てはまる「共通の悩み」です。きっと、あなたの悩みの9割が解決できるでしょう。

特長 2 「ToDo」にこだわったアプローチ

本書の執筆で、心理学、社会学、哲学、宗教など「悩み」や「生き方」に関する本100冊以上を読み直しました。世の中のほとんどの「悩み」や「生き方」について「答え」は出ているのです。

しかし、それらの本を読んでも、「まず何をすればいいのか？」「今日（今）、何からはじめたらいいのか？」までは教えてくれません。悩み解決

の「方向性」は示されるのですが、「ToDo（何をすべきか）」がよくわからない。それでは意味がありません。

安心が得られても、今、何をしていいかがわからなければ、あいかわらず「行動停止」の状態です。現実は変わりません。

そこで本書では、必ずToDoを示すことに徹底的にこだわりました。

特長 ③ 本当に効果のある対処法と おすすめのコンテンツを提示する

私のYouTubeチャンネルでは、2500問以上の悩み解決の動画を上げています。たくさんのコメントが付き、「高評価」と「低評価」によって、動画が役に立ったかどうかが評価されています。

コメントを見ると、「実行して、すぐに効果が出ました！」という感謝の書き込みがたくさん見られます。そうした「実際に効果のあったアドバイス」「やれば確実に効果のある対処法」だけを集めたのが本書です。「実効性（実際に効果があったのかどうか）」を重視しています。

科学的根拠によって書かれただけの本は、残念ながら「どこかで聞いたような、ありきたりの漠然としたアドバイス」しか載っていません。

そこで、私の経験に基づき、生々しく、リアルで、現実的な対処法だけを示すことにしました。

シンプルでわかりやすく書くようにしたので、「もっと深く知りたい」「専門的に学びたい」と感じる人がいると思います。そのため、さらに学びたい人に向けておすすめの「本」や「映画」などのコンテンツを紹介しています。

初心者向けから専門的なものまで、「★（初級）」「★★（中級）」「★★★（上級）」がわかるようにしています。ぜひ、参考にしてください。

ストレスフリーまでの道のり

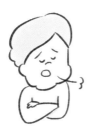

○○疲れを
リセットしよう!

START!

基本
序章
P19～

まずは最低限の
5つをおさえよう!

人疲れ…

人間関係
1章
P41～

家での疲れ…

プライベート
2章
P97～

仕事の疲れ…

仕事
3章
P143～

体の疲れ…

健康
4章
P205～

心の疲れ…

メンタル
5章
P247～

最後に
「どう生きるか?」
を考えよう!

GOAL!

生き方
終章
P313～

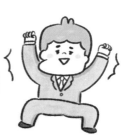

序章

すべてのベースとなる
「解決法」

ストレスフリーの基本

不安を行動で取り除く

キーワード ▶ **ノルアドレナリン、行動**

「来週のプレゼンが不安です」「寝る前に不安に襲われます」「将来の人生が不安です」など、ある調査によると、「最近不安を感じている人」は、7割以上に及ぶそうです。その対処法から説明しましょう。

ファクト 1 なぜ、不安は起きるのか?

何かについて悩み、苦しむとき、そこに必ず「不安」がつきまといます。ものすごく悩んでいるのに、「不安」が存在しない、ということはないはずです。不安の反対は「安心」ですから、「安心した状態になる」=「悩みの解決」です。脳科学的に「不安」の本質がわかれば、対処法は明快です。

不安を脳科学的にザックリと言えば、**ノルアドレナリンの分泌**です。人間が緊張、不安、恐怖の感情を持つとき、脳内物質のノルアドレナリンが分泌されます。

ノルアドレナリンは、「闘争か、逃走か」の物質と言われます。原始人がサーベルタイガーと出合った場面を想像してください。すでに相手はコチラに気づき、攻撃態勢に入ろうとしています。すべきことは、「闘う」か「逃げる」か、どちらかしかありません。ぼーっと突っ立っていると、殺されるだけです。

闘争か、逃走か。**ノルアドレナリンが分泌されると脳が研ぎ澄まされ、集中力が高まり、どうすればいいのか一瞬で判断できるようになります。**

そして、ノルアドレナリンとともにアドレナリンも分泌され、心拍数が上がり、全身に血液が行き渡り、いてもたってもいられない状態になります。全力で走って逃げるか、果敢に闘って打ち負かすか。ノルアドレナリンが引き起こす「不安」や「恐怖」が、ピンチを脱するエネルギーとなるのです。

つまり、ピンチのときに「さっさと行動しろ!」とあなたを猛烈にせかす

物質が、ノルアドレナリンです。

ファクト 2 不安は何もしないと増え、行動すると減る

　不安になるのは、必ず「ピンチの状態」「困った状態」のときです。そこから「早く行動して脱出しなさい！」というのが、不安の生物学的な意味合いです。ですから何もしないで、放置すればするほど、不安は強まります。

　布団に入って、「どうしよう、どうしよう」と悩み続けるほど、不安は強まるのです。多くの人の間違いは、悩みを抱え、不安な状態になったときに、「どうしよう、どうしよう」と思考停止のループに入ることです。行動を起こさない限り、いくら悩んでも絶対に問題が解決されることはありません。

　ですから、**不安を消すことは簡単です。「行動する」ことです。**

　いきなり不安が「ゼロ」にはならないまでも、行動することで、不安は必ず軽くなります。「何もしない」と強まるだけなので、何かするだけで気分は変わります。

> 人間の感情において最も根源的なものは恐怖であり、不安である。
>
> —— トマス・ホッブズ（イギリスの哲学者）

　不安の源、ノルアドレナリンは「行動するためのエネルギー」、つまり行動の「ガソリン」です。**あなたを苦しみから救ってくれるエネルギーが、「不安」なのです。**不安というエネルギーを使い、行動を起こす。そうすると、ガソリンである不安は確実に減っていき、あなたはどんどん楽になっていきます。

ファクト 3 アウトプットで現実が変わる

　世の中には、「インプットの世界」の住人と「アウトプットの世界」の住

人がいます。いくらインプットを頑張っても、脳の中の知識、情報が増えるだけです。外界（現実の世界）に、まったく影響を及ぼしません。現実変化も自己成長も起きるはずがないのです。

　これを悩みの解決に応用しましょう。ネットや本で対処法を調べて多少のアイデアを得るかもしれませんが、その内容について、「言わない」「書かない」「行動しない」状態では、現実はまったく変わらず、状況は好転しません。

「インプットの世界」の住人である限りは、不安も解消しないし、悩みや問題も解消、解決しません。話す、相談する、書き出す、日記を書くなど、**小さなアウトプットを1つずつ積み上げていくことで、あなたの不安や悩みが解消**し、自分の「生き方」、生きるべき方向性が見えてくるのです。

ToDo 1　3つの行動をする

「行動する」というと、少々、ハードルが高く感じられるでしょうが、本書では「確実に行動できる対処法（ToDo）」を提案していきます。

　たとえば、毎日昼11時まで寝ている患者さんに「早起きしましょう」と言うと、「無理です」と秒殺されます。しかし、「今より15分だけ早起きしませんか？」と、提案すると、「できるかも」と言います。

　すべての「行動」は細分化できます。行動のハードルを下げると、どこかで「できる」部分があるはずです。

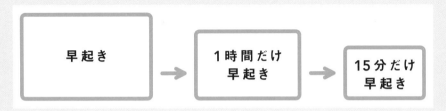

図 ▶ 行動のハードルを下げる

　人間の悩みのほとんどは、対人関係、コミュニケーションの悩み、社会生活の悩みです。つまり、他者に対する悩みを家にこもって悩んでも、解決す

ることは不可能です。

　人間の悩みは、行動しながら、解決していくもの。だから、「インプット
の世界」の住人で、情報だけ集めて悶々としていても、絶対に何も変わりま
せん。まずは、動くこと、行動することです。本書では、大きく次の3つを
すぐに実行するようにします。

（1）話す
「相談する」「カウンセリング」というのも「話す」ことです。「バカヤロ
ー！」と大声で叫べば、スカッとしてストレス解消になります。**友達とのお
しゃべりでも、ストレス発散できます。**雑談によって人間関係を深めること
ができます。適切な「質問」で速やかに問題解決に導かれることもあります。

（2）書く
「書く」というのは、さらに強烈なアウトプットです。**自分の悩みを書き出
すだけで、ストレスが吐き出されます。**また頭の中が整理され、悩みが明確
化します。毎日、日記をつけることで、自己洞察力が鍛えられます。

　書くことで脳内が整理され、自己洞察が深まり、間違った考え方や不適切
な感情に気づき、修正する手がかりを得ます。本書では、さまざまな書く方
法を紹介します。

（3）体を動かす
　もし、どうしても強い不安があるのなら、**今すぐ外に出て、100メート
ルを全力疾走してください。**かなりスッキリするはずです。

　不安というのは、「何かをしなさい！」というエネルギーなので、全力で
何かに取り組めば軽減、解消するのです。その最も良い例が、「運動」です。

　詳しくは本書で説明しますが、セロトニンが活性化することにより、ノル
アドレナリンを正常化したり、脳内を鎮静し、リラックスさせ、ネガティブ
な感情を消し去ってくれます。

　以上、不安があるならば、まず「行動」することです。

自力で解決できるようになる

日本人の2人に1人が、何らかの「悩み」を抱えていると言われます。悩みは、持っているのが普通です。

そうは言っても、悩みを解消し、ストレスが減れば、人生が楽に生きられるようになるのは間違いありません。その方法論のベースを紹介しましょう。

ファクト 1 「悩み」とは何か?

そもそも「悩み」とは何なのでしょう。ある問題について、苦しみ、思いわずらっている状態が「悩み」です。その「苦しみ」が取り除かれ、あれこれと考えることがなくなれば、「悩み」は解決した状態になります。

私宛ての悩み相談のメールを分析すると、ほとんどが同じ形式で書かれています。

「上司との人間関係で悩んでいます。どうしたらいいでしょうか?」

「うつ病で3年間治療していますが、一向によくなりません。どうしたらいいでしょうか?」

「朝起きるのがものすごくつらいです。何かいい方法はありませんか?」

つまり、**「どうしたらいいか?」**という**「対処法」「解決法」**を知りたいのがほとんどの「悩み」の共通点です。

方法や対処法がわからず、現状から好転するメドが立たないので、不安だ。心配だ。気分が落ち込む。苦しい。同じ考えが堂々巡りする。それが「悩んでいる」状態です。

では、どうすれば悩みを解決できるのでしょうか。

悩み解決の手順は、簡単です。**対処法や解決法を知る(Know)。そして、それを実行する、行動する(Do)**。それだけです。

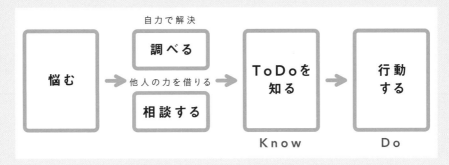

図 ▶ 悩み解決のプロセス

　対処法を知る方法は、「**自分で調べる**」（自力で解決）と「**人に相談する**」（他人の力を借りる）の２パターンしかありません。

　濃い霧の中を歩いていると、目的地に到達できるか不安になります。「この先どうなるんだろう」「どうすればいいんだろう」という先行き不透明感です。

　霧が晴れて、遠くに目的地が見えたらどうでしょう。後は、そこまで歩いていくだけです。「こうすれば、解決する」という明確な対処法、解決法が見えると、霧は晴れます。目的地が行けそうな場所に見えてくるのです。

　悩み解決法を「知る（Know）」だけなら、１日あれば十分です。何日も、何ヶ月も何年も悩み続ける必要はありません。

ToDo 1　「悩み」を「ToDo」に置き換える

　悩みの解決には、「決まった方法・手順」があるということがわかりました。つまり、その「決まった手順」を踏むことによって、誰でも「悩み」を消すことができるのです。その悩みを消す手順は、次の４ステップです。

（1）悩みを書く
　まず、自分の悩みを、できるだけ詳しく紙に書き出します。
「上司との人間関係」「上司によく叱られて雰囲気が険悪」「仕事のミスが多い」と、箇条書きでよいので書き出します。とにかくできるだけ多く書くこ

とです。詳しく書けば書くほど、悩みはより短期間で解決されます。

　次に、その箇条書きの項目で文章を作りましょう。**文章化するコツは、人に相談するイメージです。**

　　（例）「私は、上司（課長）との人間関係で悩んでいます。上司は、私のちょっとしたミスに過剰に反応します。そんなことで、いちいち怒らなくてもいいのに。1日1回は怒られています。気分もへこみます。正直、会社に行きたくありません。どうしたらいいでしょうか？」

　こんなふうに自分で悩みを文章にまとめてみましょう。それを読むと、自分の状況や心理を、冷静に見られるようになります。アウトプットすることで、客観視が可能となり、自己洞察が深まるのです。

　悩んでいる多くの人は、「つらい」「苦しい」「たいへん」とネガティブな感情に支配され、思考停止してしまい、自分が何に悩んでいるのか、原因が見えなくなっています。そこで「悩みを書く」ことで、自己を客観視できるのです。

(2) 対処法を調べる

　自分がどんなことで悩んでいるのか把握できたら、次は対処法を探します。本書では、昔から誰にもありがちな悩みを紹介しています。まずは自分に当てはまる項目から読んでみてください。そして、できればおすすめの関連書を読みましょう。

　本を読むときのポイントは、**「ToDo」を3つ見つけること**です。自分ができそうな「ToDo」を探すように読み、ノートや手帳にそれを書いてください。

　対処法を調べる場合、「まずはネットで調べる」という人が多いと思いますが、情報が薄くてダイジェスト的で、信頼性も不十分です。根拠もなく間違った情報もよく書かれています。必ず「本」を使ってください。

（3）やってみる

　対処法がわかったら、とにかくそれをやってみることです。それを最低でも「1〜2週間」は実行してください。

「できません」「続けられません」という人は、「3つのToDo」の書き方が間違っています。前項で説明したように、簡単に実行できるように行動を細分化してハードルを下げて、「できそうなToDo」に書き換えて再チャレンジします。**「やっている」「動いている」「行動している」など、脳科学的には何かをしていることが重要です。**

（4）評価する（フィードバック）

　1〜2週間が経ったら、「3つのToDo」がどこまでできたかを評価します。

> **評価の手順1　うまくいっていない理由を3つ書く**
> **評価の手順2　うまくいっている点を3つ書く**
> **評価の手順3　次のToDoを3つ書く**

　もちろん3つ以上書ける人は、たくさん書いてください。多ければ多いほどよいのですが、最低でも3つ書いてください。

　必ず「ネガティブ」を先に書き、「ポジティブ」は後に書きます。そうすると、書き終わった後の気分がポジティブになります。

　次のToDoが翌週の目標になります。

　それを1週間かけてやってみて、1週間後にまた評価（フィードバック）を行います。これを繰り返します。2〜3週間行うだけで、かなりの効果が現れてくるはずです。

「悩み」をすべて「ToDo」に置き換える習慣を身につけましょう。それだけで、「悩んでいる自分」はいつか消え去ります。

　前項で、自分1人で悩みを解決する方法をお伝えしました。しかし、1人の力だけで解決できない場合も多いでしょう。その場合、他人の力を借りるしかありません。他の人に「相談する」ということです。

　ある調査によると、64％の人が「仕事に関して悩みを持っている」と答え、そのうち、53％の人が「悩みを相談できない（しない）」と答えています。

　今までに「自殺したいと思ったことがある人」に対して、「自殺を考えたとき、誰に相談したか」という質問に、「相談したことがない」と答えた人は60.4％となっています。つまり、約3分の2もの人が、生きるか死ぬかという極めて重大な問題を、1人で悩み続け、誰にも相談できないでいるのです。もし、そういう状況にいるなら、そんな自分を変えましょう。

ファクト 1 日本人は、「相談できない」が普通

　日本には「相談」という文化が根づいていません。人に相談すると、相手に心配をかけてしまうと思い込み、心配をかけたくないので自分で抱え込んでしまうのです。

　たとえば、子どもが学校でイジメにあっても、親にも教師にも相談しないことが大半です。アメリカでは、小学校からスクールカウンセラーがいて、全生徒と定期的に面接をし、相談のハードルを下げています。幼い頃から相談慣れしているので、大人になっても相談ができるのです。

ファクト 2 「相談しても意味がない」という誤り

　相談できない患者さんに、「どうして相談しなかったのですか？」と質問

すると、「相談しても解決できるような問題じゃないので、意味がないです」と言う人が多いです。

　たしかに、「嫁姑問題」は離婚しない限り、「上司との険悪な人間関係」は会社を辞めない限り解決しない気がします。しかし、悩みや不安の原因が完全に取り除かれなかったとしても、あなたの「不安」「苦しみ」「つらさ」の受け取り方は、考え方を変えることで取り除くことができます。

　精神科の診療を受けると、陰鬱な表情で来院された患者さんが、たった30分の相談だけでも、「気分が楽になった」と笑顔で帰っていく人が多くいます。「問題解決」は「原因除去」だけが目的ではなく、**不安やストレスを取り除くことが目的**なのです。

　以下に、相談のメリットを表にまとめました。

表 ▶ 相談のメリット

1　ガス抜き効果
ストレスが発散される。気分がスッキリする。
2　不安の減少
扁桃体の興奮が抑制される。言語情報は、扁桃体の興奮を抑制する。
3　悩みの整理
筋道立てて話すことで、話が整理される。
4　言語化
現状、原因、診断などあいまいな点がハッキリする。
5　解決法の発見
話が整理されることで、自分で対処法に気づく。
6　プロのアドバイス
専門家によって解決法がもらえる。

　ほとんどの人は、相談とは「専門家のアドバイスをもらい、問題解決の手助けとすること」と考えているはずです。それは、相談のメリットの一部でしかありません。たった一度、30分相談しただけでも不安やストレスが相当取り除けます。相談自体に「ガス抜き効果」があるからです。

　前項の4つのステップを用いて、悩みや不安に自分なりに対処し、それでも改善できなければ、相談するようにしましょう。

ToDo 1 「相談できる人」を探す

相談しない理由に、「相談する人がいません」と答える人は非常に多いです。そうはいっても、配偶者や親しい友人はいます。「相談できない」のではなく、「相談しづらい」「相談するのが恥ずかしい」と、自分でメンタルブロックをかけているのです。あなたを心配している人、気にかけてくれる人は必ずいます。その人たちはあなたの相談を歓迎してくれるはずです。

まずは、この人なら相談できるという人を1人だけ決めておきましょう。**友人であれば、「親友」が1人いれば十分です。**友達が10人いても、本当に困ったときに相談できる人が誰もいなければ意味がありません。

また、夫婦やパートナーと普段から些細な問題について気軽に相談できる関係を作っておくことも重要です。日常の些細な問題について相談できない人が、重大な問題が起きたときに相談できるはずがありません。

ToDo 2 決める前に相談する

会社を退職する場合、事前に上司への相談なく、いきなり辞表を持ってくる人が近年は多いそうです。「退職」に関するある調査によると、退職の意思を伝えた際に、引き留められた人は、53.7%もいました。事前に相談していれば、会社側のなんらかの譲歩や待遇改善が引き出せたかもしれません。

相談せずに、いきなり大きな決断をするのは、もったいないことです。上司が信頼できないという人もいるでしょうが、部下の相談を受けるのが上司の仕事です。上司、会社側も「言われて初めて気づく」こともあります。相談しづらい相手であっても、**相談する勇気を持って「思い切って相談する」ことで可能性が開けるのです。**

> 相談する勇気を持とう。
> —— 大野 裕（精神科医、日本の認知行動療法の先駆者）

ToDo 3 「相談窓口」を活用する

「家族も友達もいない。相談できる人は誰もいない……」

そんな人でも、大丈夫です。すべての都道府県、市町村の各自治体は、必ず「悩み相談」の窓口を持っています。「健康相談」「法律相談」「お金の相談」「介護の相談」など、各種相談に無料で乗ってくれます。

そのことすら多くの人は知りませんし、利用する人も非常に少ないそうです。相談の窓口は自治体のウェブサイトや広報誌に書かれていますので、調べればすぐにわかります。わからなければ、自治体に直接電話すれば教えてくれます。

たとえば、「こんな症状で病院に行っていいのだろうか？」という悩みも、自治体の健康相談にしてみるとよいのです。

私の患者さんで、借金で自殺まで考えていた人が、**自治体の「お金の相談」の窓口でたった一度相談しただけで、スッキリ解決したケースもありました**。専門家の説明を受けるだけで、安心・納得することは多いのです。

匿名の電話で相談できる窓口もあります。「どうしても名前や顔を知られたくない」という人も、まずは電話で相談しましょう。

自分で解決できなければ、誰かの手を借りていいのです。多くの人があなたに手を差し伸べたいと思っているのです。そのことに気づきましょう。

道に迷っているときも、黙っていたら誰も声をかけてくれません。しかし、「道に迷っているのですが」と声をかけると、とても詳しく教えてくれます。**人間は、頼られると嬉しく感じる生き物です**。自分の知識や経験を使えると、その人は承認欲求を満たすのです。

ですからあなたも、「相談できる人がいない」と言わないで、自分のプライドにとらわれず、相談するべきです。そうすると必ず扉は開きます。

あなたが壁にぶつかった状態のままだと、もっと大きな迷惑を人にかけるかもしれません。ストレスフリーに生きるために、もっと気軽に相談できるようになりましょう。

生活を整えてちゃんと生きる

　不安や悩みへの対処法を紹介してきました。これらは心のお守りとなることでしょう。次にすべきことは、メンタルや体調を崩さないように、心と体を整え、病気を予防する生き方をすることです。

ファクト 1 うつ病になってしまう前に

　今は、うつ病患者が 100 万人を超える時代です。うつ病として病院に通っている人が 100 万人ですが、「軽うつ」「前うつ」「隠れうつ」などと呼ばれる、うつ病の予備軍がその数倍はいると推測されています。

　うつ病の予防法を一言でいえば、「**規則正しい生活**」です。これに勝るものはありません。睡眠不足、運動不足、乱れた食生活はすべて「規則正しい生活」からの逸脱です。

　生活が不規則になると、自律神経が乱れます。人間は、昼は「交感神経」が優位になるので活発に動けます。夜は「副交感神経」が優位になり、リラックスするのでぐっすり眠れます。この自律神経の切り替えが悪くなると、さまざまな体調不良があらわれます。毎日同じ時間に寝て、同じ時間に起きる「規則正しい生活」の基本を、まずはちゃんと認識しておきましょう。

ToDo 1 規則正しい習慣

　病気の予防法はいくつかありますが、特にその効果が高いものは、「睡眠」「運動」「食事」です。

（1）睡眠
「毎日 7 時間、ぐっすり眠っていますが、うつ病です」

そんなことを言う患者さんには会ったことがありません。うつ病の患者さんのほとんどは、「ぐっすり眠れない」「寝つきが悪い」といった睡眠障害を訴えます。それは、うつ病の発病よりも先行して見られることが多いです。「睡眠障害の5人に1人はうつ病」というデータもあります。

　また、**1年以上の慢性的な不眠を抱えている人と、いい睡眠がとれている人を1年間追跡した場合、うつ病の発症率は40倍の違いがありました。**うつ病と睡眠障害は、極めて密接な関係にあります。

　過度なストレスがかかったときでも、十分な睡眠をとっていればストレスを軽減、解消できます。逆に、睡眠がとれないと、ストレスを解消できず、ストレスや身体的な疲労を蓄積します。

　仕事が忙しいと、睡眠時間が減ってしまいがちですが、**忙しいときほど、きちんと睡眠をとる**べきです。最低でも6時間の睡眠時間を確保しましょう（「睡眠」について詳しくはP206）。

（2）運動

「週2回ジムに通って運動していますが、うつ病です」

　そんな患者さんにも会ったことがありません。うつ病の治療として、運動療法が注目されています。**週に150分以上の有酸素運動で、薬物療法と同程度かそれ以上の効果がある**といいます。うつ病になる前から、運動をしていれば、当然、予防効果があります。

　オーストリアの研究によると、運動習慣がまったくない人は、週に1〜2時間の運動をしている人に比べ、うつ病発症のリスクが44％増加していました。運動をしない人は、定期的に運動をしている人に比べて、1年後のうつ病の発症率が1.8倍だとする報告もあります。

　また、ハーバード大学の研究によると、身体活動の多い人やスポーツをする人は、うつ病の罹患率が20〜30％低いことが明らかにされました。

　具体的な運動としては、ランニングや水泳などの有酸素運動、あるいは普通の散歩、ヨガのような軽い運動でも気分の改善や向上効果が認められています。うつ病の予防、治療において、有酸素運動の効果は広く知られていますが、最近では「筋トレ」にも、うつ病の改善効果を認める報告があります。

運動をすると、「セロトニンの分泌が活性化する」「睡眠の質が改善する」「ストレスホルモンを低下させる」「脳の神経を成長させる物質（BDNF）が分泌される」など、良いことずくめなのです。

とはいえ、仕事が忙しいと平日に運動するヒマはないでしょうから、まずは休日に1時間の運動から始めましょう（「運動」について詳しくはP216）。

(3) 食事

食事でうつ病を予防する、食事でうつ病を改善できるという研究結果が最近増えており、うつと食事の関係性に注目が集まっています。

「朝食はとらないほうがいい」「1日1～2食が健康的」など、さまざまな健康法がたくさん出てきていますが、メンタル疾患の予防の観点からいうと、3食をバランスよく食べることが重要です。

国立精神・神経医療研究センターの研究によると、うつ病群において「朝食をほぼ毎日食べる人」の割合は、「食べることがまれである人」の0.65倍と少なく、反対に「間食や夜食をほぼ毎日食べる人」は、「まれにしか食べない人」に比べ1.43倍も多かったのです。

また、噛むことはとても大切です。**10～15分の咀嚼でセロトニンを活性化させます**。朝ご飯をゆっくりと食べるだけで、朝からセロトニンを活性化することができます。うつ病とは、セロトニンが低下する病気ですから、咀嚼によってセロトニンを活性化することは意味があります。

朝食はなんでもいいわけではありません。結論からいうと、**典型的な日本食「健康的な日本食」が健康によく、ファストフードのようなものはよくな**いのです。

日本人の成人男女約500例を対象に、「健康的な日本食」、肉・魚中心の「動物性食」、パンなどの「西洋風朝食」の3パターンで抑うつ症状との関連を調べた研究では、「健康的な日本食」のみが、抑うつ症状を56％も抑制し、「動物性食」「西洋風朝食」では効果は見られませんでした。

たとえば、うつと関連する栄養素として、「トリプトファン」「ビタミンB1」「葉酸」などが挙げられます。具体的な食材を挙げるとキリがありませ

んが、朝食にサンマの塩焼き、卵（または納豆）かけごはん、豆腐とわかめの入った味噌汁。こうした昔ながらの「健康的な日本食」を意識すると、バランスよく栄養をとることができます。どうしても時間がないときは、朝にバナナ（トリプトファンが豊富）を1本食べるのもありです。

表 ▶ 「健康的な日本食」の特徴

1	主食、主菜、副菜、汁物で栄養バランスのいい一汁三菜
2	「まごわやさしい」（豆類、ごま、わかめなどの海藻類、野菜、魚、しいたけなどのきのこ類、芋類）
3	肉よりもサバ、ニシン、サンマなどの青魚が中心
4	味噌、醤油、納豆、粕漬けなどの発酵食品が多い
5	塩分が多い（醤油や漬物などのとりすぎに注意する）

また、**緑茶やコーヒーなどが、メンタルにいいという研究がたくさん出ています。**こうした効果は、カフェインによるものではなく、「抗酸化物質」と関係していると推測されています。飲みすぎるとカフェインの過剰摂取で睡眠障害の原因になりますので、1日1〜2杯程度を飲むようにしましょう（「食事」について詳しくはP226）。

表 ▶ 規則正しい生活のまとめ

1 睡眠	毎日7時間以上の睡眠をとる（最低でも6時間を死守する）
2 運動	1日20分（週に150分）以上の中強度の運動（早歩き、ジョギングなど）
3 食事	1日3食をバランスよく食べる（朝食は「健康的な日本食」）よく噛んで食べる　緑茶やコーヒーを1日1〜2杯飲む

これをベースにして生活しよう。

以上、当たり前のことに思えたかもしれませんが、あらためてチェックしてみると、できていないことも多いでしょう。シンプルな方法こそが王道です。ぜひ、見直してみてください。

最高のモーニングルーティン 「朝散歩」をする

キーワード ▶ **セロトニン**

　最後に紹介したいのが、「朝散歩」です。いま、YouTube などで有名人によるモーニングルーティンが話題ですが、精神科医としておすすめの最高のモーニングルーティンが「朝散歩」なのです。

　方法は簡単です。朝起きてから 1 時間以内に 15 〜 30 分の散歩をするだけです。それだけで、セロトニンが活性化し、体内時計がリセットされ、「副交感神経」から「交感神経」への切り替えがうまくいき、自律神経が整えられるのです。ストレスフリーを目指すのに、こんなに効果的な健康習慣はありません。

ファクト 1 朝散歩の科学的根拠とは

　私は 25 年間以上、精神科医として、メンタル疾患が治りやすい人と治りにくい人の特徴を観察してきました。メンタル疾患が治りにくい人の特徴は、「昼まで寝ている」ことです。

　実際に「昼まで寝ている」という患者さんが、「朝散歩」をはじめた途端に、症状が急激に改善する事例を多数観察し、現在では一般の人にも「朝散歩」をおすすめしています。何年も治らなかったうつ病やパニック障害などのメンタル疾患が、朝散歩をするようになってから「ものすごくよくなった」という報告をたくさんいただいています。

　メンタル疾患がない人でも「朝散歩」をすることで、午前中の仕事のパフォーマンスがアップし、睡眠も深くなる効果が得られます。

　前項では、「睡眠」「運動」「食事」を紹介しましたが、朝散歩は健康になるためのすべての要素を含んでいます。**朝散歩は、メンタルにおける最強の健康法**といっていいのです。

　朝散歩が効果的である科学的な理由を 3 つ紹介しましょう。

（1）セロトニンの活性化

　セロトニンは、「朝日を浴びる」「リズム運動」「咀嚼」によって活性化します。朝の散歩は、「朝日を浴びる」「リズム運動」（ウォーキングなどの規則的なリズムを刻む運動）の2つを兼ねているので、セロトニンを十分に活性化することができます。

　セロトニンは、覚醒、気分、意欲と関連した脳内物質で、セロトニンが低下するとうつ的になります。**セロトニンが活性化すると、清々しい気分となり、意欲がアップし、集中力の高い仕事ができます。**

　そして、セロトニンを材料に夕方から睡眠物質のメラトニンが作られます。セロトニンが十分に分泌されることで、結果、夜の睡眠が深まるのです。

　普通の人でも、仕事が忙しくてストレスフルな生活をしていると、セロトニンを分泌するセロトニン神経が弱ってきます。朝散歩によって、毎日、セロトニン神経をしっかり活性化することで、ストレスを受け流し、脳の疲労を回復できます。

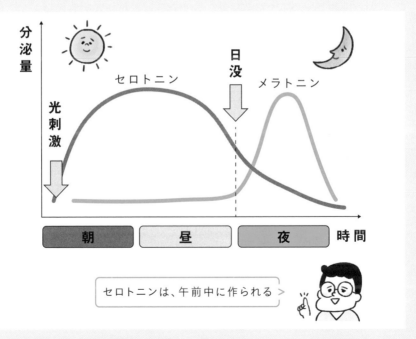

セロトニンは、午前中に作られる

図 ▶ セロトニンは午前中に作られる

(2) 体内時計のリセット

　人間には体内時計があり、平均24時間10分前後といいます。体内時計をリセットしないと、毎日10分ずつ寝つきの時間が遅くなり、昼夜逆転生活となってしまうのです。

　体内時計をもとに、睡眠、覚醒、体温、ホルモン、代謝、循環、細胞分裂などがコントロールされているので、体内時計がズレると、「指揮者のいないオーケストラ」のように体内がバラバラの状態になり、高血圧、糖尿病、がん、睡眠障害、うつ病など、さまざまな病気の原因となります。

　体内時計をリセットするには、**太陽の光（2500ルクス以上）を5分浴びるのが効果的**です。だからこそ、朝に外に出ることがいいのです。

(3) ビタミンD生成

　ビタミンDは、カルシウムの吸収を助け、骨を丈夫にするホルモンです。ビタミンDは、非常に欠乏しやすい栄養素として知られ、日本人の8割がビタミンD不足ぎみで、4割で欠乏していると言われます。

　ビタミンDが欠乏すると、骨粗鬆症になります。骨粗鬆症になると、ちょっとした転倒で簡単に骨折します。骨折するとしばらく安静が必要なため、一気に筋肉が衰えます。高齢者の場合は、それがきっかけで「要介護」「寝たきり」になる人も多いのです。

　ビタミンDは食事から摂取もできますが、必要量の半分は自分で生成することができます。原料は「紫外線」です。皮膚に日光（紫外線）が当たると、ビタミンDが生成されます。

　15〜30分の朝散歩をすれば、1日に必要な量のビタミンDの生成が行われます。紫外線が気になる女性も多いでしょうが、だからこそ日差しの強い昼ではなく、日光が比較的弱い朝がベストなのです。

　以上をまとめると、メンタル疾患のある人から、夜の寝つきが悪い人、仕事でパフォーマンスを上げたい人まで、すべての人に朝散歩がおすすめです。少しでも身体的・メンタル的に不調がある人は、必ず習慣として取り入れてください。

ToDo 1 具体的な朝散歩の方法

　基本的な方法は、「起床後1時間以内に、15～30分の散歩を行う」です。午前中（できれば10時まで）に行いましょう。雨の日でも効果があります。サングラスはかけず、紫外線を防御しすぎないのがポイントです。

　健康な人であれば、15分ほどでセロトニンが活性化します。「メンタル疾患のある人」「メンタルが弱っている人」「睡眠に問題がある人」などであれば、セロトニン神経が弱っている可能性が高いので、30分を目安にしてください。

　ただし、30分を超えるとセロトニン神経が疲れてしまい、逆効果になるので注意しましょう。

　また、起きて3時間以上が経ってから朝散歩をすると、体内時計が後ろに3時間ズレてしまうので逆効果です。必ず、起きて1時間以内に行ってください。

　健康な人の場合は、室内でも日光の入る明るい部屋にいれば、ある程度体内時計はリセットされます。しかし、体調の悪い人、メンタル不調の人は室内では不十分ですので、起床後、1時間以内に屋外に出るべきです。

　朝散歩の後には朝食を食べましょう。朝食を食べることで、さらに「脳の体内時計」と「体の体内時計」のズレが補正されます。

　前項でも述べたように、よく噛んで朝ご飯を食べましょう。「咀嚼」もリズム運動なので、それだけでセロトニン神経を活性化します。

　また、「リズム運動」であれば、セロトニンは活性化するので、悪天候で外に出られないときは、室内で「ラジオ体操」で代用してもいいでしょう。

ToDo 2 さらに効果的な朝散歩の方法

　朝散歩なので、ジョギングをする必要はありません。歩くときの「リズム」が重要なので、「ワン、ツー、ワン、ツー」と同じテンポでリズミカルに歩きましょう。体力に余裕のある人は、「早歩き」で軽快に歩くといいで

しょう。

　先ほど、午前中（できれば 10 時まで）にすべきだと書きましたが、それは午後に散歩しても、セロトニン活性効果が小さいからです。

　体内時計がリセットされてから、15 〜 16 時間後にメラトニンが分泌されて「眠気」が出ます。**逆算すると、午前 7 時に体内時計をリセットすると、22 〜 23 時に眠気が出る**ということです。午前 8 時に体内時計をリセットすると、23 〜 24 時に眠気が出ます。だから、午前 11 時に朝散歩をすると、体内時計のリセットが遅れてしまいます。

　サングラスをかけるのが NG なのは、セロトニン神経が活性化するためには、ある程度の明るさの光が「網膜」から入らないといけないからです。

　また、肌を覆う紫外線対策（UV クリームなども含む）をすると、ビタミン D は活性化しません。注意しましょう。

ファクト **2　まずはハードルを下げて習慣化しよう**

　朝散歩をするといっても、「朝 5 時に起きなさい」ということはありません。「朝の調子が悪い人」「お疲れモードの人」「メンタル疾患の人」が、無理して早起きをすると、逆に調子を崩す可能性があります。最初は、自分に無理のない時間に起きて、その時間から朝散歩をすれば十分です。

　毎日するのがベストですが、**週 1 〜 2 回でも、やっただけ効果があります**。不定期でも、徐々に朝の目覚めがスッキリと改善していきます。

　テンポよく「リズム」に集中するために、音楽を聴きながら歩くのもいいでしょう。好きな音楽であれば、寝起きの気分も上がるでしょう。

　どうしても歩くのがしんどい場合、ベランダや庭に出て日向ぼっこをすることからはじめましょう。そこから、5 分の散歩、10 分の散歩、15 分の散歩……と、少しずつハードルを上げていけば OK です。やればやっただけ効果が出ます。

　以上、5 つの基本を紹介しました。これがストレスフリーに生きるためのベースとなります。ぜひマスターしましょう。

1 _章

他人ではなく
「自分」を
変える

人間関係

他人と自分を比べない方法

キーワード ▶ **上方比較、下方比較、モデリング**

「あの人は自分より仕事ができる」「頭がいい」「かっこいい」「金持ちだ」……。

ある調査によると、「自分と他人を比べて落ち込むことがある」と答えた人は全体の 45.2% に及びました。約半分の人が、他人と自分を比べて落ち込むことがあるということですから、「他人と自分を比べてしまう」というあなたは、普通であることがわかります。

ファクト 1 他人と比較してしまう生き物

人は、ついつい他人と自分を比較しますが、比較するほどに落ち込んでしまいます。あるいは、「なんて自分はダメなんだ」と自分を責める。嫉妬心から「引きずり下ろしてやる」とか「嫌がらせしてやろう」とか、他人を攻撃するようなネガティブな考えが浮かぶこともあるでしょう。

そんなネガティブな考えが出ても、落ち込む必要はありません。それは、誰にでもあることなのです。

> 人間は他人と比較してしまう生き物である。
> —— レオン・フェスティンガー（アメリカの心理学者）

「社会的比較理論」の提唱者、フェスティンガーは、人が他人と自分を比較してしまうのは、本能、あるいは無意識の反応であると言っています。つまり、ほとんどの人は、他人と自分を比較する心理的なクセを持っているわけで、**「他人と自分を比較して落ち込んでしまう」という心理は、あなただけのものではなく、ほとんどの人に存在するものです。**

ですから、他人と比較する自分を責めたり、落ち込んだりする必要はまっ

たくありません。

ファクト **2** **人と自分を比べると不幸になる**

　他人と自分を比べると、確実に不幸になってしまうものです。自分より優秀な人は、この世の中にいくらでもいます。日本人の中で、「仕事」「勉強」「スポーツ」「収入」「容姿」が自分よりも良い人、高い人は山ほどいるのです。それをいちいち比較していたら、それだけで人生は終わります。

　仮に、スポーツのある種目で日本一になったとしても、自分よりも収入が高い人は必ずいるし、自分よりかっこいい人も必ずいます。あるいは、日本一になったとしても、世界レベルで見ると箸にも棒にもかからないでしょう。**他人と比較すると、死ぬまで落ち込み続けるしかないのです。**

　他人と自分を比べるほど、あなたは不幸になります。自分より上の人と自分を比較する心理を「**上方比較**」と言います。上方比較には、「自分もそうなりたいからもっと頑張ろう！」というポジティブな要素もありますが、ほとんどの人は、他人と比較して自分の欠点を探し出す、ネガティブな上方比較を無意識に行っています。

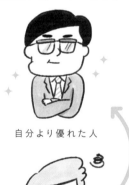

自分より優れた人

自分

図 ▶ 上方比較

ポジティブな上方比較

すごいな！

自分もマネしよう！

いつか越えたい！

ネガティブな上方比較

自分はダメだ…

絶対に勝てない…

悔しい！ 嫌がらせしてやる…

ToDo 1 他人ではなく、自分と比べる

他人と比べると不幸になる。では、どうすればいいのか?

他人や周りの人と比べるのではなく、「自分」と比べましょう。過去の自分と今の自分を比べるのです。3ヶ月前の自分、1年前の自分、3年前の自分、10年前の自分。今の自分がダメだとしても、3年前と比べると、少しは進歩、上達しているのではありませんか?

もし、過去の自分と比べて、進歩していないのであれば、今から頑張って、3ヶ月後に結果を出す。そうすると、「3ヶ月前の自分と比べて、これだけ進歩したよね」と言えるはずです。

「20万円の安月給。でも、去年は18万円。2万円も増えている!」

「TOEIC400点。でも、前回より30点もアップしている!」

「今日も残業。でも、昨日は終電ギリギリだった。今日は22時に帰れてラッキー!」

このように、**過去の「マイナスの状態」と比べると、現在は「ポジティブな状態」にいることが明確になります。**

自分のポジティブな成長を実感できると、「もっと頑張ろう」とモチベーションが湧いてきます。少しずつでも「結果」が出はじめると、毎日が楽しくなり、さらに「やる気」も湧いてきます。

他人と比べると「自分のマイナス部分」が浮き彫りにされ、過去の自分と比べると「自分の変化した部分」が浮き彫りにされます。その中から自分のプラスの自己成長に気づくことで、自己成長が高まり、自分に自信が持てるのです。

他人と比べたい衝動に駆られたときは、「1年前の自分はどうだった?」と過去の自分と比較したイメージを想像して、その衝動を振り払いましょう。

ファクト 3 自分と下の人と比べると成長が止まる

他人との比較ということでいうと、自分よりも下の人と比較することもあ

るでしょう。

るでしょう。

「自分は20万円の安月給。同級生のB男は15万円だ。それよりはマシか」

「今日も残業。でも、B男の会社はブラックで、毎日終電帰りらしい。それよりはマシか」

　自分よりも下の人と自分を比べて、それよりはマシと思う心理を、心理学では「**下方比較**」と言います。下方比較をすると、多少の安心は得られます。しかし、「もっと頑張ろう！」という気持ちは起きません。今のダメな自分に対する、「ささやかな自己肯定」が得られるだけです。

「自分より下の人はたくさんいるから、まあ、いっか」と思考も行動も停止します。つまり、頑張ろうというモチベーションも湧かず、自己成長も起きません。いつも下方比較ばかりしていると、自分よりもダメに見える人間ばかりを探し、人を見下すようになるかもしれません。

　下方比較ばかりするのは思考停止であり成長停止です。幸せからドンドン遠ざかるだけなので、「他人と自分を比較してしまう」心のクセを自分で意識し、コントロールすることが必要です。

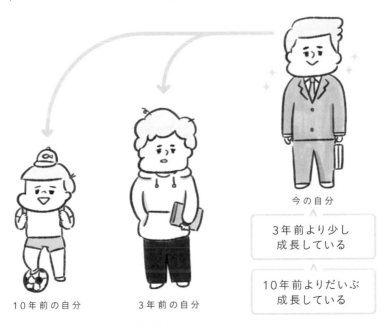

今の自分

3年前より少し
成長している

10年前よりだいぶ
成長している

10年前の自分　　　3年前の自分

図 ▶ 過去の自分と比較する

ToDo 2 他人と比較するのではなく、他人を観察する

　他人ではなく、過去の自分と比べるとはいっても、自分のすぐ周りに自分より「できる人間」「うまくいっている人間」がいると、どうしてもそこに注意が向かってしまいます。

　たとえば、あなたが会社の営業部に勤めているとします。同期入社のC男は、今月の売上でトップをとりました。しかし、あなたは売上ノルマを大きく下回り、部内で最下位です。

「同期入社のC男は、トップ営業なのに、俺は最下位。俺って、なんてダメなんだ」と思うでしょう。しかし、そんな感傷に浸っている暇があれば、もっとC男を観察するべきです。

「なぜC男は、そんなにたくさん契約を取ることができるのか？」

「見込み客の管理をどうやっている？　どんな営業トークを使っている？」

「何時に来て何時に帰っている？　昼休みは、どうやって過ごしている？」

　トップ営業マン、すなわち「営業の教科書」があなたのすぐそばにいるわけですから、その営業スタイル、さらには時間の使い方や生活スタイルまでも調べ上げて、それを徹底的にマネしていく。**比較するのではなく、「観察」すればいいのです。**

「トップをとって偉そうに」とか、C男の悪口を言ってはいけません。むしろ、C男と徹底的に仲良くして、営業の秘訣を聞き出すのです。営業の秘訣はそう簡単に語らなかったとしても、普段どんな本を読んでいるのか、おすすめのビジネス書くらいは教えてくれるでしょう。

ToDo 3 「妬む」のではなく「リスペクト」する

　人間、嫌いな相手から学ぶことはできません。嫉妬心、嫌悪感、ネガティブ感情で相手を観察しても、マイナスの部分しか見えてきません。

　自分より優秀な人をリスペクトしましょう。リスペクトすると、「自分もそうなりたい」という思いが出てきて、相手の「良い部分」「うまくいって

いる部分」「他の人がしていない工夫」などが、ドンドン、目に入るようになります。これを心理学では、「**モデリング**」といいます。相手をリスペクトするだけで、相手の長所を無意識に探し出し、無意識にマネていくのです。

　徹底的に観察し、徹底的にマネていく。あなたの能力は間違いなくアップします。

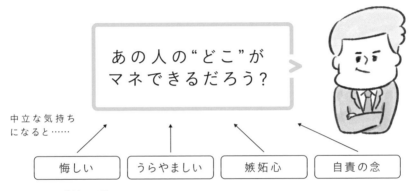

図 ▶ モデリング

「悔しい」「うらやましい」「嫉妬心」「自責の念（自分はダメだ）」といった、ネガティブな感情反応には何の意味もありません。百害あって一利なしです。他人と自分を比較するのなら、感情は捨てて、「中立（ニュートラル）」な気持ちで、「自分にできていない、相手にできていること」を観察し、リスペクトし、マネをしましょう。

> **さらに学びたい人は**
>
> 難易度
> ★
>
> ## 『消したくても消せない嫉妬・劣等感を一瞬で消す方法』（大嶋信頼著、すばる舎）
>
> 　嫉妬をなくす方法について、まるごと1冊、詳しく解説された本。嫉妬はなぜ起きるのか？　嫉妬の原因の一つ「劣等感」の正体と、それを消す方法。さらに、他人から「嫉妬の攻撃」を受けた場合の対処法など、脳科学と心理学の両方から「嫉妬」について、わかりやすく解説されています。「その嫉妬は"他人のもの"でないか問う」「10年後の自分にアクセスする」「相手の成功を喜ぶ」など、対処法も明快で実践的です。

2 人の意見に流されない方法

「周りの人の意見に流されてしまう」
「人に言われたことを受け流すのが難しい」
「親や上司、立場の強い人に言われると反論できない」
「態度の強い人の意見に押し切られる」

　日本人の多くは、人の目を気にして生きていると思います。ある調査によると、「多数派の意見に流されやすいほうだ」と答えた人は、全体で30.7%。30代女性では、41.0%にも及んでいます。

　自分の意見や考えをなんとなく持っていても、人の意見に流されずに、自分で判断、決断できるという人は少数派です。「周りの人の意見に流されてしまう」というあなたは、まったく普通なのです。

ファクト 1 人の意見に従うと不幸になる

　他人の意見のまま生きることは、他人の人生を生きるということ。他人の人生を生きることは、時間の無駄、人生の無駄です。

　人の意見に流され、人の意見に従って生きるのをやめるにはどうすればいいのでしょうか。まず、**人によって「言うこと」がまったく違うことを知っておきましょう。**

　あなたのお父さんが言うこと、お母さんが言うことは違います。あなたの妻（夫）が言うことも違う。友人のAさんが言うことも違うし、友人のBさんが言うことも違う。ご近所さんのCさんとDさんが言うことも違う、テレビや雑誌に書いてあることもさまざまです。

　誰もが、自分の価値観で、自分の意見や考えを好き勝手に述べて、あなたに押し付けてきます。その種々雑多な意見に迎合するようにやっていくと、

こっちにもいい顔をして、あっちにもいい顔をしなければいけません。しかし、現実的にはそんなことは不可能です。ある人の意見を参考に行動すると、別の人からは必ず「そうじゃない」と言われてしまいます。

あなたの周りに、10人の親しい人がいるとすれば、10人全員にいい顔をするのは不可能です。10人の意見を真に受けて聞くと、ある人は「左に行け」、ある人は「右に行け」、ある人は「まっすぐ行け」と言います。結局、どっちに行っていいかわからなくなり、迷走した人生になります。

迷走しないためには、目標を決めて一直線に進む必要があります。方向性も定まらず、右や左にフラフラ進んでいては、いつまで経っても目標に到達することはできません。

> あなたの時間は限られている。
> だから他人の人生を生きたりして無駄に過ごしてはいけない。
>
> ―― スティーブ・ジョブズ（アップル創業者）

ファクト **2** 他人は何一つ責任をとらない

あなたの周りの人は、あなたに「ああしたほうがいい」「こうしたほうがいい」と適当なことを言いますが、その通りに実行して大失敗したとしても、誰も責任はとってくれません。

親の言うことをすべて受け入れて生きても、20年後にはあなたの親は、亡くなっているかもしれません。「親の言うとおりに生きて、こんなひどい人生になった！」と、親に文句を言うことすらできないのです。

あるいは、友人のアドバイスほど適当なものはありません。友人のアドバイスに従ってせっせと行動しても結局うまくいかなかった場合、その不満を友人にぶつければ、あなたの友人は、**「そんなこと、言ったっけ？」**と言うはずです。

こちらが真摯に受け止めていても、相手は覚えてもいないことが多いので

す。人から相談を受けても、思いついたことを反射的に言う人もいます。ザックリ言うと「テキトー」「口からでまかせ」。そんな「テキトー」な意見を真に受けたり、いちいち気にしていたら、本当に人生を棒に振ります。

他人の意見は、あくまでも「参考程度」に聞くにとどめましょう。最終的に、あなたの人生は、あなたが自分で決めるべきです。10年経って、その決断が間違いであったことに気づいたとき、自分で決めたことであれば、「しょうがない」と思えますが、他人の言うとおりに従って決めた場合は、取り返しのつかないほど「後悔」するのです。

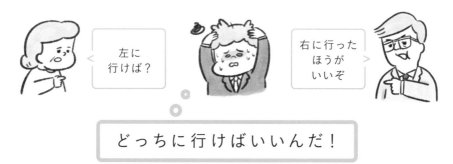

左に行けば？

右に行ったほうがいいぞ

どっちに行けばいいんだ！

図 ▶ 人の意見に流される人

とはいえ、「他人の意見にどうしても流されてしまう」。頭ではわかっていてもやめられないものです。その理由は、自分に自信がないから。自分に自信がないから、自分の意見、考えを貫き通すよりも、「とりあえず他人の意見を聞いておいたほうが楽」と思い、他の人の意見に身を任せてしまうのです。

ToDo 1 自分の意見をしっかり作っておく

重要なのは「自分の意思をきちんと持つ」ということ。「自分のやりたいことを明確にする」こと。自分のやりたいことが明確になっていないから、他人の意見に惑わされるのです。

自分のやりたいことが100％明確になっているなら、他人の意見など気に

ならなくなります。自分の進みたい道に向かって、一直線に進むだけです。

　ですから、まずは自分がどう生きたいのか、何をしたいのか、どこに進みたいのかを、普段から自問自答しておくことが必須なのです。あなたは、自分の意見を持っていますか。以下の質問に答えてください。

　（1）あなたにとって最も重要な価値観はなんですか？

　（2）あなたのビジョンはなんですか？

　　　（ビジョンとは、あなたの将来のあるべき理想の姿）

　この2つの質問に迷わず答えることができたなら、人の意見に流されない、自分の生き方をしっかり持っていると言えます（詳しくは終章で）。

ToDo 2　書くことで「自己洞察力」を鍛える

「自分の意見をしっかりと持とう！」と言われても、「自分のやりたいことがわからない」「自分の考えや意見がない（わからない）」という人は多いでしょう。自分の考えを明確にするためのトレーニングが、アウトプットです。

　アウトプットとは、「話す」「書く」「行動する」です。言葉に出すことで、思考、思索は前に進み、実際に行動することで、その考え、判断がよかったのか、悪かったのかも明確になります。

　自己洞察力を鍛えるおすすめのトレーニングは「日記を書く」ことです。今日あった楽しかった出来事を文章として表現するのです。

　自分のノート、日記帳に書いてもいいですが、SNSに投稿することで、さらに効果は高まります。**他人が見る、他人に批判されるかもしれない緊張感が、あなたを真剣にし、アウトプットの効果を高めるのです。**

　ニュースについて、自分のコメントを数行書いて「シェア」「リツイート」するだけでも、自分の意見を明確にするトレーニングになります。

　今の自分の考えや感情、気持ちを「文字」にする。これを毎日続けている

と、「自分の考え」を「文字」や「言葉」で表現する能力が高まります。

「今の自分が何を考えているのか?」

「自分は、何をしているときが楽しいのか?」

　自分の得意・長所がわかるようになると、「自信」もついてくる。自分自身を客観的に観察できるようになってくる。結果として、自己洞察力が鍛えられるのです。

　普段からさまざまな問題を考え、自分なりの「**最適解**」を用意しておく。何も考えていない人は、反論もできないので相手の意見に流されるしかありません。

　文章を書くことで、自己洞察力を深めておく。「自分の意見」を持っていれば、いつでもそこに立ち返ることができ、人の意見には流されなくなります。

ToDo 3 「事前に書いておくだけ」で流されなくなる

　6人が参加する会議で、プロジェクトの賛成・反対の採決をする場合を考えましょう。順番に意見を聞いていくと、「反対」「反対」「反対」と3人連続で「反対」が続いたとき、その次に意見を言うあなたは「賛成」と思っていても「賛成」と言えるでしょうか。おそらく同調圧力に屈して、「反対」と言ってしまうはずです。なので、会議で採決をする場合、「口頭」で投票するのはやめたほうがいいと言われます。

　では、どうすればいいのでしょうか。最初に紙を配って、「賛成」「反対」を記入してもらうのです。次に、1人ずつ自分の紙に書いた「賛成」「反対」を読み上げてもらいます。そうすると、同調圧力とは無関係に、全員が紙に書いた通りの意見を述べることができるのです。

　事前に自分の考えや結論を、紙に書いておくだけで「同調圧力」の影響を回避できます。人の意見に流されなくなるのです。

　たとえば、会議などで自分の意見を求められる場合、自分の発言の要旨を紙に書いて準備しておきます。あとは、それを読めばいいだけです。

　よく患者さんで、「先生の前に座ると、緊張して、言いたいことが言えません」と言う人がいます。そんな人には、**「伝えたいことを事前にメモに書いてきてください」**と言います。実際に患者さんはメモに書いてくる。「それを、そのまま読んでください」と言うと、患者さんはそれを読みます。こうするとどんな患者さんでも、緊張や圧力に負けずに、伝えたいことをストレートに伝えられるのです。

「紙に書くだけで周囲の影響を受けない」、そんな調子の良いことがあるのかと、まだ疑問を抱く人は、テレビの国会討論を見てください。

　質問に答える大臣は、野党議員の激しい質問や野次に動じることなく、よどみない口調で答弁しています。それは、官僚が事前に準備した回答を読んでいるからです。

　準備したものを読む。それが、周りの影響を受けない最強の方法です。

さらに学びたい人は

難易度
★★

『決断力』（羽生善治著、KADOKAWA）

　天才的な能力を持つプロフェッショナルやアスリートはたくさんいますが、自分の「脳」や「体」で起きていることを、客観的に分析し、言語化して他人に伝えられる人はほとんどいません。棋士の羽生善治名人は、それができる数少ない人だと思います。一手一手がすべて「決断」から成り立つ将棋の世界。重大な決断をどう行っているかは、非常に興味深いです。

　私がおもしろかったのは、羽生名人ほどの人でも"「一手詰め」を見逃す"といった基本的なミスをする、という告白。重要なのは、間違った決断をした後の対処法なのです。ミスや失敗を引きずらないことで、状況が打開できるそうです。多くの「気づき」にあふれた１冊です。同じく羽生名人の『大局観』と合わせて読みたい。

「人を信頼できない」の対処法

キーワード ▶ **自己開示、ラポール形成、ザイオンス効果**

　ある調査によると、「本当に信頼できる仲間がいる」と回答したのは、全体の38.7%で、残りの6割もの人が、「信頼できる仲間がいない」と答えています。職場においても、「上司が信用できない」と答える人が約6割いました。

　職場でも、プライベートでも、半分以上の人は信頼できる友人や上司を持っていないのです。

ファクト **1** 最初の信頼はゼロで当然

　精神科の患者さんは、「信頼できる医師が見つかりません」ということをよく言います。残念なことに、初対面で会った瞬間に信頼できると思える医師と出会うことは、ほぼ不可能でしょう。

　なぜならば、信頼とは「関係性」だからです。それまでの人生で無関係だった2人が出会ったときの関係性は「0」です。

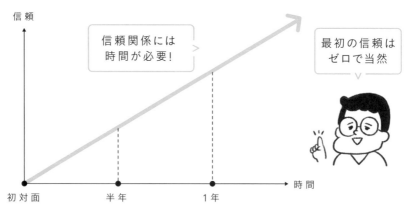

図 ▶ 信頼と時間の関係

そこから会話をして、相手のことを知り、信頼度が少し増えます。二度、三度会って、相手のことを詳しく知ることで、信頼度はさらに増えて、それが十分に高まったときに、心から「この人は信頼できる」と思えるわけです。

信頼関係とは、時間をかけて作り上げていくものなのです。

最初の信頼度は、誰でも「0」です。なので、「人を信頼できません」というあなたの実感は100％正解です。

最初は信頼できなくてよいので、徐々に信頼関係を積み上げて、何ヶ月か後に信頼関係ができあがっていれば、それはかなり早いほうであり、ものすごく成功した人間関係と言えるでしょう。

ToDo 1 信頼関係のレンガは二人で協力して積む

信頼関係の構築は、互いに協力してレンガを積み上げて、レンガの家を作るようなものです。相手にばかりレンガを積ませようとしても、一向に積み上がりません。あなたが1個積むから、相手も1個積んでくれるのです。

人間関係がうまくいかない人は、自分でレンガを積む努力をしないまま、信頼関係が積み上がらないのを「相手のせい」と思う人が多いのです。

特に「医師‐患者」関係においては、「信頼関係の構築は全部医者がやってくれるのが当然」と思っている人が少なくありません。

職場、恋愛、夫婦においても同じです。「上司は何もしてくれない」「夫（妻）は何もしてくれない」「彼（彼女）は何もしてくれない」と、あなたは相手を責めますが、あなたは信頼のレンガをどれだけ率先して積んでいるでしょうか。

信頼関係の構築は共同作業です。**人間関係がうまくいかない、信頼関係がうまくいかない場合、「相手に100％責任がある」ということはないのです。

あなたにも、少なからず「原因」や「責任」があるはずです。そこを修正し、自分から信頼のレンガを積む努力をしていかないと、信頼関係は一向に積み上がらないのです。

ファクト **2**　**心 の 橋 が か か る 期 間 は 3ヶ月 以 上**

　心理学では、信頼関係の構築を「**ラポール形成**」と言います。

　ラポールとはフランス語で、「橋をかける」「懸け橋」という意味です。ラポールが形成されると、「心が通い合っている」「心の悩みを打ち明けられる」と感じる状態になります。「橋」を通して、心が行き来するイメージです。

　さて、ラポールが形成されるのに、どのくらいの時間がかかるのでしょうか。目安として、「3ヶ月〜数ヶ月」という期間が一般的です。カウンセリングを開始し、3ヶ月くらいまでに、「ディープな悩みを話し合える状態」になっていると、カウンセリングは非常にうまくいっています。

　あなたが新しい職場に入って、2ヶ月後もうまく職場に馴染んでいないとしても、それは「普通」なのです。あなたが悪いわけではなく、上司や周囲の人が悪いわけでもありません。信頼関係の構築には、もう少し時間がかかります。「3ヶ月」は1つの目安なので、あまり焦らずに、じっくりと信頼関係を構築してください。

ファクト **3**　**自分の「心の扉」が閉じていると信頼関係は深まらない**

　自分のことを相手に話す自己開示によって、相手の心の扉は少しずつ開いていきます。

　出会った直後は、2人とも心の扉はほとんど閉じた状態です。それが、少し自己開示をして、自分が心の扉を少しだけ開けると、相手も自己開示をするとともに、心の扉を同じくらい開けてくれます。二度、三度と会ううちに、互いの自己開示は進み、相手も徐々に心の扉を開いてくれます。これを「**自己開示の返報性の法則**」と呼びます。

　そして、心の扉のノブというのは、内側にしかついていないのです。

　ですから、相手がいくら心をオープンにしても、あなたが扉を閉じている限り、扉が開くことはありません。白馬に乗った王子様が突然現れて、あな

たの閉じた心を開いてくれるのはおとぎ話の中だけです。

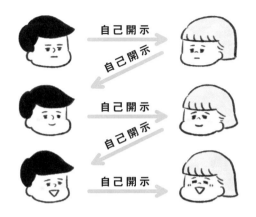

自己開示を繰り返すことで、お互いの心の扉が開き、
信頼関係が深まっていく！

図 ▶ 自 己 開 示 の 返 報 性

「この人、信頼できない」という警戒心は、自分の心の扉に鍵をかけているのと同じことです。いつまで経っても、「信頼できる人」が現れることなく「この世に信頼できる人がいない」と思ってしまうのも無理はありません。

ToDo 2 心 の 扉 を 自 分 か ら 開 け る

　まずは、心の扉の鍵を外してみましょう。自分から鍵を外さないと、すべての「信頼関係」「人間関係」ははじまりません。

　勇気を出して、少しだけ、心の扉をオープンにしてみましょう。あとは、自己開示の返報性の法則で、お互いに扉が開きはじめ、信頼関係のレンガが少しずつ積み上がります。

　心の扉を開けるのは、本人にしかできません。だから、最初に心の扉を開くのは、相手ではなく「あなた」です。勇気を持って、開いてください。

　その小さな勇気から、すべての信頼関係、人間関係はスタートします。

信頼関係を構築する5ステップ

さらに信頼関係を構築していくためには、次の5つのステップを知っていると、次に何をするかが非常に明確になります。

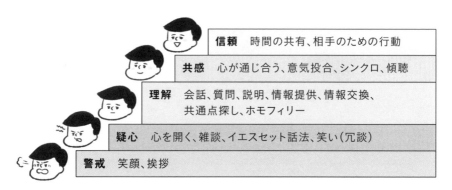

図 ▶ 信頼関係を構築する5ステップ

ステップ1 警戒

アメリカでエレベーターに乗ると、笑顔で「Hello!」と向こうから挨拶してきます。それは、相手に対する「情報」がゼロだからです。だから、**「自分は悪い人ではない」「自分は不審人物ではない」と最低限の安心情報を伝える必要があるのです**。相手の警戒を解くのに笑顔や挨拶は有効です。

ステップ2 疑心

「今日は良い天気ですね」「今日は暑いですね」といった雑談は、疑心を解くのに有効です。「いいえ」と答えが返ってくることがないからです。**お互いに「イエス」（肯定）を交換することで、安心感が生まれます。**

ステップ3 理解

自分から質問したり、説明や情報提供をすることで安心を増やします。このときにお互いの共通点を探すと、一気に親密度は深まります。心理学で

は、「**ホモフィリー**」（同属性）といって、人は同じような属性や価値観を持つ人とつながろうとする傾向を持ちます。同じ都道府県出身、同じ大学出身、同じ趣味などの共通点があるだけで、一気に関係性が深まります。

ステップ４　共感

　共感とは、喜怒哀楽を共有し、相手と気持ちが通じ合った状態。意気投合、シンクロした状態です。「共感」の状態に持っていくために、心理学では「**アイコンタクト**」「**うなずき、相槌**」「**オウム返し**」などの傾聴テクニックを使います。「自分の秘密」「自分の弱さ」「自分のマイナスの部分」など、自分の心の中を打ち明ける自己開示も有効です。

ステップ５　信頼

　接触回数が増えれば増えるほど人の親密度はアップする「**ザイオンス効果**」という心理法則があります。ビジネスであれば次のアポをとる。合コンであれば、LINEの交換をして接触回数を増やす。また、見返りを求めない他者貢献、相手のための行動は、信頼を深めるのにとても効果的です。

　相手との今の関係が、この「5段階」のどこにあるのかを把握することが重要です。このステップを上手に踏んでいきましょう。

> さらに学びたい人は

『プロカウンセラーの聞く技術』
（東山紘久著、創元社）

難易度
★★

「聞き方」の本は、数えられないほどありますが、2000年に出版された本書は、「聞き方」の元祖と呼べる1冊。人の話を聞くプロである「心理カウンセラー」はどのように話を聞いているのでしょうか。「聞き上手は話さない」「自分のことは話さない」「相槌の打ち方」「共感の仕方」など、聞くことに徹する傾聴の基本が学べます。実例も豊富で、実際の会話をイメージしやすく、「聞き方」の入門書としておすすめです。

「信頼できる人」と「信頼できない人」を見分ける方法

キーワード ▶ **For You**、**同属性**、**ギバー**

　前項では信頼を得るための方法を紹介しました。次は、信頼できる人の見分け方です。

　「信頼できる人だと思ったのに裏切られました」「自分には人を見る目がありません」「人から騙されやすいです」など、信頼についての悩みを抱える人は多いでしょう。

　裏切られると、心が大きく傷つき、精神的なダメージを受けます。信頼できる人かどうかが最初からわかれば、人間関係に費やす時間を節約できるし、裏切られたり、失望したりすることを事前に回避できます。

ファクト 1 　信頼できる人、信頼できない人の相違点

　私は精神科医として、何千人という患者さんを治療してきました。また、現在はビジネス書作家として、多くのビジネスマン、サラリーマンと会っています。合計すると、その数、1万人以上。その経験から見えてきた特徴が、右の表です。

　「信頼できる」というのは、**その人と交流することで、楽しい時間を過ごすことができる、自分にとってプラスの影響がある、学びや自己成長につながる、ビジネスのパートナーとして信頼性をもって取引できる**ということです。

　逆に、「信頼できない」というのは、その人と交流することで、「嫌な体験」「うんざりした体験」をすることです。

　心を傷つけられたり、自分にとってマイナスの影響があったり、学びや自己成長につながらないことです。

ToDo 1 「For Me」か「For You」を観察する

　下の表の中で特に注目すべきなのが、「For Me」と「For You」の違いです。

表 ▶ 信頼できない人の共通点

信頼できない人	信頼できる人
明らかな自分中心	他人への気遣い、関心がある
For Me軸が強い	For You軸が強い
人にしてもらうことだけを考えている	人にしてあげることを考える
クレクレ星人、テイカー（Taker）	ギバー（Giver）
調子が良い、言うことがころころ変わる	ビジョンを持っている、筋が通っている
恐怖、不安を煽る（人を騙そうとする人の特徴）	信頼を積み上げる
儲け話をふってくる（保険やビジネスの勧誘）	ものの見方が中立的（先入観で判断しない）
時間に遅れる	時間、締切り、小さな約束を守る
嘘をつく	正直、誠実
言い訳が多い	「言い訳」よりも、まず「ごめんなさい」と言う
最後に責任をとらない、無責任	自分の言葉、行動に責任を持つ。ビジョンが明確

　「For Me」とは、「自分が、自分が」という人です。「For You」とは、相手のために、他の人のために行動・貢献できる、貢献する余裕がある人です。

　誰のために行動するのか。「自分の利益」ばかりに目がいっているのか。「相手や社会」への貢献という視点があるのか。そこをしっかり観察しましょう。

　「For Me」の人と話をしていると、いつも自分のことばかりを話します。「私はこんな人です」「私はこういう仕事をしています」「私はこんなことをやっていきたいです」と、自分のことにしか関心がなくて、相手への興味がまったくありません。当然、相手への配慮も欠けています。

「自分が、自分が」と言っている人は、結局、自分のことしか考えなくて、自分の利益を最優先します。結果として、**「For Me」が強い人と付き合うと、その人のペースで振り回されて、トラブルに巻き込まれたり、いろいろ大変な目にあう**のです。

「For You」の人は、相手のことに関心があり、自分よりも相手に興味が向いています。そして、精神的にも余裕があります。

　もちろん誰でも、自分のやりたいこともあって、「自分が」という欲求もあると思いますが、「For You」の人は相手との距離感を保って接することができ、自分をコントロールできる人です。

「For Me」か「For You」かは、ゼロヒャクでどちらかに分かれるわけではありません。あくまでも、傾向性です。誰でも「自分のため」「相手のため」という2つの側面は持っていて当然で、あくまでもそのバランスが重要です。

　その割合を、人物観察で見極めていくのです。

For Me	For You
自分の利益優先	相手の利益を考える
自分のことしか考えない	相手、他人のことをよく考える
人を支配しようとする	人を喜ばせようとする
人を信用しない	人を信頼する
自己愛	思いやり
利己的	利他的
テイカー（Taker）	ギバー（Giver）

どちらに
寄っているか
を考えてみよう。

図 ▶ 「For Me」と「For You」

ToDo 2 自分が「ギバー」になる

　自己啓発書には、「ギバー（Giver）」すなわち「与える人」、そして「テイ

カー（Taker）」すなわち「受け取る人」「奪う人」という言葉がよく使われます。

「For You」の傾向が強い人が「ギバー」で、「For Me」の傾向が強い人が「テイカー」です。

ギバーの傾向が強い人とお付き合いすることができれば、あなたはたくさんのものを得られるはずです。しかし、そういう人にあなたが近づいても、「まったく相手にされない」ということがあるかもしれません。

心理学で「**同属性の法則**」という概念があり、人は自分に近い性格傾向の人を好みます。つまり、「ギバー」は「ギバー」を好み、お互いに助け合い、貢献し合い、高め合います。圧倒的なスピードで自己成長し、ビジネス的にも急成長するのです。

こうした人たちは、「テイカー」を瞬時に見抜き、決して付き合わないようにします。あなたが「ギバー」から相手にされないとしたら、「For Me」の傾向、「テイカー」の傾向が強いことを見抜かれているからです。

一方で、「テイカー」は「テイカー」を引き寄せます。自分のお金儲けばかり考えている人が、「詐欺的な儲け話」にダマされたり、会社のお金を社員に持ち逃げされたという話をよく聞きます。

テイカーの周りには、「自分のことしか考えない人」が集まるので、ダマし合いや、お金の奪い合いが勃発するのです。もしあなたが、人からダマされたり、お金のトラブルに遭うのだとすれば、それはあなたに「テイカー」の傾向が強い可能性があります。

「自分のこと」同様に「相手のこと」を大切にする心を持たないと、さらなるトラブルに見舞われるでしょう。

信頼できる人と付き合う方法は簡単です。自らが「信頼できる人」になることです。**自ら「ギバー」となって人に与えることからはじめましょう。**そうすることで、「ギバー」を引き寄せ、「信頼できる人」を引き寄せることができるのです。

TODO 3 「人に与えることへの抵抗」を乗り越える

とはいえ、「ギバーになるのは難しい」とあなたは思っているはずです。

アドラーは、人を信頼する、人に貢献するのに、「見返り」を求めてはいけないと言います。アドラーの本を読むと、理解はできるのですが、実際に「見返りを求めずに、人に与え続けること」は、非常に難しいし、心理的抵抗がある人も多いでしょう。そうした心理的抵抗のせいで、多くの人はギバーになれません。

> 見返りが一切なくても、誰も認めてくれなくても、
> あなたから始めるのだ。
> —— アルフレッド・アドラー（オーストリアの心理学者）

また、ペンシルベニア大学ウォートン校のアダム・グラント教授によると、人の特性は次の3つに分類できると言います。

> ・「ギバー（Giver ／与える人)」
> ・「テイカー（Taker ／受け取る人)」
> ・「マッチャー（Matcher ／帳尻を合わせる人)」

この3つの特性の中で、最終的に最も成功するのはギバーであると結論を出しています。しかし、「すべてのギバーが成功できるわけではない」というのです。

「成功するギバー」と「燃え尽きるギバー」がいます。「燃え尽きるギバー」は、自分の時間とエネルギーを割いて、そのツケを払う人。与えることに燃え尽きてしまい、長く続かないのです。

たとえば、「友人の相談に乗っていて、講義に出られなかった。勉強できなかった」といったパターンです。あるいは、ボランティア活動も、自分の収入や自分の精神状態が安定しないと、長続きしません。

64

　テイカーが「利己的」で、成功できないギバーが「自己犠牲的」なら、成功するギバーは「他者志向的」と言えます。

　他者志向とは、受け取るより多くを与えても、決して自分の利益は見失わず、それを指針に「いつ、どこで、どのように誰に与えるか」を決めることです。

「ギバーになろう！」「見返りを求めずに人に与えなさい」と言っても、イエス・キリストのように完全な「自己犠牲」は私たち凡人には無理なのです。「他人を思いやる」のと同様に、「自分自身の健康」や「自分の精神状態」への思いやりを忘れてはいけません。

　あるいは、自分の「楽しい」「嬉しい」といった率直な感情は、「見返り」には相当しません。自分の中から湧き上がるものであって、「相手から受け取る」ものではないからです。

　後輩にご飯をおごってあげて「楽しい！」と思ったとすれば、楽しかったから「またご飯をおごってあげよう」というのは、「利己的」にはあたりません。どんどんやっていいのです。

「他者利益の追求」と「自己利益の追求」は両立できるのです。

　自分の「楽しい」「嬉しい」「おもしろい」といったポジティブな感情も「自己利益」なのです。

「人に与える」のはやせ我慢ではなく、楽しみながら、喜びを感じていいのです。そう考えると、あなたも「ギバー」になれそうな気がしませんか。

> **さらに学びたい人は**
>
> 『GIVE & TAKE「与える人」こそ成功する時代』（アダム・グラント著、三笠書房）
>
> 難易度 ★★
>
> 　全米トップのビジネススクール、ペンシルベニア大学ウォートン校の史上最年少終身教授。気鋭の組織心理学者が教えるビジネスの成功の秘訣。
>
> 「ギバー」「テイカー」という言葉が、普通に使われるようになったのは本書の影響が大きいでしょう。本書を読むと、あなたが「成功するギバー」になる方法がわかります。

嫌いな人と上手に付き合う方法

　もしあなたの周りから「嫌いな人」がいなくなったとしたら、人間関係がどれだけ楽になるでしょう。

　ある調査によると、「嫌いな人がいるか？」という質問に、73％が「いる」と答えました。職場、学校、趣味サークル、PTA、町内会。人がたくさん集まる場に参加したときに、そのメンバーの中に「好きな人」もいれば「嫌いな人」もいるのが普通です。全員を「好き」ということもありえないし、また全員を「嫌い」ということもないでしょう。

ファクト 1 なぜ人は「好き嫌い」があるのか

　人と初めて会ったとき、「この人、好き」「この人、嫌い」「この人、ちょっと苦手」と、まず相手の好き嫌いを瞬時に感じてしまうことはありませんか。

　なぜ、私たちは、「好き嫌い」を判断してしまうのでしょうか。それは「好き嫌い」を、無意識に判断してしまう、脳の仕組みがあるからです。

　脳には扁桃体と呼ばれる部分があります。これは、**危険を察知して赤信号を出す部分です**。何か出来事が起こったときに、マルかバツか、安全なのか危険なのか、ということを瞬時に判断します。危険な場合は脳の中で赤信号を出します。

　たとえば、動物が自分の敵と遭遇した場合、瞬時に対応を取れるように信号を出します。脳と体全体に警戒信号を送り、身を守る準備をさせる司令塔が扁桃体です。

　扁桃体はさまざまなものについて、瞬時に安全か危険かを判断しています。たとえば、林を歩いて、足下にヘビがいるのに気づきました。「わっ！ヘビだ」と叫ぶ前に、体がヘビを踏まないように避けているはずです。これ

は、扁桃体が「ヘビ＝危険」という警報を出したために、一瞬で体が動いたのです。

扁桃体は、0.02秒という一瞬の速さで「安全or危険」を判断すると言われています。「じっくり考える」のではなく、瞬間的に、ほとんど条件反射的に「安全or危険」「好きor嫌い」を判定しているのです。

ですから、人と会ったときに、自分に対して好ましい人なのか、あるいは嫌な人なのか、これまた瞬間的に扁桃体が判断します。

ようするに、「好き嫌い」のレッテルを脳が勝手に貼るわけです。

その人の過去の経験から苦手な人の見た目や表情など、さまざまな特徴をとらえて、「嫌い」を判断します。

いったん、「嫌い」と判断してしまうと、今度は嫌いという偏見で相手を見てしまうので、余計にその相手の悪いところを探してしまって、さらに嫌いになってしまいます。嫌いな点がたくさん見えてきて、「本当に嫌い」になってしまうのです。

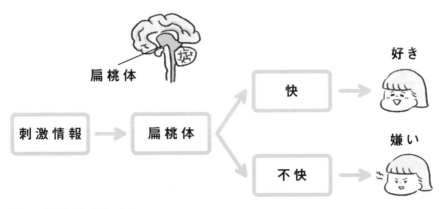

図 ▶ 扁桃体のしくみ

ファクト 2 あなたの「嫌い」は見抜かれている

人間のコミュニケーションには、「言語的コミュニケーション」と「非言語的コミュニケーション」があります。言語と非言語とで、相異なるメッセ

ージが発せられたとき、相手は非言語的メッセージを優先して受け取る傾向があることが、心理学の実験からわかっています。

　つまり、あなたの嫌いな上司に「いつも、ご指導ありがとうございます」とヨイショしたところで、あなたの雰囲気や態度から、あなたの「嫌い」はまんまと見抜かれている、ということです。

　人間は、好意に対して好意を返します。「自己開示の返報性」についてはP57で説明しました。しかし、その逆も真なり。人間は、悪意に対して悪意を返す傾向があります。

　「嫌い」という感情に対しては「嫌い」という感情を返します。つまり、あなたが上司を「嫌い」と思えば思うほど、上司は非言語的なサインを無意識に察知し、あなたに対する態度をより冷たい、あるいは厳しいものにしていくのです。

　あなたが上司を嫌うほど、上司はあなたに厳しくなり、あなたへの風当たりも厳しくなってきます。それでは、仕事は楽しくないし、モチベーションも上がりません。あなたは、さらに上司が嫌いになり、上司もあなたを嫌いになり、人間関係は悪化して深刻な状態へと進行します。

　「嫌い」の連鎖で、最悪の人間関係ができあがる。それが、うまくいかない人間関係の正体なのです。

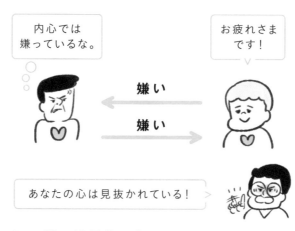

図 ▶ **嫌いは見抜かれている**

ToDo 1 「普通」の評価を加える

「嫌い」という感情を減らすだけで、人間関係はものすごくうまくいきます。そのために、「嫌いをなくすワーク」をやってみましょう。

表 ▶ 嫌いをなくすワーク

【ステップ1】身近な人10人の名前を記入	【ステップ2】「好き」(○)か「嫌い」(×)か記入	【ステップ3】「好き」(○)か「普通」(△)か「嫌い」(×)か記入
1		
2		
3		
4		
5		
6		
7		
8		
9		
10		
集計		

　数百人にこのワークをやってもらった結果では、好き嫌いの二択で人物を判断した場合、嫌いな人の数が平均して2～3人。そして、「普通」を加えた三択にすると0～1人に減りました。

「普通」という基準を導入するだけで、「嫌い」な人の数が激減します。

　顔も見たくないし、会いたくないし、話したくもない、本当に「大嫌い」という人は、たまに現れるかもしれませんが、それ以外は「普通」でいいのではないかという提案です。あるいは、**「ニュートラル（中立）」**と呼んでもいいでしょう。

　「好き嫌い」の二者択一は、原始的な脳の「扁桃体」の条件反射です。**私たち人類は他の生物とは異なり、「大脳皮質」を進化させ、じっくり考える論理的思考ができるように進化したのです。**

最近の脳科学研究では、言語情報（大脳からの入力）が「扁桃体」の興奮を抑制することがわかっています。「言語」で、扁桃体をコントロールできる。つまり、「じっくり考える」ことで、「好き嫌い」のレッテル貼りを修正することが可能なのです。

人を判断する場合は、「好き」か「普通」で判断していきましょう。「あなたが親しくしたい人」と「そうではない人」の二択です。この二択思考を身につければ、あなたの「嫌いな人」は、ほとんどいなくなります。

ToDo 2 悪口を言わず、「良いところ」を探す

どうしても嫌いな人への対処法があります。それは、「悪口」を言わないことです。繁華街の居酒屋では、どこでも悪口大会が開催されています。悪口もアウトプットですから、繰り返してしまうと記憶を強化します。

悪口を言うことで、ストレス発散をしているように感じますが、実は逆の効果をもたらします。**本来忘れていたような些細なエピソードを思い出し、相手の短所、欠点のイメージを強化します。**結局、その人をより嫌いになってしまうのです。嫌いのスパイラルで、人間関係が泥沼の状態に陥るだけです。今のあなたの状況は、自らの悪口が原因であり、自分が招いた災いなのです。悪口を言わないだけでも、人間関係は変わります。

> 人の悪口を言うときは、それが自分に返ってくることを
> 予期しておけ。
>
> —— プラウトゥス（古代ローマの劇作家）

どんな人にも短所があれば、長所もあります。人よりも劣った点があれば、人よりも優れた点があるはずです。

あなたの大嫌いな人の「長所」を7個書き出してください。

「そんなもの、あるはずない」と思うでしょうが、よく観察すれば、必ず見つかるはずです。

私たちは、嫌いな人を「見たくもない」と思っているので、嫌いな人を積

極的に観察していないのです。あるいは、**あなたが「短所」と思っているところの裏返しが、「長所」かもしれません。**「細かいことを、いちいちうるさい」（短所）というのは「細部にまでこだわっている」（長所）になります。

　嫌いな人の長所を７つ書き出せば、「大嫌い」が「まあそこまでではないか」と「普通」に思えてくるはずです。

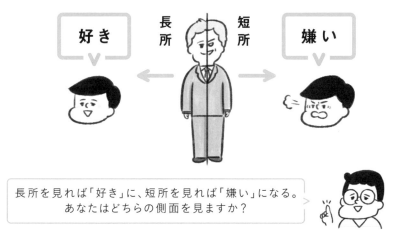

好き　長所　短所　嫌い

長所を見れば「好き」に、短所を見れば「嫌い」になる。
あなたはどちらの側面を見ますか？

図 ▶ 相手の長所を探そう

さらに学びたい人は

難易度
★★

『嫌いなヤツを消す心理術』（神岡真司著、清流出版）

　本書では、さまざまな心理的アプローチで自分の「嫌い」を消す方法が紹介され、さらに、相手の自分を嫌う感情を消す方法までも紹介されています。「脅威を与えない！命令・依頼の話法」「挑発に乗らない！攻撃への防御話法」「相手を尊重する！拒否・断りの話法」など、具体的な場面でどういう言葉を発して対応したらいいのか、話し方の例が豊富。「嫌いな人を前に何を話したらいいのかわからない」という人に最適です。

「人から嫌われたくない」の対処法

キーワード ▶ **キーマン**

前項では、「嫌いをなくすワーク」を紹介しましたが、逆に、人から嫌われたくない人も多くいることでしょう。

「誰からも嫌われたくないか」と質問したある調査によると、42％が「はい」と答えました。特に20代女子では嫌われたくない傾向が強く、54.6％にも及んでいます。その対処法について説明していきましょう。

ファクト 1 好意の1対2対7の法則

次の一節を、初めて読んだとき、私はドキッとしました。

> 10人の人がいるとしたら、そのうちの1人はどんなことがあってもあなたを批判する。あなたを嫌ってくるし、こちらもその人のことを好きになれない。そして10人のうちの2人は、互いに全てを受け入れ合える親友になれる。残りの7人は、どちらでもない人々だ。
>
> ── （ユダヤ教の教え、『嫌われる勇気』より）

私の経験でも、SNSのネガティブなコメント1に対して、好意的なコメントは2倍以上あり、そして7割ほどはコメントせずにただ読むだけの「サイレントマジョリティ」であると感じていました。

「嫌い1、好意2、中立7」。これを「**好意の1対2対7の法則**」と呼びましょう。この「サイレントマジョリティ（物言わぬ多数派）」は、積極的な意見は出しませんが、自分をフォローしている人たちです。だから、明らかに好意です。「中立」は、「プチ好意派」と考えてよいのです。

すると、**あなたを嫌い、批判する人が1人いる場合、あなたを応援して**

いる人は9倍もいるわけです。

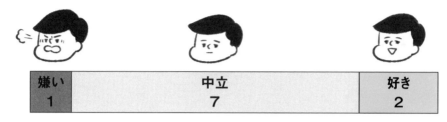

嫌い 1	中立 7	好き 2

あなたを嫌う人の2倍、あなたを好きな人がいる！

図 ▶ 好意の1対2対7の法則

「好意の1対2対7の法則」は、あなたの周囲にも当てはまると思います。

職場に20人いるとしたら、あなたを嫌う人は2人くらいで、親しい人が4人という数字になるのではないでしょうか。

いろいろな性格や考え方の人がいます。あなたと気の合う人もいれば、気の合わない人もいる。それは、当然です。「全員と気が合う」ということもなければ「全員と気が合わない」ということもありません。

そんな状況の中で、「誰からも嫌われない」とか「全員と仲良くする」というのは不可能です。

あなたを嫌う人の2倍、好意的な人がいるし、まったく嫌っていない人がその7倍もいるのです。

たった1人からの誹謗中傷を受けて、SNSの投稿をやめてしまう人がいます。しかし、その9倍の人たちが、あなたの投稿を楽しみに待っているとすると、とても残念なことです。

あなたは「嫌いな1割」の人に迎合することを優先し、その他の人を犠牲にするのですか。それとも、あなたのことを大好きな2割の人を大切にして生きますか。どちらが幸せに生きられるかは歴然としています。

「1対2対7の法則」をイメージするだけで、「自分には味方がいる！」ということが明確になり、勇気が湧いてくるのです。

ファクト 2 相手の感情は、相手の問題

「人から嫌われないようにしよう」という努力は、99％無駄です。

なぜならば、他人は簡単に変えられないからです。Aさんが、あなたを「好き」と思うか「嫌い」と思うのかは、Aさんの感情であり、Aさんの意思が決めることです。あなたのコントロールできる範囲外にあります。

> 他人と過去は変えられない。
> —— エリック・バーン（アメリカの心理学者）

それにもかかわらず、実際問題として、「自分が変わる」ことを通して、相手の「好き」や「嫌い」を多少変化させることもできなくはありません。実際、本章の後半ではその方法を紹介しますが、それには「時間」と「労力」が必要です。一朝一夕ではできないと思ったほうがいいでしょう。

ですから、**他人の感情は、自分ではコントロールできない、相手が自分を「嫌っている」かどうかを心配しても意味がない**ということを、しっかりと理解しましょう。

それではどうしたらいいのかというと、「自己変化」「自己成長」です。自分の行動や言葉を変えることで、あなたの印象や感情は変わります。

人間を変えることはできませんが、人間関係は変えられます。

その第一歩が、「自分が変わる」ということです。「人から嫌われたくない」と言う暇があるならば、「自分が変わる」ことを考え、そのための努力に1分でも1秒でも多くの時間を割くべきです。

ToDo 1 時間とエネルギーをキーマンに集中投下する

そうはいっても、自分の直属の上司など、自分から関係を変えにくい相手から嫌われると、かなり大変です。一言でいうと**「キーマン（鍵となる人物）」**です。逆に、自分の直属の部下も、仕事の指示を出していちいち反発

されるようでは仕事が進まないので「キーマン」です。

　誰からも嫌われない努力をすることはものすごく大変で、労多く実りが少ないです。そんな時間があるのなら、自分の直属の上司や直属の部下といった大切な人とのコミュニケーションをとり、仲良くなる努力をすべきです。時間は限られているので、「キーマン」とのコミュニケーションに、あなたの時間と精神エネルギーの大部分を注ぎましょう。

　たとえば、あなたの同僚のBさんが、あなたのことを強烈に嫌っていたとしても、あなたの直属の上司との人間関係がうまくいっていて、あなたの仕事をきちんと評価してくれているのなら、Bさんがあなたのことをどう思おうが、それは些細な問題でしかありません。

　イメージとしては、職場の中で重要な人物が3人いるとした場合、その3人との交流に時間とエネルギーを7割注げばいいのです。これを「**キーマンの7対3の法則**」と呼びましょう。

　他の人たちとは、ボチボチの関係性でいいのです。10人中1人の割合で嫌いな人があなたの周りにいるかもしれませんが、実はそれは些末な問題でしかありません。

　周辺の「嫌いな人」に対しては残り3割の7分の1、つまり4%くらいのエネルギーを費やせば十分なのです。

時間とエネルギー

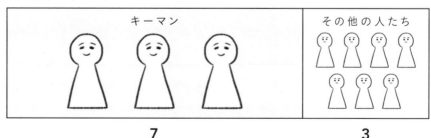

キーマン　　　　　　　　　　　その他の人たち

7　　　　　　　　　　　　　　　**3**

3人のキーマンに7割の時間とエネルギーを投入しよう！

図 ▶ キーマンの7対3の法則

同じ職場、部署で別チームの人など、直接仕事に関わらない人、机は近いけど仕事では直接絡まない人、滅多に言葉を交わさない人もいるはずです。

　いちいち、そのような人たちのご機嫌をとる必要はありません。精神のエネルギーと時間は限られたものですから、そのエネルギーをどこに費やすのか、それはあなたの重要な人に対して費やすべきです。

「みんなから嫌われない」はやめましょう。キーマンとうまくいっているのなら、それで十分です。

「みんなから嫌われない」をやめて「キーマンとしっかり関係性を築く」。それだけで、人間関係はものすごく楽になります。

　あなたにとってのキーマンは誰か。実際に3人の名前を書いてみましょう。あなたは、この人たちとのコミュニケーションに時間とエネルギーを費やしてください。それ以外の人とのコミュニケーションは、ボチボチでいいのです。

ToDo 2 「嫌われない」から「好かれる」にシフトする

　人から嫌われないようにするのは難しいことです。

「相手のご機嫌をとる」

「相手の反感を買わないようにする」

「反発を受けないように自分の意見を言わない」

　これらは、**自分を殺すこと**です。

　自分を前面に出さず、無難に振る舞ってしまうのは、「偽りの自分」を生きることです。自分を抑圧して生きることを長く続けるとストレスになり、結果として、楽しい人生を送れません。

「人から嫌われないようにする」という言葉自体が、非常にネガティブなのです。**「嫌われる」と「ない」、2つもネガティブ語が含まれています。**

「苦手な数学を克服しよう！」と目標を立てても、モチベーションは上がりません。一方、「数学を得意科目にしよう！」というポジティブな言葉だけの目標なら、「頑張ろう」という気持ちになります。

「人から嫌われないようにする」から「人に好かれるようにする」に、切り替えればいいのです。「嫌われない」と「好かれる」、同じ意味のようですが、実際の行動を比べてみるとかなり違ってきます。

人に「嫌われない」ためには、「自分の短所を隠す」「人に嫌われることをしない」つまり「自分を押し殺す」ことが必要です。そして、それは「苦しい」ことです。

人に「好かれる」ためには、**「自分の長所を人に見せていく」「人に喜ばれることをする」**、つまり「自分を表現する」ことです。そして、それはとても「楽しい」ことです。

自分の長所を相手に知ってもらい、相手を応援し、貢献し、笑顔で接する。その結果として、それでも相手が自分を嫌うのであれば、そんな人と無理して付き合う必要はまったくないのです。

さらに学びたい人は

『嫌われる勇気 ── 自己啓発の源流「アドラー」の教え』（岸見一郎、古賀史健著、ダイヤモンド社）

難易度
★★★

心理学者のアルフレッド・アドラーに、「人から嫌われたくない」と相談したら、どんなアドバイスが返ってくるでしょうか。他人が嫌おうが、何をしようが、「見返りを求めず相手を信頼し、相手に貢献すること」が重要だとこの本では結論づけています。

見返りを求めない「信頼」と「貢献」。そこで自分が満足できれば、相手から嫌われようが、自分は幸せになれます。見返りを求めるから戦々恐々とし、相手の顔色をうかがおうとします。それは、相手の人生を生きることであり、自分の人生を生きることではありません。

相手が自分を嫌うのは、相手の課題であり、自分の課題ではないのだから、そこを心配したり、不安になっても意味がありません。自分がコントロールできることは「見返りを求めず相手を信頼し、相手に貢献すること」。その一点です。本書では、自分の考え方を変え、自分が行動するだけで「幸せになれる」というアドラー心理学の本質部分を学べます。

本音は出すべきか、
出すべきでないか

「嫌い」「嫌われない」という問題についてここまで説明してきましたが、次は、あなたの振る舞い方についてです。本音は言ったほうがいいのか、それとも本音を言わずに我慢したほうがいいのか。それについての考え方を紹介しましょう。

ファクト **1** 本音は親しい人だけに打ち明ければいい

本音とは、その人の「本心」です。本心は口に出さない限り、自分以外は誰も知り得ない内容です。ですから、「本音を話す」というのは、「最も深い自己開示をする」ということに相当します。

関係性の浅い人に本音を話しても、否定されたり、拒絶されたりするのは当然です。それは、P58の信頼関係の5ステップを飛ばしているからです。関係性の浅い人は、「あなたの本音なんか聞きたくない」というのが相手側の本音です。

「思い切って本音を言ったら、険悪な雰囲気になった」「本音を言ったら、受け止めてもらえず傷ついた」という人は、そもそも本音を打ち明ける相手やタイミングを間違っています。

「対人関係療法」において、**「対人関係の三重円」**という考え方があります。

円の一番内側は、「重要な他者」です。家族や恋人、親友など、あなたにとってかけがえのない存在の人です。

その1つ外側は、友人や親戚などが当たります。さらにその外側に、職業上の人間関係などが入ります。

多くの人は、最も外側の人とも親密な人間関係を築こうとしてしまい、多くの精神的エネルギーを浪費し、精神的に疲れ果ててしまいます。ときにはうつ病に陥ることもあるでしょう。

仕事を進める上で
支障がなければよい

職業上の人間関係

友人・親戚など

**家族・
恋人・
親友など**

ある程度、
わかり合いたい

できるだけすべてを
わかり合いたい

『それでいい』（細川貂々、水島広子 著、創元社）より

図 ▶ 対人関係の三重円

　外側の人間関係は、ボチボチでよいのです。あなたの「本音」「本心」を話す必要などありません。本音を話すことで、逆に誤解をされたり、傷ついたり、傷つけたりする問題が生じてしまうのです。

ToDo 1 本音は「真に親しい人」だけに伝える

　あなたは、職場のCさん（たまに雑談する程度の関係）から、「ちょっと相談がある」と呼び出されたとしましょう。Cさんは、「母親が認知症になり、その介護でものすごくたいへんな話」を、あなたに2時間も延々と話し続けました。あなたは、どう思いますか。

　「私に相談してくれて本当に嬉しい」と思いますか。絶対に思わないでしょう。「なんで、そんなに親しくもないCさんの重たい話を2時間も聞かなきゃいけないのだろう……」と思うはずです。

　親しくもない人に、本音で相談されても相手は「迷惑」です。「聞きたくもないあなたの本音」を聞かされる相手の気持ちも考えるべきです。

「親密度」がズレた相手に本音を話すべきではありません。

「対人関係の三重円」に照らし合わせて、それに応じた話題を選ぶようにしましょう。中心にいる「真に親しい人」「重要な他者」にのみ、本音を打ち明けるべきなのです。

ファクト 2 誰でも仮面 (ペルソナ) を使い分けている

「誰にでも本音を話すべきではない」とアドバイスすると、「本音と建前を使い分けるような生き方は嫌だ」と反論が返ってきます。

誰にでも本音を話さないということは、別に「嘘をつくこと」でも「偽りの中で生きていくこと」でもありません。

> あなたは千の仮面を持っている！
> —— 北島マヤへの月影先生の言葉
> (『ガラスの仮面』美内すずえ著、白泉社より)

演劇の天才的な才能を持つ北島マヤは「千の仮面を持つ少女」と言われますが、私たちも「千」まではいかないものの、「十」くらいの仮面を持っていて、それをつけかえながら生活しているのです。

心理学で「**ペルソナ**」という考え方があります。「ペルソナ」とは、「仮面」という意味で、私たちは、いくつもの「ペルソナ」を使い分けて生活しているのです。

たとえば、「会社」では、「会社員」の仮面をかぶり、「家」では仮面を取り「素の自分」でいられるかもしれません。さらに、上司と接するときは「部下」の仮面を、部下と接するときは「上司」の仮面をつけるでしょう。家にいても、子どもと遊ぶときは「親」の仮面をつけて振る舞い、夫婦の間では「夫・妻」の仮面をつけるのです。

実際に、上司、部下、家族と接するときは、「言葉遣い」や「表情・態度」が変わるはずです。誰でも「ペルソナ」を使い分けているのです。

会社でも家でも同じ心構えで、同じように振る舞い、素の自分をさらけ出

していたとしたら、おそらく「会社」も「家族」も成立しません。

「本音と建前を使い分ける」という言葉は非常にネガティブですが、「ペルソナを使い分ける」と考えるだけで、人間関係の軋轢（あつれき）やストレスは大きく減らせるのです。

ToDo 2 ペルソナを使い分ける

「本音」を言うべきかどうかで悩んでいる人は、「ペルソナの使い分けができていない人」です。

　上司から嫌味を言われて、思わず反論したくなったとしても、「今は会社員の仮面をかぶっている。だからどう言えばいいのか」と考えるのです。本音で反論するべきかどうか、ちゃんと判断しましょう。

　ちなみに、**「ペルソナ」は、「パーソナリティー（個性）」の語源**です。個性とは「素の自分」ではなく、「仮面をかぶった自分」なのです。個性というのは、決まりきった1つのものではなく、臨機応変、変幻自在に変わっていいものなのです。そう考えるだけで、ものすごく楽になるでしょう。

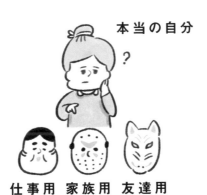

本当の自分

仕事用　家族用　友達用

ペルソナを使い分けるのは悪いことではない！

図 ▶ ペルソナを使い分ける

「本音を言わずに建前で生きる」と考えるとストレスが溜まります。会社は
あなたの舞台です。そこで、あなたはスーパーサラリーマンを演じればいい
のです。**「理想の自分を演じてみる」**のです。

「本音」を言う場合、「ペルソナ」をずらすというテクニックがあります。
上司に対する不満をそのまま上司に言えばトラブルになります。「仕事」の
ペルソナでの不満は、「友人」のペルソナのときに親友に吐き出せばいいの
です。

ペルソナは、単なる仮面ではありません。ときに、「盾」となって、スト
レスや他人からの攻撃を受け止めてくれます。

仕事で失敗したとしても、それは「仕事」のペルソナが失敗しただけの
話。あなたの全人格が否定されたわけでもないし、いちいち落ち込む必要な
どないのです。

ToDo 3 「本音」と「感情」を分けて伝える

そうは言っても、「本音をどうしても伝えたい」という人もいるでしょ
う。その場合、本音を上手に伝えるコツをお伝えします。

あなたが言いたい本音は果たして本当に本音でしょうか。たんなる「感情
反応」ではないでしょうか。

**もし、感情反応を実際に言葉に出して言ったとしたら、絶対に後悔しま
す。**「本心から出た言葉」であれば、後悔などしないはずです。後で責めら
れたとしても「心から思っているので」と堂々と言えばいいだけです。

たとえば、「バカヤロー!」という言葉は、「本心」から出た言葉ではな
く、「一時的な感情」から出た言葉です。それを言葉にして相手に伝える
と、必ず後悔します。

「一時的な感情」と「本来の考え、気持ち」(つまり「本音」)は、区別して
考えるべきです。本音は、そう簡単には揺るがないものです。

本音の外側に感情がコーティングされているので、「感情」と「本音」を
分けることは難しいのですが、「感情」と「本音」を一緒に伝えると、おそ
らく「マイナスの反応」が返ってきます。特に、夫婦喧嘩のほとんどは、こ

のパターンです。本音を伝える場合は、「感情」を切り離し、冷静に「本音」だけを伝えるべきです。

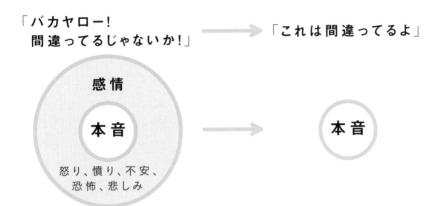

「バカヤロー！
間違ってるじゃないか！」 ━━━▶ 「これは間違ってるよ」

感情

本音 ━━━▶ 本音

怒り、憤り、不安、
恐怖、悲しみ

図 ▶ 本音と感情を分けて伝える

「人間関係のトラブルが多い」「喧嘩が多い」という人は、「感情をぶちまける」クセを持っている可能性が高いので、「感情」を含んだ言葉に注意するようにしましょう。そうすることで、人間関係は良好になります。

さらに学びたい人は

難易度
★

映画『マスク』

「ペルソナ」をわかりやすく理解するには、映画『マスク』を観るといいでしょう。内気で気弱な銀行員のスタンリー（ジム・キャリー）。思いを寄せる女性ティナの前では萎縮してしまい本心を打ち明けられません。そんなスタンリーが、偶然手に入れた「木製の仮面（マスク）」。それをかぶると、積極的で大胆、ノリノリ、イケイケの魔神に変身できるのです。マスクが巻き起こす騒動を描いたコメディ映画ですが心理描写も深いのです。マスクのキャラクターは、スタンリーにとって真逆の性格、つまり「なりたい自分」でした。彼はマスクなしでも、自分から行動できるようになり、最後には自分の気持ちをティナに伝えられるように変化していき、別人（本当の自分？）を演じられるようになるのです。この映画を観ると「ペルソナ」への理解が深まります。

悪意を向けてくる人の対処法

　自分の優位性をアピールする行為「**マウンティング**」という言葉が日常的に使われるようになりました。

　マウンティングとは、本来、動物が自分の優位性を表すために相手に対して馬乗りになる行為を指します。それが転じて人間関係において「自分のほうが優位」とアピールすることが、マウンティングと呼ばれます。

「女子の本音」についてのある調査によると、マウンティングされた経験がある女子は84.3％にも及ぶそうです。わかりやすく「嫌み」を言ってくる、「悪意を向けてくる人」が相当に多いのでしょう。

ファクト **1** 「悪意を向けてくる人」は残念な人たち

　あなたに悪意を向けたり、あなたを攻撃したりする人は、何をしたいのでしょうか。

　何かを自慢したり、あるいはあなたを貶（おとし）めたりする人は、「劣等感」の強い人です。相手を貶めることで、自分の優位性を確認したり、優越感を持ちたいのです。

　優越感を持ちたければ、自己成長して何かを達成すればいいのに、その努力を怠り、あたかも自分が優れているかのように振る舞い、偽りの優越感にひたる。これを「**優越コンプレックス**」と呼びます。

　それが、あなたに「悪意を向ける人たち」の正体です。ですから、**あなたに「悪意を向ける人」や「マウンティングしてくる人」を見たら、劣等感が強く「優越コンプレックス」を抱いている残念な人だな、と思えばいいので**す。正体がわかれば、気分も楽になるし、冷静に対応できるでしょう。

「優越コンプレックス」を真に受けて対応することは、程度の低い競争に参加することであり、「残念な人」の仲間入りをしてしまいます。「真に受けな

い」「相手にしない」という対応が一番です。

ToDo **1** スルーする

　人から悪意を向けられた場合、「スルーする」というのが、最も良い対処法です。「スルーする」というのは、**「受け流す」「相手にしない」「無視する」「何のリアクションもとらない」「反論もしないし、怒りもしない」**ということです。

「嫌がらせをする人」「悪意を向けてくる人」は、愉快犯です。あなたがつらい表情を見せたり、落ち込んだり、悲しんだりするほど喜びます。そして、嫌がらせは、さらにエスカレートします。

　私の場合、マウンティングなどの攻撃を受けた場合は、「へぇ」と軽く受け流すようにしています。肯定も否定もせず「へぇ」です。**言語的には「中立」ですが、非言語的に「ノー」を伝えるのです。**

　すると、相手はつまらなくなって、立ち去ります。マウンティングする人は、「優越感」を満たしたいだけなので、「優越感」が満たされないとつまらないのです。

　重要なのは、言語的に反論しないことです。嫌みに対して、嫌みで反撃しないことです。マウンティングする人にとっては、「プライド」がとても大切です。その面目を潰されると、自己の尊厳に関わり、猛烈に反論・反撃してきます。「軽く流す」「するりとかわす」のがコツです。

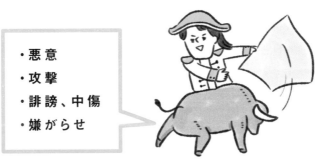

・悪意
・攻撃
・誹謗、中傷
・嫌がらせ

図 ▶ スルーしよう

ネットの嫌がらせの書き込みも同様です。SNSなどで、明らかな嫌がら
せの書き込みをしてくる人がいます。その場合、**絶対に返信や反論をしては
いけません**。完全に無視し、相手にしないことです。

　ネットの嫌がらせをする人の実体は、「かまってちゃん」です。反論され
ると「水を得た魚」のように生き生きとしてきます。かまってくれるのが嬉
しいのです。そして相手が迷惑したり、困惑するのが嬉しくてしょうがあり
ません。

　特に、メンタル的に弱い人は、SNSのアプリを消したりし、ログインし
ないという方法もあります。1週間以上「無視」し続けると敵はスッと消え
ていきます。

ToDo 2 スルー言葉を使い分ける

　スルーするといっても、現実的には難しいかもしれません。上司や先輩な
どには、「へぇ」は使えません。そんなときは、いくつかのバリエーション
で「スルー言葉」を使い分けましょう。

　毒舌、冷淡系の「スルー言葉」としては、「それが何か？」は強烈です。
ネット民がよく使う言葉ですが、クールな口調で「それが何か？」と言われ
ると、反論しようがなく、相手は黙るしかありません。

　とはいえ、上司や先輩から、圧力をかけられたときに、「それが何か？」
と言うと、角が立ち、相手を怒らせます。その場合は、「**丁重・丁寧系スル
ー言葉**」を使います。

　たとえば、笑顔で「アドバイス、本当にありがとうございます」と言いま
す。顔は笑顔ですが、心の中は全力でスルー。当然、そのアドバイスを実行
する必要はありません。

　「（笑顔で）それはよかったですね」と言うのも使えます。丁寧さ95％の中
に、5％だけ「私は関心がない」という非言語的なメッセージがこもってい
ます。**相手と関わりたくない場合は、「毒舌・冷淡系」のスルー言葉を、自
分よりも上の立場の人には「丁重・丁寧系」のスルー言葉を使い、上手にス
ルーしてください。**

表 ▶ 最強のスルー言葉集

毒舌・冷淡系 ↕ **丁重・丁寧系**	へー、それで？
	それが何か？
	それで、他に何か？
	わかりました。それで？
	大丈夫です。ご心配なく。
	そうですね。私もそう思います。
	ありがとうございます。
	なるほど、そういう考えもありますね。
	わかりました。検討させていただきます。
	アドバイス、本当にありがとうございます。
	（笑顔で）それはよかったですね。

ToDo 3 適当にほめておだてる

スルー言葉を使えない人には、「適当にほめておだてる」という作戦があります。マウンティングする人は、人よりも優越感を持ちたい人です。優越感が満たされれば機嫌がよくなる。単純というか、「かわいい生き物」です。

マウンティングする人の心理がわかれば、「ネガティブな感情のかけ引き」に巻き込まれないで済みます。ネガティブな攻撃に対して、「怒り」「嫌み」「うんざりした表情」で反撃しては、泥沼の戦いになる可能性もあります。

こちらは、冷静に大人の対応をします。**「すごいですね」「さすがですね」と返しておけば、相手は勝手に気持ちよくなります。**あなたに対して好感を持つかもしれませんし、そうやって返せるあなたのほうが大人なのです。

ToDo 4 嫌いな相手を味方にする

会社の上司や先輩、あるいはママ友などにそっけない態度で接すると、仕事がやりにくくなる、人間関係が複雑になるなど、やっかいな問題に発展する場合もありえます。その場合は、「敵を味方にする」といいでしょう。

心理学で「ベンジャミン・フランクリン効果」というのがあります。

100ドル札の肖像画にもなっているアメリカの政治家、ベンジャミン・フランクリン。彼はペンシルベニア州議会の場で、あまり仲のよくなかった議員に、「本を貸してほしい」と頼み事をしました。本を貸した相手の議員は、フランクリンに対して親切な態度に変わったのです。

人間は行動と感情が食い違った場合、それを一致させるような心理が働きます。「親切な行為」と「嫌い」は矛盾します。「親切な行為」はすでに行ってしまったので変えられない。なので「嫌い」を「好き」に変えて、心の調和をとるのです。

つまり「人は、助けた人を好きになる」というのが、ベンジャミン・フランクリン効果です。嫌いな人を避けるのではなく、あえて「頼み事」「お願い事」をするのです。たとえば、マウンティングしてくる先輩に、「先輩、○○について教えてくれませんか。○○に関しては、うちの課で一番詳しいですよね」というように言ってみましょう。

嫌いな相手に対して、ほとんどの人は「反撃」するか「避ける」はずです。それは、P20でも述べたように、「闘争か、逃走か」の扁桃体による本能的な反応ですが、大脳皮質を使うと「味方にする」という発想が出てきます。敵よりも味方を増やしたほうが、人生は楽になっていきます。

ファクト 2 あなたがマウンティングされる真の理由

マウンティングするのは、相手に対して勝てると思っているからです。相手に対して、自分が優位に立ち、支配、コントロールできると思っているからです。あるいは自分と同程度なので、「潰しておきたい」という意識もあるでしょう。

つまり、「相手より下」か「同程度」と思われた結果、マウンティングされるのです。「絶対に勝てない」「支配できない」という相手に対しては、マウンティングしません。つまり、あなたはナメられているのです。

だから、今よりもレベルアップすることに考え方を切り替えましょう。

> 出過ぎた杭は打たれない。
>
> ── 松下幸之助（パナソニック創業者）

　職場の人間関係であれば、仕事を頑張って、社内で一目置かれる存在になることです。**マウンティングされて「悔しい」という気持ちは、「仕事を頑張る」「自己成長する」というエネルギーに変えていきましょう**。相手に「こいつには敵（かな）わない」と思わせる日まで、自分のことに集中するのです。

　あるいは、あなたがマウンティングされるのは、あなたの自己肯定感が低く、自分に自信がないことを見抜かれているからです。「自己肯定感」を高め、「自信」にあふれた、ポジティブな自分にステップアップするチャンスです（自己肯定感を高める方法については、P252で詳しく述べます）。

さらに学びたい人は

『反応しない練習　あらゆる悩みが消えていくブッダの超・合理的な「考え方」』

（草薙龍瞬著、KADOKAWA）

難易度
★★

　人から攻撃を受けたらスルーすればいい。しかし、具体的にどうやればいいのか。その方法を教えてくれるのが、僧侶によって書かれた本書です。不安、緊張、怒りなどのネガティブ感情は、実は自分が作り出したものです。ただ物事を「正しく見る」だけで、ネガティブ感情は消えていきます。自己洞察力を高め、心、体、感情を冷静に観察し、整理していく。ブッダの教えに基づいたその方法は、論理的に体系化されています。ブッダも実は超ネガティブ思考だったという指摘は意外ですが、とても勇気づけられます。ネガティブなあなたがスルーできる人になるための1冊。

他人を変えるにはどうすればいいのか

キーワード ▶ **課題の分離、Iメッセージ、Youメッセージ**

　私の元に寄せられる相談の10件に1件は次のような相談です。

「夫が散らかしてばかりで、片づけをさせたい」

「部下の仕事が遅いので、意識を変えたい」

「子どもがきちんと宿題をするように変えたい」

　つまり、「**他人を変えたい**」という悩みです。そんなことは可能なのか、ここで説明していきましょう。

ファクト 1 他人を変えるのは、究極のストレス

　ここまでも述べてきたとおり、他人の行動や性格を変えるのは、非常に難しいことです。本人が「問題意識」を持たない限り、不可能なことです。

　本人が「変わりたいと思わない」。もしも、本人の意思に反して、性格を変えられるとしたら、それは「**洗脳**」です。あなたは、部下やパートナーや子どもを洗脳したいのでしょうか。

　P74でも紹介したように、「他人と過去は変えられない」のです。変えられないものを変えようとすると、ものすごいストレスを受けます。1トンほどの巨大な石を一生懸命動かそうとしても、ただ疲れるだけです。

　それが原因で、精神的に疲れて、うつになる人もいます。でもそれは自分で「自分が疲れる原因」を作っているようなものです。「他人を変えたい」という人にはアドラーの「**課題の分離**」という考え方が役に立ちます。

> 健全な人は相手を変えようとせず、自分が変わる。
> 不健全な人は相手を操作し、変えようとする。
> ── アルフレッド・アドラー（オーストリアの心理学者）

「宿題をする」というのは、誰の課題でしょうか。それは、「子ども自身の課題（他者の課題）」であって、あなたの「自分の課題」ではありません。宿題をしないで怒られ、困るのは「子ども」本人です。

　子どもが宿題をするか、しないかは、自分で判断して、自分で決めることです。あなたが子どもの意識をコントロールすることはできませんから、そこでやきもきしても意味がありません。他者を尊重して見守るしかないのです。

　ほとんどの人間関係のトラブルは、「他者の課題」に干渉・侵害することで起こっています。「課題の分離」がきちんとできると、人間関係のストレスは大きく解消できます。

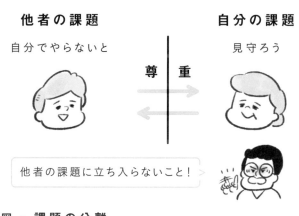

他者の課題　　　　　**自分の課題**

自分でやらないと　　　　　見守ろう

尊　重

他者の課題に立ち入らないこと！

図 ▶ 課題の分離

ToDo **1** 2つのメッセージを意識する

「他者の課題」（その人の課題）に対して、立ち入られたり、過剰に干渉されることを人は嫌います。ですから、「宿題しなさい」と子どもに言うほど、子どもは逆に反抗して宿題をしなかったりします。では、どうすればよいのか。放置するしかないのでしょうか。こんな、いい方法があります。

「Aちゃんが宿題してくれると、お母さんは嬉しいんだけどな」と伝える

ことです。自分の願望、希望を、ただ相手に伝えるだけです。主語が I（私）なので、「I メッセージ」と言われます。

一方、「（あなたは）宿題をしなさい」は、主語が You（あなた）なので、「You メッセージ」と言われます。

「You メッセージ」は、あなたの思いやりからの言葉であっても、相手には命令、指示、指図、お仕着せ、おせっかいとして取られるので、反発、反感を買いやすいのです。

「I メッセージ」は、あなたが勝手に思うだけです。「宿題してくれると、お母さんは嬉しい」というのは、1 つの事実なので、「お仕着せがましさ」を感じさせることなく、「宿題をしてほしい」という願望を、マイルドに伝えられます。

たとえば、「自分で出したものは、自分で片づけてよ」ではなく、「部屋がきれいだと、（私は）気分がいい」と言うのです。

「いつも遅刻ばかりして、どういうつもりだ」ではなく、「いつも時間を守る人は、（私は）信頼できるなぁ」というように伝えます。人を動かしたい場合は、「You メッセージ」をやめて「I メッセージ」で伝えることです。

ToDo 2 情報提供し続ける

序章で「朝散歩」をおすすめしましたが、すぐにはじめる人は、ほぼいません。特に患者さんの場合、「調子が悪いのでできません」「寝起きが悪いので無理です」などと必ず言います。

その場合、「朝散歩しなさい」と言えば言うほど、相手はやりません。やがて、「具合が悪いのにできるわけがない」と逆ギレされることもあります。

そんなときは、**「朝散歩」の「メリット」をたくさん伝えるようにします。**「朝散歩すると、体内時計がリセットされて寝付きがよくなり、睡眠が深くなります」

「セロトニンが活性化して、うつ病にものすごく効果があります」

「他の患者さんは朝散歩をしはじめて、すごく調子がよくなりましたよ」

そんな話をするようにしています。長い話も嫌がられるので 3 分ほどしか

話しません。すると、最初は「無理です」と言っていた患者さんでも、いつのまにか「朝散歩」をはじめていたりするのです。

伝え方のコツは、**「（やるかやらないかは別として）こういう情報がありますよ」「こういう統計がありますよ」「こういう科学研究がありますよ」と客観的・中立的に伝えることです。**

「あなたにやってほしい」という感情を込めてしまうとマイナスです。クールに、「こういう情報があります」と伝えるほど、相手の「感情的なハードル」が下がり、効果的です。

片づけをさせたい場合は、さりげなくリビングの机の上に「片づけ本」を置いておくのがよいでしょう。このとき、「この本、絶対に読んだほうがいいよ」とは言わないことです。何ヶ月か置きっぱなしにしておくのが重要で、置いたことを忘れた頃に、相手はこっそりと本を読んでいたりするのです。

「やれ」と言うほど、相手はその行動をとりません。ただ、その行動をとると、「こういうメリットがありますよ」「こうやると楽にできますよ」という情報提供を根気よく続けると、忘れた頃に相手は動きはじめるのです。

ToDo 3 半年以上待つ

ここまでの方法を駆使して、相手の行動を変えようとした場合、どのくらいの期間で効果が出るのでしょうか。

私の経験から言うと、**「半年」かかります。**

10人の患者さんに「朝散歩」をすすめた場合、すぐにはじめる人は1人。3ヶ月以内にはじめる人は2人。残りの7人は、半年以上してからはじめる。そんなイメージです。

治療開始の最初の1〜2ヶ月は、しつこく「朝散歩」の話をしますが、途中から、その話題をしなくします。

すると、半年くらいして、「最近、調子がいいようですね」と聞くと、「朝8時に起きて散歩しています」とサラッと言うのです。「先生に言われたか

らやっているわけじゃないよ」というような雰囲気を醸し出しているのがポイントです。

人に「言われてやる」というのは、本当に嫌なものです。 最終的に、やるかやらないかは自分の意思です。相手の意思、やる気、人格を尊重した上で、「Iメッセージ」「情報提供」を根気よく続け、ようやく半年くらいかけて、相手は変わりはじめるのです。イライラせず気長に関わりましょう。

ToDo 4 他人を変えるより自分を変える

やはり、他人を変えるより、自分を変えるほうが大事です。

他人を変えたければ、まず自分から変わります。昔から何度となく言われてきたアドバイスではありますが、じゃあ、どのように変わればいいのでしょうか。

イソップ寓話の「北風と太陽」はご存じですね。北風と太陽が力比べをすることになり、どちらが先に、旅人の上着を脱がせることができるのか……という話です。

北風は力いっぱい風を吹かせて上着を吹き飛ばそうとしますが、旅人は上着を強く押さえてしまい、脱がせることができません。

一方で、太陽は日差しを照りつけることで、旅人は暑さに耐え切れず、自分から上着を脱ぐのです。

さまざまな解釈ができる寓話ですが、人を行動させるには2通りの方法があることを教えてくれます。それが、**「不快なことを避ける」** と **「快適なことを求める」** の2つです。

人は、寒い風が吹けば、「寒さ」(不快)を避けるために上着を押さえますし、日が差してポカポカと暖かくなり、ちょうどいい「暖かさ」(快適)を得るために、上着を脱ぎます。力尽くでやってもうまくいかず、本人が自発的に動くしかないのです。

「不快なことを避ける」 というのは、ノルアドレナリン型モチベーションです。恐怖や不快、叱られることを避けるために頑張るというモチベーションです。

　一方で、「**快適なことを求める**」というのは、**ドーパミン型モチベーショ**
ンです。楽しさや褒美、褒められることを求めて頑張るというモチベーショ
ンです。

　職場でも家族関係でも、相手に「行動させよう」とする場合、「北風」的
なアプローチをしている人がほとんどです。相手は反感を持ち、むしろ防衛
的になり、こちらの話を聞こうとしません。まったくの逆効果の場合も多い
です。「太陽」的に対応するほうが、はるかに簡単に相手は動きます。

> 　誰かを変えてあげたいとか、改善してあげたいと思う
> のは良いことですが、まずは、自分自身を変えることか
> ら始めてみませんか？　他人を変えようとするより、は
> るかに利益は大きく、危険はほとんどありません。
> 　　　　　　　　　　　── D・カーネギー『人を動かす』より

　相手を信頼し、リスペクトする。相手を認め、評価する。ポジティブな言
葉を増やし、肯定的に相手と関わるように自分の行動を変えれば、必ず相手
は動きます。

北風的対応	太陽的対応
ノルアドレナリン型モチベーション 不快を避ける 支配 叱る 否定する 軽蔑する ネガティブ	ドーパミン型モチベーション 快適を求める 信頼・尊敬 褒める 認める リスペクトする ポジティブ

図　▶　あなたはどちらの対応？

さらに学びたい人は

『人を動かす 完全版』（D・カーネギー著、新潮社）

　累計3000万部超の世界的大ベストセラー、自己啓発書の元祖とも言える1冊。原題は『How to Win Friends and Influence People』（友達を得て、人に影響を与える方法）ですが、「人を動かす」という訳が非常にキャッチーです。「人を変える」ではなく「人を動かす」。「変える」のは簡単ではないけれども、「人を動かす」ならできそうな気がしてきます。

　本書では、「人を変える9つの方法」「敵を味方に変える方法」「人に好かれる6つの方法」「相手を自分の考え方に同調させる12の方法」などが書かれています。人にどう影響を与え、相手の感情や考え方を変え、最終的に行動を変える。それが、人を動かすということです。

　その中でも「敵を味方に変える方法」としての「小さな頼みごとをする」は、本書にも書かれている話です。80年以上も前に書かれた本ですが、古さをまったく感じさせません。

方法1	相手を褒め、尊重することからはじめる
方法2	人の間違いは間接的に指摘する
方法3	まず自分自身の失敗から話す
方法4	命令ではなく、質問を投げかける
方法5	相手の面目を保つ
方法6	小さな向上を褒める。すべての改善点を褒める
方法7	実際以上の評価を与える
方法8	励ます。改善点をわかりやすくする
方法9	相手が喜ぶ提案をする

『人を動かす 完全版』（D・カーネギー）より

図 ▶ 怒らせずに人を変える9つの方法

2章

「仲間」と
「家族」が活力
となる

プライベート

孤独のリスクを減らす

日本のある調査によると、「本当の友達が0人だと思う」と答えた人は、男性で約4割、女性で約3割にも及びました。親友や信頼できる友達がいない人は意外に多く、「深い友達がほしい」という半面、コミュニケーションの面倒くささや、コミュニケーションへの苦手意識との葛藤も見受けられます。

ファクト 1 友達がいると人生が2倍楽しくなる

あなたには「親友」と呼べる友達はいるでしょうか。親友の定義は難しいですが、「本当に困ったときに相談できる友人」が親友です。あなたが余命3ヶ月を宣告されたときに、すぐに電話して知らせたい人がいるとしたら、それが親友でしょう。

ひとりカラオケやひとり焼肉など、「ひとり○○」のコンテンツが増えましたが、それでも「1人でも最高に楽しい」という人は少数派で、やはり友人や恋人、家族と行ったほうが2倍以上楽しいのです。

たとえば、レストランのフルコースで2時間、1人で食事をしても、間が持たないことでしょう。おいしい食事は、おしゃべりしながら楽しく食べることで、さらに満足度が高まります。

楽しいことをした場合、それを共有できる友人がいると、「人生が2倍楽しくなる」と言えます。

とはいえ、私の場合はそういう親友がいるかというと、たぶんいません。学生時代は、仲のよい友人もいましたが、50歳を越えてくると、彼らとのつながりは希薄になってきて、数年に一度会うか会わないかになってきました。

じゃあ、私の人生は不幸なのかというと、個人的には毎日楽しく暮らして

いて、非常に幸せな人生を送っていると思います。いるに越したことはないけれど、いないからといって大きく困ることはない、というのが本音です。

メンタル疾患の患者さんに、「今まで、友人や家族など、誰かに相談しましたか」と質問をすると、ほとんどの患者さんは「誰にも相談したことがない」「悩みを相談できる友達がいない」と言います。

誰にも相談できないので、悩みやストレスを自分1人で抱えるしかなく、その悩みは大きくなり、心をむしばみ、やがてメンタル疾患に陥るのです。

ここまで述べてきたように、悩みを人に相談することで、ガス抜きになり、「アウトプット」「表現」が癒やしに通じます。つまり、「人に話す」だけで、心は癒やされ、心の健康は保たれます。

心理カウンセリングは、そういう役割のものです。クライアント（来談者）は「話す」だけ、カウンセラーは「聞く」だけですが、それだけでもクライアントは癒やされます。「話す」「相談する」という行為で、不安やストレスは半分以下になるのです。

友達や家族がいない孤独な状態は、健康に悪いことがわかっています。**孤独の健康へのリスクは、「タバコを1日15本吸う」「肥満者の死亡率の2倍」に匹敵します。**「孤独」はあなたの心と体をむしばみます。友達がいて、定期的に会って話す。それだけで、あなたは健康でいられるし、長生きできるということです。

$$\boxed{孤独} = \boxed{\begin{matrix}タバコ\\1日15本\end{matrix}} = \boxed{\frac{肥満}{肥満}}$$

> ずっと1人でいると、心と体をすり減らします。

図 ▶ 孤独のリスク

友達は1人いればいい

「友達100人作ろう」「みんなと仲良くしよう」という学校教育が諸悪の根源なのですが、「友達がいない人」は「ダメな人」というレッテルを貼られがちです。そういう子どもはいじめの標的になることも多く、「みんなと仲良くしよう」という理想を安易に掲げてしまう教育が、子どもに大きなプレッシャーをかけています。

みんなと仲良くする必要など、微塵もありません。自分の気に入った人、仲良くしたい人とだけ仲良くすれば十分です。仲良くしたくない人と、仲良くなろうと努力することほどストレスになることはありません。

友達は1人いれば十分です。もちろん、2〜3人いれば、またそれも楽しいでしょうが、**「自分は友達がたくさんいないからダメな人間」と落ち込む必要などないのです。**

> 多くの愚者を友とするより、一人の知者を友とするべきである。
>
> —— デモクリトス（古代ギリシャの哲学者）

「毒友」なら、いないほうがまし

何年か前に、LINE の「既読無視」が話題になりました。LINE のメッセージで「既読」になっているのに、コメントやスタンプを返さないと「既読無視？」などと言われて、非難されるのです。それも、たったの1時間でも、返信がないと既読無視と言われてしまうので、15分おきにスマホをチェックしないといけなかったりして、お風呂にもゆっくり入れないなどと社会問題となりました。

あなたの人生を楽しく、豊かにするのが友達です。友達とは、上下関係ではないのです。送信してすぐに返信がないだけで怒り出すような人間は、あ

なたを「下」の存在と見ています。上下関係であなたを支配することに喜び
を見出しています。

ToDo 1 「毒友」はバッサリ切る

「親友」と「毒友」の違いを表にまとめました。あなたの友達をこの表に照
らし合わせると、「親友」か「毒友」かは、すぐにわかるはずです。

「毒友」と付き合っても、百害あって一利なしです。困ったときにあなたを
助けてくれることはありませんので、さっさと関係を切るべきです。

とはいえ、あなたの悪口を言いふらしたり、嫌がらせをされても面倒なの
で、徐々に距離をとるようにしましょう。**自然と疎遠にして、関係性をトー
ンダウンしていくべきです。**

食事などに誘われたときに、「誘ってくれてありがとう。でも、どうして
も避けられない用事があって……」と、感謝しながら丁重に断ることを繰り
返すと、やがて誘われなくなるはずです。

表 ▶ 「親友」と「毒友」の違い

親友	毒友
一緒にいると人生がプラスになる 友情で結びつく 一緒にいて楽しい 一緒にいると時間を忘れる ストレスが解消する 相手を尊重する あなたを許す 共感が多い ポジティブな言葉が多い 困ったときに助けてくれる 既読無視など細かいことを言わない	一緒にいると人生がマイナスになる 支配関係を強要する 一緒にいて楽しくない 一緒にいると疲れる ストレスが増える 自分優先 あなたを責める 自慢やマウンティングが多い 悪口、ネガティブ言葉が多い 困ったときに絶対助けてくれない 既読無視で腹を立てる

ToDo 2 「仲間」がいれば、「友達」はいらない

先ほど述べたように、私には友達はいません。ここ3年間で、誰かの自宅に呼ばれたことは、たったの1回です。それでも寂しいと思わないのは、「仲間」がいるからなのです。

私は、友達はいませんが、「仲間」は多いほうです。本を書いている「著者同士の仲間」や、私が主宰する「ウェブ心理塾の仲間」など、ザッと100人以上はいるでしょう。

仲間というのは、共通の目的のために集まり、協力し、助け合い、応援し合う関係です。「友達」の場合、つながりの原動力は「友情」ですが、**「仲間」の場合は「ビジョン、夢、目的」などが原動力となります。**

仲間の場合、「目的」実現が結束力の中心となりますから、「方向性」が違うと思えば、抜けるのは自由であり、抜けたからといって関係が険悪になることはありません。

「友情」は私の場合、互いに「縛り合う」イメージがありますが、「仲間」の場合は互いに「協力し合う」関係です。足を引っ張るのではなく、ボブスレーのように後ろから押して加速をつけてあげるのが仲間です。

「仲間」のいいところは、「プライベートに干渉しない」ということです。今まで、何十回も会っている人でも、家族構成などのプライベートはまったく知らない人も結構います。すると、関係性が「楽」なのです。

ToDo 3 自分の目的を明確にする

仲間を見つける方法は、次項で詳しく説明しますが、コミュニティに所属することが近道です。それぞれのコミュニティには、「目的」があります。

バスケットボールの同好会であれば、「バスケの上達」ですし、手芸サークルであれば、「手芸技術の向上や展示会への出品」です。

なんの目的もないコミュニティは、ほとんど存在しません。ということは、**まずはあなた自身が「目的」を持つことからはじまるということです。**

友達同士でバンドをはじめると、それは「バンド仲間」になります。仲間関係が深まれば、そこから親友が見つかることもあります。友達から仲間ができ、仲間から友達ができます。

「友達」しかいないと重たい関係だけになりますが、「仲間」がいれば寂しくないし、精神的にも楽でつながりやすいのです。仲間がいれば、「友達を作らないといけない」あるいは「友達がいないから孤独だ」という悩みからは解放されます。

「仲間」を中心にした人間関係を意識することで、「友達」関係の悩みは、解決に向かうでしょう。

表 ▶ 「友達」と「仲間」の違い

友達	仲間
友情で結びつく 親しく交流する関係 価値観が異なっても理解し合える関係 関係を断ち切りづらい プライベートに立ち入る関係 深い（ヘビー、重たい）	共通の目的、ビジョンで結びつく 同じ行動を一緒に実行する人たち 価値観が同じ人の集まり 去る者は追わず プライベートには立ち入らない関係 浅い（ライトで気楽）

さらに学びたい人は

『「本当の友達がいなくてさびしい」と思ったとき読む本』（大嶋信頼著、KADOKAWA）

難易度
★

「友達は必要か」という問題について深く論じている本。「友達がいなくて孤独な状態も悪くない」と、孤独を肯定しているので、友達のいない人でも安心して読めます。それでいて、「友達の作り方」や友達とのさまざまな問題の解決法を提示してくれます。10代後半から20代、あるいはそれ以上の世代まで幅広く読め、「救い」が得られることでしょう。

大人になってから友達を作る方法

キーワード ▶ **オープンマインド、コミュニティ**

　前項では「友達」や「仲間」について述べましたが、さらに次のステップとして、友達を作る方法について説明します。

　学生時代は、自然と友達ができていた人がほとんどでしょうが、**社会人になると、なかなか新しい友達はできにくくなります**。職場の人間関係は、上下関係や出世争いなど、さまざまな事情が絡んでくるので、学生時代の友達のような関係にはなりにくいのです。社会人になると、何もしないで勝手に友達ができることは少ないでしょう。じゃあ、どうすれば友達が作れるのでしょうか。

ファクト 1 　まずは心を開くことから

　まず、友達を作る際に邪魔になってくるのが、「話しかけづらい雰囲気を持っていること」です。あなたの心が閉じている状態だと、なかなか人間関係は広がっていきません。マインドセットを変える必要があります。

　「友達なんかいなくていい」「自分は１人でいるのが好き」と常に思っていると、それが非言語的に周りの人に伝わってしまいます。結果的に「自分には話しかけてくれるな」という雰囲気が出てしまうのです。

　「**オープンマインド**」という言葉がありますが、その反対の心が閉じた「クローズマインド」の人が、周りの人から自然に話しかけられることは難しいのです。あなた自身が、無意識にバリアを張ってしまっていませんか。友達を作りたいならば、そのバリアを取り除きましょう。

　まずは、「自分は１人でいるのが好きだ」といった自己防衛的「言い訳」を安易に言わないようにします。「やっぱり、友達がほしい」「自分も会話の輪に入りたい」と思うことです。本心からそう思うことができれば、非言語的に周囲に伝わり、話しかけやすい雰囲気ができあがります。

それこそが、心が開いた「オープンマインド」な状態なのです。

ToDo 1 笑顔で対応する

　友達がいない人は、多くの場合、「表情が暗い」「暗い雰囲気」を発しています。逆に、友達がたくさんいる人は、「笑顔」で「明るい雰囲気」を醸し出しています。

「しかめ面」というのは、「怒り」「嫌悪」のサインであり、相手に「NO」のメッセージを無意識で伝えます。「笑顔」は、「楽しい」「喜び」「感謝」のサインであり、相手に「YES」のメッセージを無意識に伝えます。

　せっかく周りの人があなたに話しかけても、「しかめ面」「無表情」「暗い表情」で対応すると、それは**「自分に話しかけるな」と言っているのと同じです**。

「笑顔」で対応する人は、「話しかけられてとても嬉しい」というポジティブで好意的なメッセージを伝えます。

　普段から笑顔を増やしましょう。話しかけられたら、笑顔で対応するのです。そうでないと、せっかく発生したコミュニケーションのチャンスを、自分で潰してしまいます。

　とはいえ、自然に笑顔を作るというのは、とても難しいことです。普段からトレーニングしておかないとできないことなので、**鏡を見たときに意識的に笑顔を作る、「笑顔トレーニング」を普段から行うようにしましょう**。

ToDo 2 自分から話しかけてみる

　あなたが、誰からも話しかけられないならば、自分から話しかけるしかありません。その場合、「自分と同じように友達がいなそうな人に話しかける」のがよいでしょう。すでに友達がたくさんいる人に話しかけても、相手にされない可能性が高いです。しかし、「友達がいない」「友達が少ない」「自分も友達がほしい」と思っている人であれば気が楽です。

　ただ、コミュニケーションが苦手な人に「雑談をしてみてください」と言

っても、何を話していいかわからない人が多いでしょう。

友達を作るための雑談のポイントはたった1つです。それは、**自分と相手との「共通点を探る」こと**です。

人間は、自分と共通点を持つ人に親近感を持ちやすいのです。P63の「同属性の法則」が働きます。

趣味、好きなスポーツ、好きなアーティスト、好きな食べ物、出身地、好きなテレビ番組、好きなお笑い芸人、好きなゲーム、好きなファッションブランドなど、何か1つでも共通点が見つかれば、あとはその話を深めていけばいいだけです。「共通の話題」さえあれば、話し下手な人でも、会話のキャッチボールができるはずです。

ToDo 3 コミュニティに所属する

社会人になって、会社と家の往復という生活をしている場合、「友達の候補になる人」にすら遭遇するのが難しくなります。新しい人と知り合う機会がないからです。

特に、地方から出てきたり、配属で転勤があったりすると、それまでの友達も周りにいないことになります。

そんな問題を解決するのが、前項でも少し触れた「コミュニティ」です。「コミュニティ」とは、趣味のサークル、スポーツ同好会など、好きなことが目的の集まりのことです。**「同じ趣味、興味」を持っている人は意気投合しやすいので、友達が作りやすいのです。**

自分が所属したい「コミュニティ」が見つからないという質問もよくありますが、カルチャーセンターの教室というのもコミュニティですし、スポーツジムで友達ができる人もいます。自分が所属したいと思える居心地がいいコミュニティは、自分から積極的に探していかないと見つかりません。

一番いいのは、**自らがコミュニティの主宰となり、コミュニティを運営すること**です。自分のビジョンや価値観を表明し旗を立てます。そこに共感した人だけが集まってくるため、参加者との結びつきも強まり、本当に自分が所属したいコミュニティが出来上がり、最高の「居場所」になるはずです。

社会学者のポール・アダムスによると、人間関係は親しい順に、「親友」「相談相手」「癒し手」「仲間」「協力者」「遊び仲間」「情報源」「知り合い」と、8パターンに分類されます。

そのうち**「親友」「相談相手」「癒し手」を「強い絆」、それ以外を「弱い絆」**と分類しています。「強い絆」で結びついている人は、どんなに多くても15人程度。「本当に強い絆」は「親友」と「相談相手」を合わせても5人以下、「親友」に至っては、1〜3人程度しかつながれないと言います。

私たちの時間は有限ですから、数十人いるすべての友人や知り合いと深く付き合うことは不可能です。「友達100人できるかな」は、社会学的・心理学的に不可能なことです。

「強い絆」で結ばれた、自分の大切な人と過ごす時間を大切にし、より深い友情を育てていきましょう。

プライベート

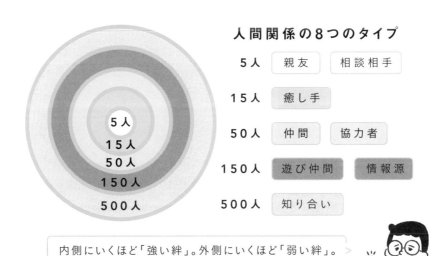

人間関係の8つのタイプ

5人	親友	相談相手
15人	癒し手	
50人	仲間	協力者
150人	遊び仲間	情報源
500人	知り合い	

内側にいくほど「強い絆」。外側にいくほど「弱い絆」。

『ウェブはグループで進化する』（ポール・アダムス著、日経BP社）より

図 ▶ **本当に強い絆は5人まで**

ToDo ④ 友達を10人書き出そう

　前ページの図を受けて、あなたの友達や知り合いを親しい順に10人、名前を書いてみてください。

　この10人が、あなたにとっての「強い絆」で結ばれた人たちであり、上位3人は「親友」と言える大切な人たちです。この「強い絆」を構築するために、多くの時間とエネルギーを費やしましょう。

　もし、強い絆の人たちと喧嘩をしてしまった場合は、ちゃんと関係修復をすべきです。

　喧嘩の原因は、ゼロヒャクで一方が悪いということはないでしょう。自分に少しでも非があるならば、「感情的になってしまってごめんなさい」と自分から謝りましょう。面と向かって言うのが一番ですが、LINEのメッセージなどであれば、「ごめんなさい」は、かなり言いやすいはずです。

> ケンカのいいところは、仲直りができることね。
> ──（映画『ジャイアンツ』、エリザベス・テイラーのセリフより）

　喧嘩した後に、友情関係が破綻する場合は、お互いに意地を張って自分から謝ろうとしないために、徐々に関係が疎遠になってしまうというパターンです。

　その一瞬においては、友情よりも、自分の「プライド」のほうが重要に思えますが、時間が経って振り返ると、怒りで冷静さを失っていただけで、友情を失ったことを間違いなく後悔します。それは、相手も同じ気持ちのことが多いはずです。**場合によっては、「心の傷」（トラウマ）になってしまうこともありえます。**

　相手があなたにとってかけがえのない「強い絆」の友人であれば、意地の張り合いはやめて、素直に「ごめんなさい」を言ってみましょう。「ごめんなさい」は魔法の言葉、緊張関係は一瞬で消え去ります。

　喧嘩の直後に謝れないのであれば、1週間後でも、1ヶ月後でもいいの

で、関係修復を試みるべきです。本当に「強い絆」で結びついているのなら、相手も同じことを考えているはずです。

　大人になってからだと、イチからの新しい友達関係はなかなか作れません。貴重な「強い絆」ですから、メンテナンスに労力をかけるほうが得策なのです。

さらに学びたい人は

『ウェブはグループで進化する』

難易度
★★★

（ポール・アダムス著、日経BP社）

　親しい友達は、せいぜい数人。たくさんの人と仲良くするのは無理である。本書を初めて読んだとき、その内容に驚くとともに、強く共感しました。私も「たくさんの人と関係性を深めるのは無理」と漠然とは思っていましたが、社会学者のポール・アダムスは多くの研究をもとに、科学的に説得力ある根拠とともに結論づけていました。特にSNSでたくさんの人と深くつながるのは無理であることが、本書を読むとよくわかります。「みんなと仲良くしないといけない」という強迫観念に支配されている人は、この本を読むことで、その呪縛から解放されるはずです。

難易度
★

アニメ『聲の形』

　ある出来事から固く心を閉ざしてしまった高校生の将也に、友達はいません。そんな彼が、聴覚障害のある小学校の同級生、硝子と再会し、次第に心を開いていきます。将也の周りに1人、また1人と、仲間が集まりはじめ、気づくと、7～8人の仲間が集まっていました。1人は寂しい、でも断られて傷つきたくもない。そんなガラスのように傷つきやすい心を持ち、生きづらさを感じていた彼らが、お互いに心を開き、仲間になっていく物語。きっと、「自分から心を開く」「ちょっとした勇気」で現状は変えられることがわかるはずです。生きる勇気が湧いてくる傑作アニメです。

SNS疲れを解決する方法

スマホユーザーが増え、「SNS疲れ」を感じている人は、非常に多いことでしょう。SNSに関する調査で「SNS疲れの経験がある」と答えたのは、全体の42.7%。最も高かったのは20代の女性で、なんと65.0%にも及んでいます。

SNSユーザーの4割以上が経験している「SNS疲れ」。そのまま放置すると、「脳疲労」や「うつ」の原因にもなりますので看過できません。

ファクト 1 **SNSを使いすぎると不幸になる**

「SNSでたくさん交流すると、相手と仲良くなれる」と思っていませんか。

学生で1日、数十回もメッセージ交換している仲なのに、相手の一言が気に入らず喧嘩になったり、たまたま30分「既読無視」になっただけで喧嘩になる、ということが起きます。

心理学で「**ヤマアラシのジレンマ**」という概念があります。

寒さの中、2匹のヤマアラシがいます。離れていると寒いので、体を暖め合うために体を寄せ合おうとします。しかし、近づきすぎるとお互いの「針」が相手に刺さって、痛みを感じます。2匹は近づいたり離れたりを繰り返しながら、お互いに傷つかず、ちょうどよい距離を見つけます。

このたとえは、心理的な距離が近すぎると傷つけ合うことになり、**適度な距離感が重要だ**ということを教えてくれます。

この心理がわかれば、たとえば、恋人同士のときはラブラブだったのに、結婚した途端に喧嘩が増える理由もわかるはずです。心理的距離が近すぎると、相手の悪い部分が多く見えてくるし、「親しいから」という甘えによって、思っている本音を感情的に言ってしまうことも増えるでしょう。

SNSは、心理的距離を縮めるのに絶大な効果がありますが、使いすぎる

と、心理的距離が近くなりすぎて、トラブルを起こしたり、人間関係を悪化させます。

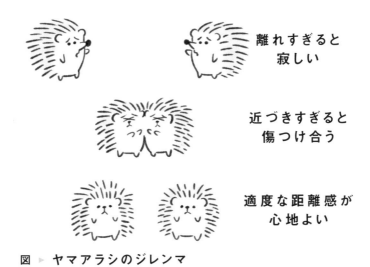

離れすぎると
寂しい

近づきすぎると
傷つけ合う

適度な距離感が
心地よい

図 ▶ ヤマアラシのジレンマ

また、ミシガン大学の研究では、Facebook を使えば使うほど、落ち込んだ気分になり、生活満足度が下がり、主観的な幸福も低下することが明らかにされました。

SNS は、あくまで「道具」です。 上手に使えば、コミュニケーションを深めることができる一方で、使いすぎたり、使い方を間違えると、人間関係を悪化させたり、幸福度を低下させます。

それを避けるために、SNS を「リアルなコミュニケーションの補完ツール」として扱うことです。あくまでも、「リアル」を重視し、SNS は補助的に使えば、そんなに疲れることはありません。SNS の世界がメインになってしまうと、SNS に振り回され、疲れが生じるのです。

ToDo 1 大切な人とだけつながる

人間が同時につながれる人数は限られています（P107 の同心円）。ですから、LINE で20人以上の人とつながって、毎日のようにやりとりするのは、

人間の脳のキャパシティを超えています。たくさんの人とつながっている限り、「SNS疲れ」が起きるのは当然です。

また、P108ページで書き出した10人（特に上位の3、4人）を思い出してください。その人たちとのコミュニケーションに時間をかけるのはよいでしょう。

しかし、そこに入らなかった人は、たいして親しくもない人なので、最優先で返信する必要はありません。それなりの頻度でコミュニケーションすれば十分です。

ファクト 2 「やらされ感」こそが「疲れ」の原因

また、「SNSに疲れやすい人」と「SNSに疲れにくい人」がいます。その特徴を表にまとめました。

表 ▶ SNSと疲れの特徴

SNSに疲れやすい人	SNSに疲れにくい人
誰とでもつながる	大事な人とだけつながる
暇さえあればSNSをチェックしている	決まった時間にSNSをチェックする
SNSのコミュニケーションを重視	リアルのコミュニケーションを重視
使用しているSNSが多い	特定のSNSに集中させている
すぐに返信する	大事な返信は早く、他はそれなりに返信する
義務感でやっている	道具として活用している
メッセージが長い	メッセージが簡潔、明快

ここで重要なのは、**「やらされ感」を持ってSNSをしていると、SNS疲れを招くということです**。SNSの利用で「コントロール感」を持っている人は、SNSを上手に、楽しく使えています。

あなたは、「SNSで疲れやすい人」と「SNSで疲れにくい人」のどちらに当てはまりますか。もし疲れやすいのであれば、本当に疲れ切ってしまう前に、SNSの使い方・関わり方を改めるべきです。

ToDo 2 SNSの使用を上手に制限する

SNSとの付き合い方を見直すために、2つの方法を紹介しましょう。

(1) SNSは2つ以下に絞る

Facebook、LINE、Twitter、Instagram。さまざまなSNSがありますが、あなたはいくつのSNSを使っていますか。複数のSNSを使っていると、休憩時間に一通りチェックするだけで、かなりの時間をとられます。

ストレスなく使うために、SNSは2つ以下に絞りましょう。**自分が重点的に使うSNS以外は、スマホからアプリを削除します**。見られなくなれば「SNS疲れ」は大幅に緩和します。

(2) SNSを見る時間を決める

ほとんどの人は、SNSを無制限に見ます。仕事の休憩時間、人を待つ時間、通勤時間、そして歩いているときでさえ。まさにスマホ依存症です。

私の場合は、「**SNSはパソコンを起動したときにしか見ない**」というルールを設けています。すると、チェックするのは1日で4〜5回くらいに抑えられ、SNS利用時間は1日30分以内になります。

スマホでSNSを見ないだけで、かなりの時間が浮きます。あるいは、「電車に乗っている間は必ず読書する」と決めるだけでもSNSの利用時間は大きく減少します。

ToDo 3 アウトプットツールとしてSNSを活用する

私はSNSを、友達との連絡や交流のツールというよりも、情報発信ツール、アウトプットのツールとして活用しています。本を読んだらFacebookに感想を書き、映画を見たらブログに感想を書きます。何百人、何千人もの人が読み、100以上の「いいね！」が付くと、楽しくてしょうがありません。「アウトプット型の交流」をすると、たった1回の投稿で100人以上とつ

ながることができます。従来の「個別型の交流」だと、100人と1回ずつ交流するのに、100回のメッセージを書く必要があります。「アウトプット型の交流」では「個別型の交流」と比べて、100倍以上も効率よく交流でき、一度にたくさんの人と親密度を高めることができるのです。

メッセージは、「相手に強制的に読ませる」ものですが、タイムライン投稿は相手のタイミングでヒマなときに読んでもらえ、ストレスを与えません。心理的距離が適度に保たれるので、ヤマアラシのジレンマも回避できます。

逆に、SNSをインプットツールとして使っている人は、仕事中や勉強中にもついSNSを見てしまい、生産性を下げます。

私の独自調査（175人）によると、1週間以内にスマホで見たニュースやブログの情報を可能な限り思い出してもらう実験で、思い出せた個数は約3.9個でした。これは、1週間のインプット量のわずか3%に相当します。つまり、**インプットツールとしてスマホやSNSを使っても、97%は忘れてしまうのです。**

SNSは「アウトプットツール」として活用することでこそ、本当の威力を発揮するのです。

ファクト 3 承認を求めすぎない

インスタグラマーのインフルエンサーが、「いいね！」がたくさん付く「映える」写真を撮りたくて危険な自撮りをし、転落事故などで怪我をしたり、中には死に至るような事故まで起こっています。

「いいね！」が付くと、たしかに承認欲求が満たされるので楽しいのですが、行動がエスカレートしていってしまうのです。

> 他者からの承認を求め、他者からの評価ばかりを気にしていると、最終的には他者の人生を生きることになる。
> —— アルフレッド・アドラー（オーストリアの心理学者）

「マズローの欲求5段階仮説」（P164）では、「承認欲求」は上から2段階目の欲求として、非常に重要な欲求と位置づけられていますが、アドラー心理学では、「承認欲求」は否定されています。

他人の承認を求めるために行動すると、他人に迎合する生き方になる。 結果として自分の人生が生きられないので、不幸になると説きます。

私は、承認欲求は一概に悪いものとはいえないと考えます。実際、私もYouTubeに毎日動画を更新していますが、視聴回数が10万回を超えるとうれしいものです。しかし、それに踊らされることとは別の話です。

私は実際にYouTubeのフォロワーの人と交流会などでリアルで会うようにしています。実際に会って、「動画の内容を実践したら、病気がよくなりました」という話を生で聞くことは、画面上に表示される「1000 いいね！」よりも、はるかに価値があり、大きな喜びを感じます。

「ネット内だけの世界」に浸かっていると、「いいね！」を1つでも増やすことに躍起になり、現実を見失ってしまいます。きちんと現実世界に根ざすことが重要です。

さらに学びたい人は

『時間術大全　人生が本当に変わる「87の時間ワザ」』
（ジェイク・ナップ、ジョン・ゼラツキー著、ダイヤモンド社）

難易度
★★

スマホやSNSの使いすぎに注意しましょう。ネット回線を切断したり、スマホの使用を制限するデジタルデトックスなどが推奨されますが、その決定版が本書です。さまざまな時間術が紹介されていますが、最も強調されているのは、スマホの使用時間を減らすことです。具体的なノウハウとしては、「ホーム画面をからっぽにする」「20桁くらいの長いパスワードを設定する」「毎回、必ずログアウトする」「SNSアプリをすべて削除する」「通知をオフにする」「デバイスを（会社などに）置いて帰る」といった過激なテクニックが紹介されています。実践すれば間違いなくスマホ依存から脱却し、自由な時間を手に入れられることでしょう。

相手に好意があるかどうかを知る方法

「あの人は、私のことをどう思っているのだろう?」と気になることがあると思います。「好きな人がいてもすぐに告白できない」という人は、「相手の気持ちがわからないから」という理由をよく挙げます。

ということは、告白する前に相手の気持ちがわかれば、告白に踏み切れるということです。そのような相手の好意について見ていきましょう。

ファクト 1 非言語的なメッセージで相手の心理がわかる

人間のコミュニケーションは、「言語的コミュニケーション」と「非言語的コミュニケーション」の2つに分類されます。

表 ▶ 2つのコミュニケーション

言語的コミュニケーション	非言語的コミュニケーション
言葉の意味内容、言語的情報	視覚… 外見、表情、視線、姿勢、動作、ジェスチャー、服装、身だしなみ 聴覚… 声の調子、強弱、大きさ

「言語的コミュニケーション」とは、言葉そのものの意味、内容などの、言語を通した情報です。「非言語的コミュニケーション」とは、外見、表情、視線、姿勢、動作などの視覚的な情報と、声の調子や声の強弱、声質などの聴覚的情報です。

その人の本心や感情は、「言葉」では表現されなくとも、非言語的に表情や動作に表れます。その非言語メッセージを観察すれば、相手の心理を見抜くことができるのです。

ToDo 1 食事に誘ってみる

　たとえば好きな人に告白できない理由は、相手の気持ちがわからないから、つまり、断られて傷つくのが怖いからです。

　「相手が自分に好意的である」とわかっているならば、告白する踏ん切りがつきますし、逆に「好意がない」とわかったら、諦めもつくでしょう。

　好意があるかどうかは、非言語的なメッセージを観察すればいいのです。

　簡単な方法は、「食事に誘ってみる」ことです。とはいえ、「今度、2人で食事に行きませんか」と聞くのは単刀直入すぎます。

　たとえば、次のようなやり取りです。

　「近くにイタリア料理の雰囲気のいい店、オープンしたよね？」

　「あっ、知ってる」

　「友達が行ったらしいんだけど、かなり本格的でおいしいんだって！」

　その後のリアクションに注目しましょう。

　「え、行きたい！」と返ってきたら脈ありですが、「へぇ、そうなんだ」と、テンション低めに返ってきたら、あまり好意はないようです。

　相手の気持ちは、「最初のリアクション」のテンションでわかります。そのテンションがあなたへの「好意度」です。「あなたと行きたい」と思えばテンションは上がるし、「行きたくない」と思ったら、テンションは下がります。その一瞬を観察するだけで、相手があなたのことを「好きかそうでないか」はハッキリします。

　それだけでは、非言語的情報が不十分な場合は、「今週、暇だから、行ってみようと思うんだけど」とさらに言葉を続けるといいでしょう。

　「ちょっと予定が入っているから」「みんなも誘って行こうよ」などと返ってきたら2人きりはNGのサインです。

　大切なのは、「**誘った直後のリアクション**」です。「一緒に食事に行かない？」と言った直後。0.1秒後にどんな表情をするのかがポイントです。

　その一瞬で、嬉しそうだったか、困った顔だったか。これは、「扁桃体」

の本能的な判断なので、理性でコントロールすることは困難です。もし、一瞬だけ嬉しい表情が見えたけど、冷静な表情になったなら、「すぐ喜ぶのは恥ずかしい」と大脳皮質で考えて、表情をコントロールした証拠です。そこに1秒ほどの時差が生じます。

扁桃体による「素のリアクション」をごまかすのは、訓練された人でないと難しいことです。人間は、どうしても感情が顔に表れてしまうのです。

相手の言い方や表情にすべてが表れます。本当は行きたいけど断っているのか、あなたにまったく気がないのか。**一瞬の表情から見抜きましょう。**

本当に予定があって行けないけど好意がある場合は、「来週の土曜日なら空いているんだけど」と代案が示されるはずです。

「食事」がOKで、「告白」がNGなことはもちろんありえますが、「食事」がNGで、「告白」がOKなことは普通ありえません。相手の好意を確かめるのに、「食事に誘う」は使えます。

ToDo 2 ダメだった場合の対処法

食事に誘ってポジティブなサインがなかった場合でも、すぐに諦める必要はありません。相手との心理的距離を縮め、好意度を高める方法はあります。

「1対1」が無理であっても、3人以上のグループならハードルが下がるでしょう。それでもいいので、プライベートな時間に会う回数を増やしましょう。「ザイオンス効果」という心理法則があります。それは**「何度も会うほどに親密度は高まる」**という効果です。相手と会って話す機会を、1回でも増やすことが、あなたに対する好意度アップに役立ちます。

また、二度、三度と誘ってみて、ようやくOKがもらえる場合もあります。相手は、あなたが本気かどうか試していたり、「一度でOKして、軽い人に見られたくない」という心理なのです。

さらに成功率を高めるためには、「相手の好きな料理のお店」を選んだり、夜ではなく「昼の食事やイベント」を設定するようにしましょう。

最近の若い人では、LINEなどのメッセージで誘うかもしれませんが、対面で直接誘ったほうが効果的です。**「LINEだと誘いやすい」というのは、逆から見ると、「LINEだと断りやすい」ということでもあります。**

　それに、LINEだと、相手の「表情」「テンション」「ノリ」などの非言語メッセージが読めないので、間違った判断をする確率が高まります。

ファクト 2 男女のコミュニケーションの違い

　例外はありますが、女性は非言語的コミュニケーションの度合いが強く、言語的コミュニケーションが弱い。男性は言語的コミュニケーションが強く、非言語的コミュニケーションが弱いという傾向があります。

　非言語的コミュニケーションの感度が弱い人に、いくら好意のオーラを発したとしても気づかれません。**自分の好意を言葉で通常の2倍くらい大げさに伝えて、ちょうどいいのです。**強烈にプッシュをしてやっと気づいてもらえると考えておきましょう。

さらに学びたい人は

難易度
★

『メンタリズムで相手の心を97%見抜く、操る！ ズルい恋愛心理術』
（ロミオ・ロドリゲスJr.著、SBクリエイティブ）

　非言語メッセージで相手の心理を読めと言われても、恋愛経験が少ない人には簡単ではないでしょう。本書では、「しぐさ」「視線」「姿勢」などから、相手の心を読み取る方法が具体的に解説されています。それだけに限らず、人の心のつかみ方や、人を惹きつける方法、相手を思いのままに操る方法など、さまざまな心理テクニックが詰め込まれています。本書の方法を実践すれば、観察力が磨かれ、コミュニケーション力もアップするでしょう。

親子問題に向き合う方法

キーワード ▶ 毒親、心理的距離

「親にいつも小言を言われます」「親が細かいことを、いちいち指示してきます」。子どもの立場としては、同じことを親から何度も言われて「うんざり」するのは、誰もが経験することだと思います。

　中には、親の過干渉が度を超して、暴言や暴力などで子どもに支配的に接し、子どもの性格や人生をゆがめてしまう「毒親」も少なくありません。「親との関係」についてのアンケートによると、子どもの3人に2人が親のストレスを抱え悩んでいるそうです。その問題について説明しましょう。

ファクト 1 親が「小言を言う」心理

　微に入り細に入り、親があなたに細かく口を出してくるのはどういう心理なのでしょう。それは簡単です。あなたのことが単純に心配なのです。あなたを愛しているからです。

　自分の最愛の子どもに、よりよい人生を生きてほしいという気持ちがあります。だから、「ああしたらいい」「それはダメだ」「こうしなさい」と細かくアドバイスしてしまうのです。

ToDo 1 笑顔で「ありがとう」と言う

　そうした親の愛情をしっかりと受け止め、「いつも心配してくれてありがとう」「いつも私のことを考えてくれて本当にありがとう」と心から感謝の言葉を述べることは大切です。

　あなたが笑顔できちんと感謝の言葉を述べることができるならば、親と子の愛情のキャッチボールが成立し、親は満足し、温かい気持ちになるはずです。親子関係が丸くおさまります。

ですから、小言を減らしてほしいと思うなら、笑顔で「ありがとう」と言うことが重要なのです。

「そんな嘘は言いたくない」と言う人もいるでしょうが、嘘ではありません。「（アドバイスしてくれて）ありがとう」ではなく、**「（自分のことを気遣い、愛してくれて）ありがとう」という意味**だからです。

ここで、邪魔者を追い払うような口調で「わかった、わかった」と言ったり、「いつも同じことばかり言ってうるさいな」と、反抗心を表してしまうと逆効果です。

親としては、自分の愛情が届いていないと不全感を持ちます。さらにアドバイスを増やさなくてはと思い、余計に小言が増えてしまうのです。

ファクト 2 親のアドバイスは30年古い

アドバイスの「内容」と「思い」は分けて考えるべきです。

たとえば、「子どもを銀行に就職させたい」と考える親はたくさんいます。しかし、「銀行に就職すれば一生安泰」というのは、30年以上前の古い発想です。窓口業務のほとんどは自動化され、現金はコンビニATMで下ろせますし、キャッシュレス化が進めばATMすら激減するでしょう。

我が子の幸せを願って「銀行に就職してほしい」と思っているのに、時代と逆行するマイナスのアドバイスを無意識にしているのです。

親は自分の常識、知識、経験を基にアドバイスしますが、そのアドバイスはどうしても古いものになってしまいます。いつの時代でもそれが当然なのです。

ToDo 2 親のアドバイスは笑顔でスルー

親とはいえ、他者からの意見やアドバイスは、あなたにとって決断・行動を決める「参考材料のひとつ」にすぎません。親の言うことをそのまま聞いて、自分のやりたいことや、やりたい職業を我慢していたら、自分の人生を生きることができません。

親の言うとおりに決断しても、親が責任を取ってくれるわけではなく、いずれは自分で責任を取るしかなくなります。結局、人生の責任を自分で取るのなら、自分の生きたい人生を生きたほうがいいに決まっています。

親のアドバイスで「正しいと思えない」「納得できない」というものは、とりあえず笑顔で「アドバイス、ありがとう」「いつも気遣ってくれてありがとう」と言い、心の中では「完全にスルーする」のがベストです。

ファクト **3** **毒親とは何か**

毒親（toxic parents）とは、「子どもの人生を支配し、子どもに害悪を及ぼす親」のことです。1989年に医療コンサルタント、スーザン・フォワードが作った言葉で、学術用語ではありませんが、現在、日本でも広く認知された言葉となっています。

では、毒親に育てられるとどうなるのでしょうか。

> ・対人関係がゆがんだものになる
> ・自分を愛せなくなる、人を愛せなくなる
> ・依存心が強く、自立できなくなる
> ・メンタルがやられる。メンタル疾患を発病する
> ・離婚率が高くなる
> ・自分自身も毒親になってしまう

このように強烈な「毒」の効果があるため、自分の親が「毒親」と気づいたら、その影響から逃れるべきです。

> あなたが育った家庭は、これからあなたが持つ家庭ほど大切ではない。
> —— リング・ラードナー（アメリカの作家、ジャーナリスト）

3 **毒 親 の 対 処 法**

　まず自分の親が毒親ではないかと思った場合、注意すべき点は、毒親は程度やタイプが幅広いということです。一言で「毒親」といっても、子どもをメンタル疾患にしたり、暴力やネグレクトをしたりする極めて強烈な毒親から、「過剰なお節介」「過干渉」「支配的」といった、程度の軽い「毒親」までさまざまです。重いタイプか、軽いタイプかを見極めましょう。

　本書で何度も述べているように、過去と他人は変えられません。変えられない他人の中でも、最も変えにくいのは「親」であり、「毒親」となると、より変えられない存在です。

「自分が絶対に正しい」と思い込んでいるので、説得したり、反論すると、逆に火に油を注ぎます。今まで以上に、支配的傾向を強めるでしょう。

　「毒親は変わらない」「毒親は変えられない」ということを覚えておいてください。その上で、あなたができる方法をいくつか紹介します。

(1) 心の防護壁を築く

　心の中に「防護壁」を築き、親の毒（親の考え方、行動の指図、影響）が自分に移らないよう防御しましょう。「自分とは違うけど、この人は、こう考えるんだ」というように、**テレビでも見るかのように、客観的に観察する**ことで、「巻き込まれる」リスクを減らせます。

　また、自分を責めないということも重要です。こういう状況になったのは「自分のせいだ」と、あなたを責めるような心理攻撃を仕掛ける毒親もいるでしょう。それは、あなたの責任ではなく、親が毒を振りまいているだけであることに気づきましょう。

(2) 家族以外の人間関係を強化する

　家族との人間関係は重要ではありますが、それがすべてではありません。**家族との人間関係に期待できないのであれば、「親友」や「パートナー」との人間関係に「安らぎ」「安心」を求めることは、心の安定に大きな意味を**

持ちます。

　特に、パートナーを作ることは大切です。毒親は「そんな相手とは別れなさい」と妨害してくるかもしれません。パートナーができると、自分の支配力が弱まることを知っているので妨害を強めますが、そこに屈しないことです。

（3）家を出る・自分の依存心を断ち切る

　毒親は子どものために、なんでもしてあげようと過保護に接する場合があります。毒親の子は、その親に依存してしまっている場合が多いのです。

　毒親の影響を断ち切る最良の方法は、「家を出る」「親と同居しない」ことに尽きます。親と同居していると金銭面や、家事の負担も楽なので、多くのメリットがあります。しかし、それが依存のはじまりです。

「過干渉な親」は、プラスに考えると「面倒みがよすぎる親」なので、いつのまにか依存関係になっているのです。つまり、**毒親から逃れられない原因をあなた自身が作っている可能性**もあります。

　まずは、そうした自分の「依存心」を認め、断ち切るように考え方を変えていくことです。「大学進学」や「就職」などのタイミングに合わせて「1人暮らし」をはじめましょう。

　表 ▶ **毒 親 の 対 処 法 ま と め**

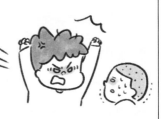

（1）心の防護壁を築く

（2）家族以外の人間関係を強化する

（3）家を出る・自分の依存心を断ち切る

（4）距離を置く

（4）距離を置く

　毒親の影響を受けないためには、距離を置くことです。物理的な距離を置

き、心理的な距離を取るのです。そのためには、「家を出る」「1人暮らしをする」ということが必須ですが、実家の近くに家を借りては、意味がありません。

また、親からよく電話が来るのなら、留守電にするか出ないかで、2〜3日に1回、精神的に余裕のあるときに出るようにしましょう。「メールやメッセージの返信のタイミングをずらす」「頻度を減らす」など、少しずつ接触回数を減らすことが「距離を置く」ということです。

さらに学びたい人は

難易度
★★

『毒親：毒親育ちのあなたと毒親になりたくないあなたへ』（中野信子著、ポプラ社）

　毒親についての本はたくさん出ていますが、心理学的に踏み込んだ本ほど、毒親に苦しんでいる当事者には、「つらい」「苦しい」過去を思い出せるかもしれません。本書は、脳科学者である著者が、脳科学、遺伝子、科学実験の結果を紹介しながら、非常にクールな切り口で「毒親とは何か」について分析しています。「毒親」である自分の親を責めたり、そこに迎合していた自分を責めたりすることもなく、客観的に自分と親との、あるいは自分と子どもとの関係性を見つめ直すのに役立つ1冊です。

難易度
★

映画『ブラックスワン』

　「毒親」の怖さを描いた映画として観てほしいのが、ナタリー・ポートマンがアカデミー主演女優賞を受賞した本作です。主人公のニナ。その母親のエリカは、自分が果たせなかったバレリーナとしての夢を娘に託し、過剰な愛情を注ぎます。しかし、ニナが「白鳥の湖」のプリマドンナのチャンスを得てから、手のひらを返したように娘の成功の妨害をはじめる。自分の娘を意のままにコントロールしようとする毒親と、そこから逃れようとする娘の壮絶な心理バトルが繰り広げられます。

夫婦関係をよくしたい

「妻が不機嫌だ」「夫が話を聞いてくれない」など、もっと夫婦関係をよくしたい人は多いはずです。夫婦仲に関する調査で、「夫婦仲が良くない」と答えた割合は、10%前後でした。多くの夫婦は仲良くやっているようですが、いつ自分に問題が生じるかはわかりません。

ファクト 1 安定した夫婦関係が「幸せ」の基本

アメリカのベストセラー作家、スティーブン・キングは、著書の中で次のように書いています。

> 成功の秘訣は？ という質問に対して、私はいつもふたつあると答える。1つは健康であること。もう1つは、夫婦円満であること。
> —— スティーブン・キング（アメリカの小説家、『書くことについて』小学館より）

仕事で成功する最大の秘訣は、「健康」と「夫婦円満」であるという言葉は非常に刺さります。

「夫婦円満」であることは、生活のベースとなり、仕事への集中力を高めます。毎日のように夫婦喧嘩ばかりしている状態では、そこから受けるストレスは尋常ではなく、1日中イライラした状態に陥ります。

ある研究によると、女性の幸福を決める最も重要な要素は「**安定したパートナーシップである**」というものがあります。

夫婦関係が険悪であれば、経済的に豊かになっても、真の幸福感は得られないのです。

P79の「対人関係の三重円」では、円の一番内側が、「重要な他者」でし

た。家族や恋人、親友など、あなたにとってかけがえのない存在の人です。

　多くの人は、最も重要な人間関係である「夫婦」の関係性をおろそかにして、職業上の人間関係にエネルギーを注ぐため、ムダな時間とエネルギーを浪費し、疲弊するのです。

　仮に職場の人間関係は険悪でも、家に帰ってほっとできればそれでいいのです。職場の人間関係は、どれだけ頑張って築き上げても、転勤や転職でリセットされます。夫婦関係は、10年、20年と、積み上がっていくものです。どちらにエネルギーと時間を費やすべきかは、明らかなはずです。

ToDo 1 1日30分、夫婦で対話する時間を作る

　日本のある調査によると、「夫婦での平日1日の平均会話時間」は、1時間以上が43％に対し、15分以下が25％と、ほとんどコミュニケーションがとれていない夫婦が4分の1もいました。

　1日15分の会話時間は少なすぎます。特に共働きの夫婦の場合、時間を作るのが難しいのでしょう。朝はなかなか時間が作りにくいですから、夫婦の対話がちゃんとできるのは、夕食の時間くらいです。

　夫婦で一緒に夕食を食べる。子どもがいる場合は、家族全員が揃うことが極めて重要です。毎日が無理ならば、「ノー残業デー」の日だけでも、早い時間に家に帰り、家族全員で食事をしながら、最近の出来事を語り合いたいものです。たったそれだけでも、最低限のコミュニケーションが取れ、夫婦関係、親子関係は安定します。

　その他、現実的なアドバイスを3つ挙げておきます。

（1）食事中のスマホ、テレビ、新聞を禁止

　一緒にご飯を食べていても、互いに「コミュニケーションをとる」気持ちがなければ意味がありません。食事中のスマホ、テレビ、新聞は避けましょう。特にスマホです。食事しているときに、スマホを見るという行為は、目の前にいる相手に対して、「私は、あなたに興味がありません」「あなたよりもスマホのほうが大切です」という非言語メッセージを出しています。

子どもがいる家庭では、親が食事中にスマホを見ていると、やがて子ども
も同じことをします。子どもをスマホ依存症にさせない責任もあるのです。

（2）アイコンタクトする

　人の話を上手に聞く方法として、「アイコンタクト」「うなずき、相槌」
「オウム返し」の3つがあります。逆に「相手を見ない」「リアクションしな
い」という聞き方は関係性が深まりません。**話をしているときは、相手の顔
を見て、目を合わせましょう。**

　食事の時間は、コミュニケーションの時間です。夫婦、家族で、食事中く
らいは「スマホを見ない」「テレビを見ない」というルールを徹底して、コ
ミュニケーションに専念すべきです。

（3）お互いの話題選びに配慮する

　男女のコミュニケーションの特性を考慮すると、話題について配慮するの
は大切です。

　まず、「男性」からの視点ですが、男性は家庭に「癒やし」を求めがちで
す。妻の話を聞きたくないわけではないですが、ママ友の「噂話」や「悪
口」などのネガティブな話を聞かされると、うんざりしてしまいます。

　妻が夫に話すべき内容は、「自分の話」です。「自分の体験」「自分の感情」
についてです。ネガティブな内容が多いと、「疲れているから今度にして」
などと言われるようになってしまいます。

　次に、「女性」からの視点です。女性は話をすることで、ストレスを発散
します。ですから、夫が妻の話をちゃんと聞くだけで、夫婦関係は安泰で
す。1日に30分だけ妻の話を聞くことで、夫婦関係が安定し、妻の機嫌も
よくなるのであれば、そんな簡単なことはありません。「仕事で疲れている」
と簡単に口に出さず、妻の話に真剣に耳を傾けるべきです。

> 　自分の話を納得いくまで聞いてもらい、理解、同情して
> もらえたと実感できた時、女性は自分が相手に愛され
> ていることを確信でき、それだけで心が満たされ始め

る。不信感や猜疑心はたちまち消し飛んでいく。

—— ジョン・グレイ（アメリカの心理学博士、『ベスト・パートナーになるために』

三笠書房より）

ファクト 2 夫と妻の心理の違いを理解する

　男女差の心理学は、人気のコンテンツです。中には例外もあるでしょうし、脳科学的に賛否が分かれるのですが、当てはまる人も多いので、一度きちんと見ておいて損はないでしょう。

　一般的に、**女性は「噂話が好き」**で、**男性は「人の話よりも自分の話が好き」という傾向があります。**それを先に理解しておけば、夫婦のトラブルを避けることができます。異性の心理を学んで、それだけで人間関係がうまくいくのであれば、こんなに楽なことはありません。男女の考え方の違いをザックリと表にまとめておくので、参考にしてみましょう。

表 ▶ 夫と妻の考え方の違い

	夫	妻
相談	アドバイスを求める	共感を求める
会話	ハッキリ言ってほしい	本心を読み取ってほしい
言い訳	理屈を説明する	感情をぶつける
幸せの感じ方	「必要とされている実感」で幸せを感じる	「愛されている実感」で幸せを感じる
家庭に求めるもの	居場所と居心地	安心と安定
疲れているとき	黙ってほしい	気づいてほしい
悩み・不安	信頼してほしい	心配してほしい
お金	自由にお金を使いたい	計画的にお金を使いたい
家事	教えてほしい	自分で考えてほしい
育児	ときどき参加したい	ときどき休みたい

『なぜ夫は何もしないのか なぜ妻は理由もなく怒るのか』（高草木陽光、左右社）より

「夫婦喧嘩は犬も食わない」と言いますが、夫婦の「意見交換会」と考えれば、「お互いが思っていることを、言葉に出して相手に伝える」という意味において同じ行為です。

大事なのは、「**感情的にならないこと**」です。思っていることを怒りとともに相手に伝えるから喧嘩になるのです。淡々と話し合うことができれば、それはもはや「喧嘩」ではありません。

> 怒りは、結婚の正常な機能の一部である。
> —— ジョン・ゴットマン（ワシントン大学心理学名誉教授）

アメリカの夫婦問題研究のパイオニアの一人であるジョン・ゴットマン博士は、「怒りは、夫婦関係にとって、決して悪いものではない。怒りや戦いの頻度よりも、怒りに対する反応の仕方が決定的な要因になる」と述べています。

言い換えれば、**「ネガティブな感情を完全燃焼させる」**カップルが、**長続きします**。夫婦喧嘩は「ガス抜き」であり、上手に仲直りできれば、決して悪いことではないということです。

ToDo ② 夫婦交換日記をする

夫婦間で交換日記を書くのはおすすめです。

お互いに「悪いこと」だけを伝え合うと、ネガティブなコミュニケーションになりますが、「今日あった出来事」「楽しかった出来事」を書いておき、ときどき「要望」や「改善希望」を織り交ぜるのです。ポジティブとネガティブの割合が「3：1」ほどになっていれば、相手の心がオープンになっている状態で、要望も理解して受け入れてくれるはずです。

ポジティブとネガティブの割合が、「5：1」以上の夫婦は、ほとんど離婚

しないという研究もあります。

　情報や感情を文章でたくさん共有することで、親密度はアップします。夫婦の会話がなくなり、情報や感情を共有できなくなると「コミュニケーション不全」「すれ違い」が発生し、喧嘩も多くなります。

　LINEのメッセージのやりとりを増やすのも効果的で、「交換日記」の代わりになるでしょう。

　また、夫婦関係を維持するためには、「思いやり」と「感謝」の気持ちが不可欠です。1日1回、パートナーに「ありがとう」を言いましょう。1日たったの3秒。それだけで、夫婦関係が劇的に改善します。

　夫婦の会話の中で「ありがとう」を言うタイミングを探し、「言葉に出さなくてもわかっているよね」と油断しないことです。**「ありがとう」を言われて不快になる人は絶対にいない**のです。

　直接言いにくい場合でも、メッセージで「ありがとう」と入れるだけでもまったく違います。

プライベート

> ### さらに学びたい人は
>
> 難易度
> ★
>
> ## 『なぜ夫は何もしないのか なぜ妻は理由もなく怒るのか』（高草木陽光著、左右社）
>
> 　夫婦喧嘩を減らす、夫婦関係を改善するためには、夫と妻の考え方の違いを知ることがとても大切です。これを知っているだけで、夫婦喧嘩の危険性を相当に下げることができ、夫婦円満にもなれます。夫婦関係に問題を抱える人に限らず、うまくいっている夫婦も読むとさらに関係がよくなる。夫婦問題カウンセラーが教える夫婦関係の改善術。事例も豊富で、ありありと理解できて、その日から実践したくなる1冊。
>
> 　また、下記の2冊もおすすめです。
> 『ベスト・パートナーになるために ── 男と女が知っておくべき「分かち愛」のルール 男は火星から、女は金星からやってきた』
> （ジョン・グレイ著、三笠書房）
> 『察しない男 説明しない女 男に通じる話し方 女に伝わる話し方』
> （五百田達成著、ディスカヴァー・トゥエンティワン）

子育ての問題を
乗り越えるには

日本のある調査では、子を持つ親で、「負担に思うことや悩みがある」という人は、87.9% にもなります。子育て中の親のほとんどが、何らかの「悩み」や「負担」を感じています。

ファクト 1 「子育て」は、誰もがたいへん

人間は他の動物と異なり、生まれつき「子育て」の方法を知っている人はいません。自分で勉強したり、人から教えてもらったりして、試行錯誤しながら学んでいきます。最初から上手に子育てできる人などいないのです。

「子育て」はすべての人にとってたいへんなものです。もちろん「楽しい」「喜び」「幸せ」な部分はありますが、子どもが夜泣きして睡眠がとれないなど、「精神的なたいへんさ」「肉体的なたいへんさ」があります。日々のストレスが溜まり、それを1人で抱えて育児ノイローゼに陥る親もいます。

ストレスなく子育てするためには、「学ぶ」ことが不可欠です。「子育て」と聞くと、「子どもを育てること」だけと思うかもしれませんが、**「子育て」を通して「親が子に育てられる」**のです。

親は成長することで、はじめて「子育て」のたいへんさを乗り越えることができます。

ToDo 1 基本的な対処法で9割解決する

本書で紹介している「悩み」に対する基本的な解決法は、「子育て」についても9割以上、有効です。次のサイクルをきちんと実行するだけで、「子育て」のストレスは大きく解消されるでしょう。

本や経験者から方法を学んで（インプットして）、実際にやってみて（ア

ウトプットして）、うまくいっている点といっていない点を明らかにして修正していく（フィードバック）を繰り返すしかありません。

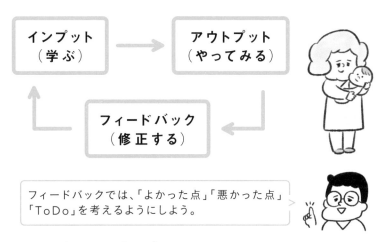

フィードバックでは、「よかった点」「悪かった点」「ToDo」を考えるようにしよう。

図 ▶ 子育てのアウトプットサイクル

　子育てがうまくいっていないときは、サイクルの「インプット」「アウトプット」「フィードバック」のどこかに問題があるのです。

「インプット」がうまくいっていない場合は、**「どうしていいかわからない」「やり方がわからない」というパターン**です。本で調べるか、育児経験者に相談して、「対処法」を決めるのです。

「アウトプット」に問題がある場合は、**「対処法はわかっているけど、うまく実行できない」「不安や心配で実行できない」というパターン**です。「対処法」を分割したり、目標を小さくしたりして、「小さい目標」を設定してやれることからやっていくことです。

「フィードバック」に問題がある場合、**日々の忙しさで「うまくいっているのか」「うまくいっていないのか」を振り返る時間が取れていないパターン**です。「フィードバック」は、自分でやるだけではありません。育児経験者やママ友、パパ友に相談し、自分の子育ての方法に意見を求めるのもいいでしょう。

ToDo 2 子どもの頭をよくする方法ベスト3

　学童期の子どもを持つ親の悩みとして、最も多いのは「子どもの成績」「子どもの進学や受験」に関するものです。「子どもの頭をよくしたい」と多くの親は思っています。「子どもの頭のよし悪し」は、「生まれつきの遺伝」で決まっていて、後から変えられないと思っている人は多いでしょうが、それは間違いです。

　近年の脳科学では、**生まれた後の「環境」「行動」「努力」によっても脳は発達し、知能や成績を伸ばせる**というデータが集まっています。あなたの子どもの頭をよくすることは可能なのです。具体的な方法を3つお伝えします。

表 ▶ 頭がよくなる子育て

（1）睡眠 しっかりと睡眠や休息をする赤ちゃんは、「記憶力」「集中力」「適応力」が育ち、「ストレス」「かんしゃく」「ぐずり」が少なくなる。6～13歳までは、9～13時間が適切な睡眠時間。
（2）運動 運動する子は、しない子より、「知能指数」「学校の成績」「実行機能」「集中力」が高い。運動により、脳由来神経栄養因子（BDNF）という物質が脳内で分泌され、脳を活性化し、脳の神経ネットワークを密にし、脳のニューロンの増殖を促す。
（3）読書 毎日の読書時間が「1～2時間」の子が最も偏差値が高く、まったく読書をしない子は、偏差値が最も下位層のグループに含まれた。本の「読み聞かせ」をしたり、家の本棚で小さい頃から本になじませる。

　上の表にあるとおり、育てるときの「環境」が重要になってきます。親が夜更かしすると子どもも遅くまで起きていることが多くなりますし、親が読書をすることで子どもはその行動をマネします。

> 産後すぐから始められる最良の子育て方法のひとつは「日中に赤ちゃんを長時間目覚めたままにしないこと」。
> ── トレイシー・カチロー（子育て問題の世界的ジャーナリスト、
> 『最高の子育てベスト55』より）

3 夫婦で家事と育児を分担する

　精神科医としての経験上、子育てで苦しんでいたり、育児ノイローゼになるような人は、自分1人で子育てすべてを引き受けようという「責任感」の強い人です。夫が家事や育児を手伝ってくれないケースがよく見られます。

　たいへんな子育ても、夫婦で分担し、協力して乗り切れば、それは「喜び」に変わるはずです。なんとなく手伝ってもらうよりは、きちんと面と向かって「○○**は分担でお願いできる？**」と、言葉に出して頼まない限り、気の利かない夫は何もしないものです。

　少しでも育児・家事を分担してもらい、負担を減らし、燃え尽きないようにしましょう。

プライベート

> **さらに学びたい人は**
>
> 　　　　　　　　　　　　　　　　　　　　　　　　　　　　　難易度
> ★★
>
> 『**いまの科学で「絶対にいい！」と断言できる最高の子育てベスト55――IQが上がり、心と体が強くなるすごい方法**』
> （トレーシー・カチロー著、ダイヤモンド社）
>
> 　子育ての本はたくさん出ていますが、「個人の体験」を元にしている本が多い中、本書では「科学的に正しい子育て」という切り口で、「科学的に正しい」信憑性の高い子育てノウハウを55個集めて紹介しています。乳幼児期から学童期までに、必ず突き当たる問題「愛情」「語りかけ」「生活習慣」「遊び」「つながり」「しつけ」などを網羅的に扱い、対処法が明確に示されています。
>
> 　たとえば、子どもの褒め方。「才能」を褒めるのはNGで、「プロセス」を褒めること。子どもの「賢さ」を伸ばす習い事は、ダンス、武道、楽器の演奏がいい。読みやすく、わかりやすく、行動に移しやすい、「使える育児本」としておすすめします。

8 介護の心配をなくす

　日本はどんどん高齢化社会が進み、親、あるいは自分自身の「介護」のことが身近な問題になってきています。「老後の不安」に関する日本の意識調査によると、「介護に関する不安」を感じている人は、52.8％に及びました。

　今後、親や夫を「介護すること」への不安を感じている人は全体の78.6％、自分が「介護されること」に不安を感じている人は81％と、非常に高い数値です。また、介護・看護の理由による離職者数は、2016年の1年間で8.5万人以上にもなっています。

　同年の65歳以上の要介護・要支援認定者数は600万人を超え、日本人の20人に1人は介護や支援が必要なお年寄りです。65歳以上に限れば、5.6人に1人が要介護・要支援認定者となります。

　介護は、自分に親がいるかぎり他人事ではありません。精神的・肉体的に過酷で、「介護地獄」という言葉も使われますし、思いつめて親を殺し、自分も自殺するという「介護殺人・介護自殺」まで起きています。

　それを避けるためにも、「要介護」にならないための最低限の知識を持っておきましょう。介護生活を予防するのは、方法としてはものすごく簡単なのに、知っている人は少ないのです。

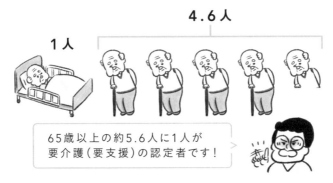

4.6人

1人

65歳以上の約5.6人に1人が
要介護（要支援）の認定者です！

図 ▶ **高齢者の介護状況**

「要介護」になるまでには、「身体的な衰弱」と「認知症」の２つの道筋があります。この２つを防ぐことができれば、介護の心配は減ります。

老人医療や介護の世界で、「**フレイル**」という言葉が注目されています。フレイルとは、一言で言うと「虚弱」です。「加齢により心身が老い衰えた状態」のことで、「健康」と「要介護」の中間にあたります。

重病や怪我などしない限りは、健康な人が、いきなり「車椅子」や「寝たきり」の状態になることはありません。体力や筋力が低下し、膝や腰の持病を抱え、外出もしなくなり、徐々に弱って要介護の状態に進むのです。

フレイルの基準

１	６ヶ月間で２〜３kg以上の（意図しない）体重減少
２	（ここ２週間で）疲れたような感じがする
３	歩行速度が1.0m/秒未満に低下している
４	握力の低下（男性26kg未満、女性18kg未満）
５	軽い運動、体操、スポーツをしていない

５項目中、３項目以上に該当するとフレイル。
１〜２項目だけの場合はプレフレイル。

『東大が調べてわかった 衰えない人の生活習慣』（飯島勝矢著、KADOKAWA）より

図 ▶ フレイルとは？

重要なのは、**フレイルは「可逆的」であるということ。フレイルになって****も、運動やリハビリ、社会参加、栄養をしっかりとるなどの「対処法」に****よって、「健康」な状態に戻る**ということです。逆に、放置すると「要介護」に一直線です。

「ちょっと痩せてきたかも」「少し歩くとすぐに息切れするようになってきた」「外出するのが億劫になってきた」などの徴候が現れたら、フレイルを疑いましょう。

ToDo ① フレイルの予防法

　いったん「要支援・要介護」の「身体的機能障害」の状態に陥ると、「健康」な状態に戻ることは困難です。ですから、フレイルの状態のときに、きちんと対処し、「健康」な状態に戻すことが、究極的な「要介護」や「寝たきり」の予防です。

(1) 1日20分の運動

　フレイルの最大の予防は、「運動」です。1日20分散歩するだけで、かなりの予防になります。フレイルから「要介護」に進むまでに、必ず「歩けなくなる」という過程を踏みます。なので、20分の散歩ができる限りは寝たきりにはならないのです。

　ただ、高齢者に「散歩しましょう」と言っても、「膝が痛い」「腰が痛い」「億劫だ」と反発されるかもしれません。ここで、**痛いのに無理に連れて行くのはかわいそうだ**と思ってしまうと非常に危険です。あるいは、「転んで骨折でもしたら困るので、家から出さないようにしています」という考え方も危険です。

　「外出しなくてもいいよ」という言葉は、「いたわり」や「優しさ」ではありません。20分の散歩が難しければ、10分や5分にするなど、本人ができる限りの運動をさせることが大切です。

（2）バランスの良い食事をきちんと噛んで食べる

　噛めなくなると栄養が吸収できなくなり、フレイルは進行し、要介護へと進んでしまいます。3食きちんとご飯を食べられることが、健康の基礎です。筋肉を維持するためにも、タンパク質をしっかりとることが重要です。タンパク質が不足すると、筋肉量が低下し、転倒・骨折の原因となります。

　100歳以上の長寿者を対象とした「百寿研究」によると、1日の食事回数は「3食きちんと食べる人」が9割を占め、食事の量は70代の頃と変わらない人がほとんどでした。きちんと食べるということが、長生きの秘訣なのです。特に、**高齢者の場合は「痩せ」が「虚弱（フレイル）」を進める原因**となります。

（3）社会参加

　フレイルに陥りやすい人の特徴のひとつに「社会性の低下」があります。友人もいない、趣味サークルなどにも入っていないとなると、外出する理由がなくなります。家に閉じこもりがちとなり、運動量も激減します。

　また、「孤独」は、認知症の原因のひとつであり、**「社会活動」「つながり」は認知症予防にもつながります。**

　趣味サークル、ゲートボール、町内会、ボランティア活動、友達とのカラオケ、温泉、旅行など、外出する楽しい理由があると自然と運動につながります。精神的にもストレス発散、認知症予防効果もあり、いいことずくめです。また、町内会の役員を任されたりすることも重要な「社会参加」で、とてもよいことです。

ファクト **2** 　骨折は、「寝たきり」への特急券

　先ほどは、健康な人がいきなり「車椅子」「寝たきり」の状態になることはありません、と書きましたが、例外があります。それは、怪我や病気で入院した場合です。

　たった2週間の入院で、高齢者は筋肉量の4分の1を失います。

　高齢者の入院で特に多いのは、「骨折」です。足腰がおぼつかない高齢者

が、ちょっとした段差につまずいて転び、足の骨を骨折します。1ヶ月入院しただけで、足の筋肉量は激減し、自立歩行が不可能となり、車椅子や寝たきりになってしまうのです。

要介護になった原因の12.5％が、「骨折・転倒」です。高齢者の「転倒」からの「骨折」は、まさに「寝たきり」への特急券です。

ちょっと転んだくらいで骨折するというのは、基盤に「骨粗鬆症」が存在する可能性が高いです。特に女性の場合、きちんと予防しないと、3人に1人が骨粗鬆症になってしまいます。

P38でも説明したように、骨粗鬆症を予防しましょう。骨は、運動によって強くなります。骨に力がかかることによって、より強化されます。

ファクト 3 認知症を予防する

フレイルは身体的衰弱だけでなく、メンタル面のフレイルもあります。「うつ」や「認知症」などが含まれます。

要介護者になった原因の18.7％は、「認知症」ですから、認知症の予防がとても大切です。

要介護になる原因は、「体」と「メンタル」のどちらかですから、両方を予防すれば万全です。同じ「寝たきり」の状態でも、認知症の介護は数倍たいへんになります。認知症の予防については、P300を参照してください。

ファクト 4 介護は全力でやるな

「一生懸命に介護する」のがよい介護と思っているかもしれませんが、「ほどほどの力で介護する」のが、よい介護です。目安としては、「**介護は6割の力でやればいい**」のです。

介護で苦しんでいる人の特徴は、「遊びに行かない」「遊びに行くのが申し訳ない」と思っていることです。それは、完全に間違った考え方です。介護ばかりしているから、余計に介護が苦しくなるのです。

介護する側にとって、「気分転換」や「息抜き」「遊び」「娯楽」は必須で

す。専門用語で「小休止」を意味する「**レスパイト**」という概念があります。被介護者だけではなく、介護者にもケアが必要なのです。

　被介護者をデイサービスにあずけている間に、友達とカラオケに行っても、「罪悪感」を持つ必要など微塵もありません。介護保険を使うと「要支援」「要介護」の程度に応じて、「デイサービス」「在宅介護（ヘルパー）」「ショートステイ」などのサービスを受けることができます。それらを有効に活用しましょう。

ToDo 2 介護は1人でやってはいけない

プライベート

　介護がつらくなる理由は、1人で介護をしようとしているからです。
「家族が介護に協力的でない」という家庭も多いですが、**「ほんの少しの協力」だけでも、気分はたいへん楽になります。**

（1）家族に協力を頼む

　家族の「協力」は、自分から頼まないと得られません。「○○だけは分担してほしい」ときちんとお願いすることです。真剣に相談し、夫婦で分担して少しでも負担を減らしましょう。

（2）介護者同士でつながる

　介護家族会という集まりがあります。お茶などを飲みながら、お互いの体験をシェアする会です。そこで語り合うことで、「介護がつらいのは自分だけじゃなかったんだ」という共感を得られ、気分が楽になります。
「住んでいる地域名」と「介護家族会」でネット検索をすると、近くにある介護家族会が見つかるでしょう。あるいは、地方自治体の「介護相談」の窓口に連絡して、聞いてみてください。

（3）精神科医に相談する

　認知症の患者さんの介護の場合、「徘徊」「夜間の不眠、不穏、興奮」「暴力」などの問題行動はつきものです。「認知症だからしょうがない」と思い

込み、放置しているケースが非常に多いです。

私の経験上、それらの問題行動が、たった1錠の薬でピタリと収まることもよくあります。認知症の極端な問題行動は治療可能ですから、一度、精神科に相談してください。

(4) 介護施設にあずける

在宅での介護が難しい場合は、「介護施設にあずける」ことも必要です。介護施設にあずけることは、「見捨てる」ことではありません。介護施設に「託する」ということ。在宅では「十分なケア」ができない以上、しっかり介護ができる場所に「託する」しか方法はありません。

施設入所のタイミングというのが、結構、難しく、「半年待ち」「1年待ち」も普通です。ですから、「もう介護が限界」「もう無理」と思ってから手配するのでは遅いのです。ケアマネージャーとよく相談し、早めに介護施設を探したり、本人（被介護者）を説得したりしましょう。

さらに学びたい人は

難易度
★

『東大が調べてわかった 衰えない人の生活習慣』（飯島勝矢著、KADOKAWA）

NHK「ガッテン！」にも出演した著者が、「フレイル」について高齢者にもわかりやすく、大きめの字で、丁寧に解説した1冊。「一緒に散歩に行こう！」と言っても「行かない」と拒否する高齢者に、この本を読んでもらい、「フレイル」の危険性を理解してもらえると、一緒に散歩に行ってくれるはず。

フレイルについてさらに詳しく知りたい人は、以下のサイトもおすすめです。

・健康長寿ネット（公益財団法人長寿科学振興財団）「フレイル（虚弱）」

https://www.tyojyu.or.jp/net/byouki/frailty/about.html

・東京都医師会「フレイル予防」

https://www.tokyo.med.or.jp/citizen/frailty

3 章

「天職」を求め、「やらされ仕事」から抜け出す

仕 事

職場の人間関係を解決する

　人間関係については、1章で詳しく説明しましたが、ここでは「職場の人間関係」に絞って対処法を紹介しましょう。

　「職場での人間関係」に関するある調査では、84％もの人が問題を抱えているというデータがあります。さらに、転職者に対する別の調査では、「人間関係が転職のきっかけになった人」が、53％にも及んでいます。

ファクト 1 すべての職場は人間関係がよくない

　「うちの会社は人間関係がよくない」という話をよく聞きます。逆に、「うちの会社は人間関係が最高だ」「こんなに働きやすい職場はない」という話は、滅多に聞きません。

　なぜでしょう。それは、「すべての職場は人間関係がよくない」からです。

　私は、今まで10ヶ所以上の病院で勤務してきましたが、「人間関係がとてもよかった」という病院は、1ヶ所もありませんでした。どんな組織でも、数十人から数百人のバラバラな性格の人が集まっているので、全員が仲良しというのは、ほぼありえない話です。

　たとえば、小学校、中学校、高校のクラスを思い出してみましょう。40人ほどのクラス全員が仲良しで、いじめや仲間はずれなどまったく存在しない、人の悪口を言う人も誰もいない。そんなクラスが存在したでしょうか。

　あなたは自分の職場を「人間関係が険悪」と思うでしょうが、多くの職場を見てきた私から言わせると、それはごく「普通」のことです。**「職場の人間関係はよくない」**のがスタンダードなのです。

　ですから、「職場の人間関係が悪い」という理由で転職すると、次の職場も「人間関係が悪い」、また次の職場も「人間関係が悪い」と、何度転職しても、理想の職場は見つからないはずです。考え方を変えるべきなのです。

ToDo 1 職場の人間関係は深めるな

P79の「対人関係の三重円」を見返してください。

円の一番内側が、「重要な他者」である家族や恋人、親友。円の2番目が、友人や親戚。円の一番外側が「職業上の人間関係」です。

つまり、「職場の人間関係」は、心理学的に見ると重要ではないのです。それなのに多くの人は、「職場の人と仲良くなる」ことを重視し、「友人」と同レベルに親密度を深めようと膨大な時間と精神エネルギーを費やします。結果として、精神的に疲弊し、「今の職場を辞めたい！」と思うのです。

「まったく話をしない」「目も合わせない」「相手を引きずり下ろすための嫌がらせが日常茶飯事」など、仕事に支障をきたすと困りますが、**職場の人間関係は最低限のコミュニケーションがあれば十分**なのです。

社会人になってすぐの人は、それまでの人間関係を引きずります。たとえば、「高校、大学のクラスメイト」や「部活の仲間」のイメージで、「職場の人間関係」をとらえます。ですから、職場の仲間とも、今までの「友人」と同じような「深い関係」を築こうとする。結果としてそれは実現されないので、悩み、疲れるのです。

職場の人間関係は、もっと「ドライ」でいいのです。

職場の人と「仲良くなろう」という意識を捨てましょう。「仲良くなる」や「好かれる・嫌われる」ではなく、報告・連絡・相談など仕事に必要なコミュニケーションをすることのほうが、100倍、1000倍重要です。

ファクト 2 チームは8人が限界

Amazon創業者のジェフ・ベゾス氏の「2枚のピザ理論」という考えがあります。チームの仕事を効率的に行うのに適切な人数は、ピザ2枚でまかなえる人数。つまり、5〜8人程度の人数。10人を超えると、相互の意思疎通が希薄になり、仲間割れがおきる、派閥に分かれるなど、チームワークが破綻する可能性が高いのです。

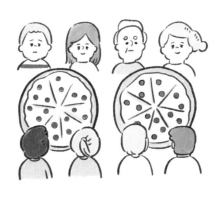

コミュニケーションを密にとれる人数は、5～8人程度。10人を超えると、チームは分裂・破綻する。

図 ▶ 2枚のピザ理論

> ピザ2枚で空腹を満たすことができない人数で会議をしてはならない。
>
> —— ジェフ・ベゾス（Amazon創業者）

「すべての職場は人間関係がよくない」と書きましたが、例外もあります。8人以下の職場であれば、「全員と仲良し」ということは、十分にありえます。

　私の経験でも、外来部門だけだと、医師、看護師、事務員で5、6人ほどのチームとなりますから、全員と意思疎通ができてとても仕事がしやすいというところもありました。

　中小企業や、小さな部署、自分が所属する5～8人以下のチームなど**「小グループ」であれば、コミュニケーションがとりやすく、関係性が密になりやすいのです。**ですから、それ以上の人数がいる組織では、「全員と仲良くしよう」という発想に無理があります。

　あなたのことを嫌う人もいるのは当然。あなたが、好きになれない人がいるのも、実に当然の話です。

　逆に言うと、「会社全体の人間関係」が悪かったとしても、あなたの所属する5～8人程度のチーム内で、コミュニケーションがとれていて、まずま

ずの人間関係ができていれば、仕事上、大きな支障にはなりません。そして、それは個人の努力でも、ある程度は実現可能なはずです。

ToDo 2 あなたの味方を1人だけ作る

　職場で悩むことは多いと思います。そのとき、気軽に相談できる人がその中に1人いるだけで、精神的に楽になります。

　人間は「孤独」が一番つらいものです。誰にも相談できないと、ストレスは溜まる一方です。アドバイスや助言ももらえないと、八方塞がりで事態はさらに悪化していきます。先輩や同僚などに「あなたの味方」「相談相手」が1人いるだけで、職場のストレスは大きく減じ、問題解決に向かいます。

　P75の「キーマン」の話を思い出してください。その「キーマン」と「相談相手」の計2人との人間関係に集中するだけで、ものすごく仕事がしやすくなります。

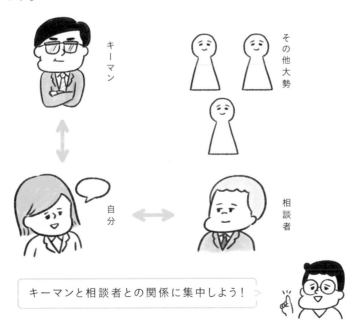

図 ▶ 職場の人間関係の戦略

ファクト 3 あなたが職場の人間関係の輪に入れない理由

　新しい職場に勤めはじめた場合、「自分だけ浮いている」「自分だけ仲間の輪に入れていない」と思う人も多いでしょう。

　あなた以外の社員は、5年、10年、20年も、その会社に勤めているなら、中には、10年以上も同じ部署にいて毎日顔を合わせている人もいるはず。その人たちが、仲が良いのは当然でしょう。

　その輪の中に、新参者のあなたがいきなり入って、すぐに溶け込むのは、不可能としか言いようがありません。だから、新しい会社に勤めると多くの人は、「自分だけ輪に入れない」「自分にだけよそよそしい感じ」を受けるかもしれませんが、悲観する必要などありません。

ToDo 3 自ら警戒を解く

　P58の「信頼関係の5ステップ」を思い出してください。最初のステップは「警戒」です。あなたが、職場の人間関係を「警戒」の目で観察しているのと同様に、職場の人たちは「新参者」であるあなたを、警戒の目を持って、あなた以上に観察しています。

「この新入りは、どれだけ仕事ができるのか？」「仲間として活躍してくれるのか？」「前向きに仕事に取り組んでいくのか？」「今どきの若者は、すぐに辞める奴が多いから、こいつもそうじゃないか」と、「期待」に加えて「不信」「危惧」「心配」など、**複雑な感情を持ちながら、あなたの一挙手一投足を観察しています。**

　そこであなたができることは、自らが「警戒」や「疑心」を解きながら、「理解」に向けて進むことです。

ToDo 4 仕事で成果を出す

　あなたが職場で理解されるもっとも確実で、簡単な方法は「仕事で成果」

を出すことです。**職場の人があなたに望んでいるのは、「良好な人間関係」ではありません。「仕事ができるかどうか」「与えられた仕事がきちんとこなせるか」「早く一人前の会社の戦力となって、自分たちを助けてくれるか」という点です。**

ですから、「この会社は人間関係がよくない」と言っているヒマはありません。あなたがすべきことは、一刻も早く仕事を覚えて、一人前の戦力となり、バリバリと働くことです。そのことによって人間関係は「共感」「信頼」へとステップアップします。

「職場の人間関係の輪に入れない」という人は、順番が逆なのです。**あなたが仕事で結果を出し、その対価として「信頼」が与えられる**のです。

> さらに学びたい人は

『下町ロケット』〜修羅場を越えると仲間になれる!

難易度
★

職場の人間関係で悩んでいる人は、池井戸潤原作のテレビドラマ『下町ロケット』を見てください。ロケットエンジンの開発を目指す佃製作所の社長・佃航平。毎回、「会社の存続の危機」ともいえる重大事件が起きますが、佃社長の下、社員が一致団結して、危機を乗り越えていくのです。

このドラマで一番見てほしいのは、「修羅場を越えると仲間になれる!」ということです。事件が起きるたびに、残業や徹夜でピンチを乗り越えます。そうした「たいへんな時間」を一緒に過ごすことで、互いの信頼関係が強まり、友情も生まれ、「職場の仲間」としての結束力が強まっていきます。社長に異議を唱える社員や仲間の輪に入れない社員もいますが、何度も「修羅場を越える」ことで次第に打ち解けていくのです。

新入社員や入社数年目の社員が、簡単に「仲間」に入ることはできない。しかし、修羅場を乗り越えることで、「必要な仲間」としてはじめて認められるのです。

「仕事が楽しくない」を
乗り越える方法

キーワード ▶ 守破離、自発性

「仕事が楽しくないのでいつか辞めたい」と思っていませんか。世の中、約半数の人は仕事が楽しくないと答えているデータがあります。あなたの今の仕事が楽しくなかったとしても、それはごく普通のことです。

ファクト 1 「仕事が楽しくない」のは当たり前

「新卒1年目の仕事の意識調査」によると、64.1%が新卒1年目で「仕事を辞めたい」と思ったことがあると回答しており、20代に限定すると、77.7%が「辞めたい」と思ったことがあると答えています。

入社数年目で、「仕事が楽しくてしょうがない。こんな楽しい毎日が一生続くとしたら、自分は本当に幸せだ！」と思う人はまず、いないでしょう。

新しい仕事を次々と覚えていく大変さ。上司や同僚との人間関係の難しさ。知らないことが山ほどあって、そこについていくので精一杯なのが当然で、「楽しい」はずがありません。

もちろん、1年目の新入社員でも、「新しい仕事を覚えていく楽しさ」や「給料をもらうやりがい」などのプラス面はあるでしょうが、**ほとんどの人は「苦しい」「つらい」「たいへん」のほうが多いでしょう。**

入社年次にかかわりなく、すべての年齢層の調査でも、仕事が「楽しくない」「好きではない」という人は、半数いるのです。

私自身、医者になりたての3年目くらいまでは、地獄ともいえる生活をしていました。朝8時半には病院勤務がスタートし、病院を出て帰るのが22時か23時。夜中の3時に急患で呼ばれることもしばしばでした。新人ドクターはそんな生活をしています。

どんな職業でも、仕事を一通り覚えるまでの期間は修業の時期なのです。

　学びのステージを示す「守破離」という言葉があります。

「守破離」とは、日本での茶道、武道、芸術などにおける学びの姿勢を示す言葉です。この守破離は、学問もビジネスもスポーツも、すべての「学び」を効率よく取得する基本法則です。

図 ▶ 守破離とは

「守」は、型を守る。師に付いて流儀を習い、その流儀を守って励むこと。

「破」は、型を破る。師に学んだ流儀を極めた後に他流を研究すること。

「離」は、型を離れる。自己の研究を集大成し、独自の境地を拓いて一流を編み出すことです。これを会社の仕事に当てはめると次のようになります。

「守」は、仕事の基本。ビジネスマンの基本を覚える。習った仕事を基本通り実行する。言われたことを言われたとおりやる。

「破」は、先輩の上手なやり方をマネる。本を読んで、習った以外のことを勉強する。新しい仕事、やったことのない難しい仕事に挑戦する。

「離」は、習ったやり方を発展、応用して、自己流のやり方を工夫する。自分で判断し、自分で決断する。自分から提案したりアイデアを出したりする。

　仕事の基本ができていない状態で、難しい仕事を任されてもできるはずがありません。

仕事の基本ができていない人が、いきなり「自己流」をめざしても成功するはずがありません。ですから、守→破→離のステップを踏んで学んでいくのが、最短で成功するコツです。

　たとえば、1年生がバスケ部に入部しても、まずスクワットやダッシュの基礎体力トレーニングをやらされます。そこから、ドリブルやパスの練習をひたすら積み、最初の1年は、練習試合にもなかなか出られません。

　基礎練習の毎日は絶対に楽しくないはずです。早く上達して「試合に出て活躍したい」という希望があるから頑張れるのであって、基礎練習しかない「守」のステージにずっといたら、楽しいはずがありません。

ToDo 1 さっさと基本を卒業しよう

　「仕事」「習い事」「スポーツ」など、すべての学びにおいて、基本を淡々と行う「守」は楽しいはずがなく、つらさを感じます。

　「破」や「離」のステージに進んで、仕事を任され、自分の判断やアイデアが活かされるとおもしろくなってきます。スポーツだと、試合に出られるようになり、自分が試合で活躍し、勝利に貢献できるようになって、本当に「楽しい」と思えるはずです。**つまり、「楽しい」という感情を得るまでには、時間がかかるのです。**

　この「守」のステージというのは、会社や職種によっても異なりますが、基本を学ぶのに通常3年はかかります。医者のような専門職だと5年。伝統工芸の職人なら10年以上かかるかもしれません。

　一刻も早く「基本」を完全に身につけて、次のステージに進みましょう。

ToDo 2 「工夫」の追加で仕事は楽しくなる

　とはいえ「入社1年目でも、楽しそうに仕事をしている人もいるじゃないか」と思った人もいるでしょう。

　「守」というのは、「言われたことを言われたとおりやる」「習ったことを習ったとおりやる」ということです。武術やスポーツでは、とにかく基本に習

熟するまでは、自己流のアレンジを加えると怒られますが、仕事の場合は最低限の基本を学んだら、自発的に勉強してもいいし、創意工夫が求められます。

「わからないことを先輩に聞く」
「先輩の仕事のやり方を徹底的に研究する」
「本を読んで勉強する」
「自分なら将来、どうするだろうとイメージする」

　仕事の基本を身につけている途中でも、今からできる「学びの工夫」は必ずあります。入社1年目でも、創意工夫という「破」のエッセンスを積極的に取り入れるべきなのです。

「言われたことを、言われたようにやる」のは、「奴隷」と同じです。単なる「苦役」です。そこに、自分なりの工夫を加えていくことで、初めて仕事の楽しさが生まれてくるのです。

「やらされ感」は地獄で、「自発性」こそが天国です。今の仕事の中に、「工夫」や「応用」を自分で盛り込んでいくことで、「楽しくない仕事」「つまらない仕事」に「楽しさ」を追加しましょう。

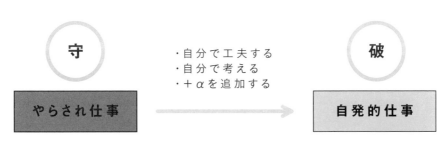

工夫や応用により、ドーパミンが分泌されて楽しくなる！

図 ▶ 苦しい仕事を楽しくする方法

サラリーマンの約半数が、「仕事が楽しくない」と思っています。その気持ちのまま、安易に「楽しくないから仕事を辞める」ということを繰り返すと、何のスキルも身につかずに、次から次へと転職を繰り返す「転職難民」になってしまいます。

そうは言っても、「つらい」「苦しい」を我慢して仕事をし続けて、「うつ」になる人もいます。

「辞める」「辞めない」の判断基準は、どこにおくべきなのでしょうか。どこまで頑張るべきなのでしょうか。

たとえば、スーパーに「レジ打ち」としてアルバイトで勤めたのなら、**「レジ打ち」の仕事を一通り身に付けてから辞めるべきです**。バイトをはじめてすぐに「職場の空気が悪い」と1週間で辞めてしまったら、「レジ打ち」はできるようにはなりません。

同じ辞めるにしても、3ヶ月勤めてから辞めたとしたら、あなたは「レジ打ち」のスキルは身に付けたことになります。

そうすることで、別のスーパーやコンビニに勤めても、いきなり即戦力として働けます。これは、すごいアドバンテージです。

同じ転職でも、「基本スキル」を持って転職する人は「即戦力」ですが、スキルなしで転職する人はゼロからのやり直しになり、「お荷物」になってしまいます。

人間関係でどうしてもつらくなったら、まずは目の前の「スキルを身に付ける」ことに集中してみてください。

> 転職する上で注意することは、自分のキャリアを伸ばしていくための転職をすることです。上司が嫌だとか、そういった逃避型の転職は絶対に成功しない。
> —— 原田泳幸（ゴンチャジャパン社長）

3 「守」を乗り越える経験をする

「つらい」「いやだ」「おもしろくない」という現状から逃げたいだけで転職すると、次の職場でも同じことを繰り返す可能性が高いです。

「守」のステージは、どこの会社でも、どんな業種にも存在し、楽しくないからです。そこで「守」（つらい）を乗り越える経験を一度でもしておかないと、**苦しいだけの「基本ループ」を永久に繰り返すだけです。**

　若いうちに、「破」か「離」まで頑張ってみて、そこから転職の判断をするのが、次の職場でもプラスになる転職術なのです。

さらに学びたい人は

難易度　★

『**入社1年目の教科書**』（岩瀬大輔著、ダイヤモンド社）

　「守」のステージにいるから楽しくない。「守」のステージから、さっさと「破」のステージにステップアップしよう。では、入社したての社員が、何を学び、何をクリアすれば「破」のステージにステップアップできるのか。それを学ぶことができるのが本書です。

　入社1年目の社員が、「すべきこと」「仕事の心構え」「勉強法」まで、50の方法が詳しく解説されています。本書で示される「仕事において大切な3つの原則」は、「頼まれたことは、必ずやりきる」「50点で構わないから早く出せ」「つまらない仕事はない」。この原則に基づいて仕事をすれば、仕事ができるようになり、上司からの評価も上がり、仕事が楽しくなります。入社1年目に限らず、「仕事がうまくいかない」「仕事が楽しくない」と感じる人や、部下の指導に迷う管理職にもおすすめの1冊。

仕事

どうしても仕事を辞めたいときの対処法

キーワード ▶ 転職のメリット・デメリット、過労死ライン

「今の仕事が合わないので、仕事を辞めたい」という余裕のある人から、「体を壊しそうなので、仕事を辞めたい」という余裕のない人まで、仕事を辞めたい理由は人それぞれです。どのように考えていけばいいか、精神科医としての立場からも含めてアドバイスしていきます。

ファクト 1 会社を辞めるきっかけは？

『エン転職』ユーザーを対象にした「退職のきっかけ」についての調査で、「退職のきっかけ」として多かったトップ5は、「給与が低い」「やりがい・達成感を感じない」「企業の将来性が疑問」「人間関係が悪い」「拘束時間が長い」でした。

表 ▶ 退職を考えたきっかけ

項目	割合
給与が低かった	39%
やりがい・達成感を感じない	36%
企業の将来性に疑問を感じた	35%
人間関係が悪かった	27%
残業・休日出勤など拘束時間が長かった	26%

『エン転職』調べ

ToDo 1 「仕事を辞めたい理由」を自己分析してみる

　まず、自己分析からはじめましょう。あなたが仕事を辞めたい理由は何ですか。仕事を辞めたい理由を3つ書いてください。そしてその理由は、あなたの努力によって「変えられる」か、「変えられない」かを考えてみましょう。

　たとえば、「給与が低い」としても、「仕事にやりがいがある」「スキルアップにつながる」などのメリットがあるのであれば、仕事は続けて、副業で収入を増やすという手もあるでしょう。

　「やりがい・達成感を感じない」「やりたい仕事ではなかった」というのは、あなたがもっと仕事ができるようになれば、重要な仕事を任せられるようになるかもしれません。

　あるいは、転属願を出して、別の部署への異動が認められたら、やりたい仕事ができて、達成感を感じられるかもしれません。

　「人間関係が悪い」という理由は、前項で説明したように、「人間は変えられないが、人間"関係"は変えられる」ので、考え方を変えることで改善できる可能性が非常に高いです。

　「拘束時間が長い」というのも、あなたの仕事のスキルアップで個人として生産性を高めることができれば、残業時間が減らせるかもしれません。

　もし、あなたの「会社を辞めたい理由」に、変えられる可能性があるのなら、変えられる努力をできるだけすべきです。そうでないと、次の職場でも、同じパターンを繰り返すことになります。

ファクト 2 退職は言い出しにくい

　退職理由と交渉に関する調査によると、「退職の意思を伝えた際に、会社から引き留められましたか?」という質問に対し、「引き留められた」が53.7%で約半数の人が慰留されています。

表 ▶ 引き留められたときの条件提示

部署や給与などの条件は変わらないが熱心に口頭で引き留められた	45.0%
希望の働き方・雇用形態へのシフト	20.6%
他部署への異動	14.4%
昇給・昇進	11.3%

「d's JOURNAL編集部」調べ

　同調査で「引き留められた」と回答した人に対して、「会社からどのような条件提示が行われたか」については、「部署や給与などの条件は変わらないが熱心に口頭で引き留められた」のが45.0%。一方で、「働き方・雇用形態」「他部署への異動」「昇給・昇進」などの、何らかの条件アップを提示された割合をすべて合わせると過半数を超えます。

ToDo 2 相談してみる

　私の友人の経営者からよく聞く話ですが、何の相談もなく、いきなり「辞めます」と辞表を出してくる社員が多いそうです。「もう退職することは決めました。話は聞きません」というスタンスです。

　しかし、事前に相談をしていれば、多少の融通や調整ができる場合もあるでしょう。「仕事内容」や「人間関係」のトラブルであれば、「配置転換」だけで解決する場合もあります。今すぐ「配置転換」できないとしても、「来年の4月に異動できるようプッシュしてみる」くらいの譲歩は引き出せるかもしれません。

　多くの人は、「上司に相談しても無駄」と思って相談しないのでしょうが、先ほどの調査結果によると、退職の意思を表示し引き留められた人の半数が待遇改善などの条件を提示されています。

　仮に慰留されなかったり、いい条件が提示されなかったとしても、**どうせ**

辞めようと思っているわけですから、失うものは何もありません。何がしかの譲歩や融通が引き出せる可能性が1%でもあるのなら、相談しないほうが損なのです。

　上司に相談できない場合は、社内の先輩に相談してみましょう。社内で自分が「辞めたい」と思っているのを知られたくないと思うなら、会社とは関係ない自分の友人に相談してみる。とにかく、「辞める」決断をする前に、必ず「誰か」に相談すべきです。相談するだけで、自分の状況が整理されて、今の自分のシチュエーションを冷静に見つめ直すことができます。

　そして、同じ状況にいた場合、「お前ならどうする？」と聞いてみましょう。自分では考えもしないアドバイスが出てくることもあります。

　目先の人間関係が苦しく、「辞める・辞めない」で迷っているときは、頭の中がごちゃごちゃと混乱していることが多いので、感情的・短絡的な判断をしてしまい、後悔する人も多いのです。

　誰かに相談して第三者目線を入れることで、感情的な判断で「大失敗」するリスクは大きく減らすことができます。

ToDo ③ 真逆の立場の人に相談してみる

「転職で成功した人」だけから話を聞くと「転職のメリット」ばかりが強調され、「転職したい」気持ちに駆られるでしょう。

「転職で失敗した人」の話だけを聞くと「転職のデメリット」ばかりが強調され、「もう少し働き続けよう」と思うでしょう。

　ですから、**「転職で成功した人」と「転職で失敗した人」の両方から意見を聞くことです。**そうすることで、「転職のメリット・デメリット」「転職で注意する点」などをバランスよく聞くことができて、より正しい判断ができるはずです。

「仕事を辞めたい」と思う人は、「今の仕事は嫌だ」「一刻も早く辞めたい」と視野が狭くなっています。仕事を辞めるのは、いつでもできます。ですから決断は焦らずに、転職を経験した人、何人かの意見を聞いてみて、慎重に判断しても遅くはありません。

ファクト **3** **劣悪な環境で働き続けると死ぬ**

　厚生労働省が毎年発表している「過労死等防止対策白書」(2019年)のデータによると、労働者の約6割が仕事や職業生活に関して不安や悩みを持っており、国が定める過労死ライン以上働いている人は、397万人、全労働者の約7%。仕事を理由に自殺した人は、1年で2018人もいます。

　過労死、過労自殺は他人事ではありません。劣悪な労働環境、長時間労働を長期間続けると、過労死、過労自殺で死ぬことも十分にありえます。

表 ▶ 厚生労働省「過労死等防止対策白書」(2019年)

仕事や職業生活に関する強い不安、悩み、ストレスを感じている人	**58.3%**
「過労死ライン」以上働いている人	**397万人(6.9%)**
職場での「いじめ・嫌がらせ」に関する相談件数	**8万2797件**
仕事を理由に自殺した人	**2018人**
違法な時間外労働について是正・指導された事業所	**1万1766事業所**
ブラック企業認定数	**410社**
建設業の現場監督の過労死ライン労働者	**16.2%**
建設業で精神障害を患った現場監督の自殺	**約半数**
メディア業界で精神障害を患い自殺した人	**全員が20代**

ToDo **4** **「体を壊す寸前」なら迷わず辞める**

　あなたの残業は、月に何時間でしょうか。月に80〜100時間に及ぶ残業は、「過労死ライン」と言われ、それを超えると過労死のリスクが極めて高まります。

　「仕事を辞めたい」といっても、千差万別で一概にアドバイスはできませ

ん。しかし、ブラック企業で違法なサービス残業を半強制的にさせられると、精神的に疲弊した状態になります。自分以外の全員も同じような過酷な労働環境にあって、今後も改善される見込みはないという場合は、さっさと辞めたほうがいいです。

　脳卒中やクモ膜下出血で倒れて死ぬかもしれないし、仮に助かっても半身不随や言語障害などの後遺症で、一生苦しむ人もいます。うつ病になって、治ればまだいいですが、寛解しても再発を繰り返し、なかなか社会復帰できない人もたくさんいます。

　「病気になる前に、仕事を辞めればいいのに」と思いますが、**真面目で一生懸命な人ほど、病気になってはじめて仕事を辞めるのです。**

> いかにすぐれた才能があっても、健康を損なってしまっては十分な仕事もできず、その才能もいかされないまま終わってしまいます。
>
> —— 松下幸之助（パナソニック創業者）

　ということで、ブラックな労働環境で長期間働けば、遅かれ早かれ病気になりますから、そんな会社はさっさと辞めるべきです。

さらに学びたい人は

『このまま今の会社にいていいのか？と一度でも思ったら読む 転職の思考法』
（北野唯我 著、ダイヤモンド社）

難易度
★★

　本書は、「このまま今の会社にいていいのか」「転職したほうがいいのか」と迷っている人が、どう考えて判断をすればいいのかという「思考法」を教えてくれます。「上司を見て働くか、マーケットを見て働くか」という問いにハッとします。「マーケットバリューを高める働き方をする」という基準。それがわかれば、転職すべきか、どの企業に転職すべきかなど、転職についての多くの疑問を自分で解決できるはずです。

自分の「天職」を見つける方法

仕事に関するある調査で、「一生のうちに、『天職』と思える仕事を見つけたほうがいいと思いますか?」という質問に対して、「そう思う」と「まあまあそう思う」を合わせて、87.8%が「『天職』と思える仕事を見つけたほうがいい」と回答しました。多くの人が、天職の重要性を認識し、天職を見つけたいと思っているようです。

ファクト 1 天職と適職の違いとは

「天職」に似た言葉に「適職」があります。天職と適職は、どう違うのでしょうか。

適職とは、その人の個性や能力に合った職業。天職とは、天から授かったと思うほど自分に合った職業です。自分の「ビジョン」や「生き方」にマッチした「その仕事をするために生まれてきた」「天から与えられた」と思えるような職業が天職です。

「毎日、仕事が楽しい」「今の仕事が好き」という人は、「適職」ではありますが、「やりがいが感じられない」「何か満たされない」という気持ちがあるのであれば、それは「天職」ではありません。

まずは「適職」を見つけ、経験を積む中で、自己洞察が進み、自分の向き・不向きや何をしたいのかが具体的に見えてきます。いきなり見つかるのではなく、最終的に「天職」にたどりつくというイメージです。

「自分はこの仕事をするために生まれてきた」と思える仕事に出合えると、仕事が「生きがい」となり、仕事が楽しくてしょうがなくなります。

人生を楽しく生きるために、「天職を見つける」ということは、重要な要素となるのです。

ファクト 2 天職は簡単には見つからない

　私が「精神科医としての情報発信」が自分の天職だと気づいたのは、40代前半でした。私は、39歳まで精神科の勤務医として、北海道の病院に勤めていました。前述のように、仕事自体はものすごくハードで、ストレスも多かったのです。とうてい「天職」とは思えませんでした。

　その後、患者さんの「治療」よりも「予防」のほうが重要と気づき、留学中にメルマガ「シカゴ発　映画の精神医学」を発刊。その3年後、日本に帰国して「情報発信を通してメンタル疾患を予防する」というビジョンを掲げて情報発信に集中し、出版やYouTubeなど「精神科医としての情報発信」こそが、私の天職であると確信するにいたりました。

「天職が見つかりません」と悩む人は多いでしょうが、天職はそう簡単に見つかりません。天から降ってくるものではないのです。

　逆に20代の人で、「今の仕事が天職です」と言い切る人を見ると、「本当にそうなのか」と思います。実際、そうした人たちが、数年後に違う仕事をやっていたりします。

　「天職が見つかりません」と悩む人は、間違いなく「自分に合う職業は何か？」「自分が一生続ける仕事は何か？」という自問自答をして、自己洞察を進めています。「天職が見つかりません」と悩み、試行錯誤するのは、とても素晴らしいことなのです。

　日々の仕事で精一杯の人は、「今の仕事は自分に合っているのか？」なんてことを考える余裕すらありません。「天職が見つからない」と思っている人は、自分の「天職」や「適職」について探求中の人です。その探求の先に、いつか天職との出合いが待っているのです。

ファクト 3 なぜ、天職を見つけるといいのか？

　「マズローの欲求5段階説」を見たことがあるでしょう。人間の欲求は、5段階のピラミッドのように構成されていて、低階層の欲求が満たされると、

より高次の階層の欲求がはじまるという概念です。

　これを「仕事」に当てはめると、「生理的欲求」「安全欲求」を満たすのが、「ライスワーク」。衣食住を満たすために、生きていくために働くのが**「ライス（rice ／米）ワーク」**で、楽しい・楽しくないと文句を言っていられません。

　次に、「社会的欲求」「承認欲求」を満たすのが、「ライクワーク」「適職」です。仕事をすることが楽しい、**その仕事が「好き（Like）」と思え、会社の構成員として「頑張っているね」と認められ、評価されます。**承認欲求が満たされ、もっと頑張ろうという気持ちになります。

　しかし、何か満たされないものを感じるかもしれません。それが、5段階目の「自己実現欲求」です。自分が本当にやりたいことを実現して得られる満足感・充実感を満たすのが「ライフワーク」「天職」なのです。

「ライスワーク」「ライクワーク」「ライフワーク」という3つのキーワードで考えると、天職とは何かがわかりやすく理解できます。

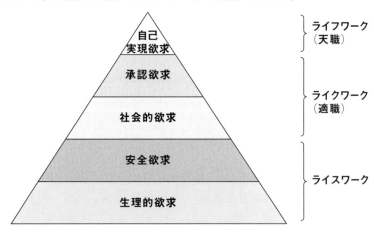

図 ▶ **マズローの欲求5段階説と仕事**

人生にとって一番の幸福とは何か？ それは自分の天職を知ってこれを実行に移すことである。
—— 内村鑑三（キリスト教思想家）

1 **天職を見つける3つの質問**

天職を見つけるには、以下の3つの質問に答えてください。

> （1）自分がやっていて楽しい、価値ある活動は？
> （2）自分の強みとは？ 卓越した能力を発揮できる分野は？
> （3）上記の2つで、社会に貢献できることは？

　この3つの質問は、天職を見つける手助けとなります。心理学者アドラーは、**仕事の本質は「他者貢献」である**と言います。幸せになるためには、共同体の利益に貢献することが必要です。自分が得意とする分野の仕事で共同体に貢献することが、その人の「仕事＝天職」となるのです。

　やっていて楽しく、充実感を覚える活動は、自分にとって「価値」のある活動と言えます。また、価値ある活動を繰り返し実行することで、その分野の知識や経験が増え、技術が向上し、それがその人の「強み」になります。

　平均的な能力で社会に貢献するよりも、自分の「強み」を仕事に活かすことで、より大きな貢献を社会にもたらすことができます。つまり、「価値」「強み」「貢献」が重なる部分の仕事が「天職」である、と言えます。

仕事

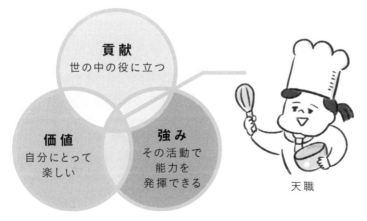

図 ▶ 天職の見つけ方

天職を明確化する手順は、「価値→強み→貢献」の順番で行ってください。

（1）自分にとっての価値。「楽しい」は何かを発見する

（2）自分が他人よりも秀でている能力は何か？　強みは何かを発見する

（3）やってきた楽しい「強み」を使って、どのように社会貢献ができるか？

「価値・強み・貢献」の3要素を手がかりにすると、天職が発見しやすくなるのです。

ToDo 2 コンフォートゾーンを出る

「コンフォートゾーン（快適領域）」という考え方があります。

日々、あなたが活動する場所。日々、あなたが会う人。日々、行っている仕事。それらは、あなたの「コンフォートゾーン」「快適領域」「居心地のいい場所」の内側にあります。動物でいうところの「なわばり」です。

あなたが、「今やっている仕事」「今までやってきた仕事」の中に天職がないとすれば、**あなたの天職はコンフォートゾーンの外にあります**。あなたの体験したことのない「仕事」「職業」「業務」と関連しているか、「新しい人」「新しい場所」と関連しているかもしれません。

つまり、コンフォートゾーンから出ない限り、天職を発見することは難しいのです。多くの人は「失敗したらどうしよう」と「チャレンジ」を嫌います。コンフォートゾーンを出てチャレンジすることで、あなたの新しい「価値」や「強み」が見えてくる。あるいは、チャレンジによって、あなたの「強み」が鍛えられるのです。

天職を見つけたいのであれば、コンフォートゾーンから出るしかありません。チャレンジを怖れず、新しい体験を1つずつ増やしていく。「失敗」もあなたを成長させる貴重な経験です。

そんなチャレンジのきっかけになるプチチャレンジを表にまとめました。

ぜひ取り入れてみてください。

表 ▶ 天職を見つけるプチチャレンジ

（1）新しいジャンルの本を読んでみる（知らないことを知る）

（2）異業種交流会に参加する（人から話を聞く）

（3）セミナー・講演会に参加する（知らないビジネスの世界を知る）

（4）映画鑑賞する（「こんな生き方もあるのか」を体験する）

（5）『情熱大陸』『プロフェッショナル仕事の流儀』を見る（新しい職業を発見する）

（6）職場で「やったことのない仕事」を引き受ける（自らの新しい可能性の発見）

（7）海外旅行をする（見たことのない世界を見る）

（8）アルバイトや副業をしてみる（異業種をプチ体験する）

（9）好きなことに没頭する（「強み」を強化する）

（10）メンターを見つける（「なりたい自分」を見つける）

（11）新しい習い事・趣味をはじめる（「価値」を発見する）

（12）3行ポジティブ日記を書く（「価値」を発見する）

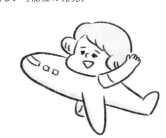

仕事

さらに学びたい人は

難易度
★★

『やりたいこと探し専門心理カウンセラーの 日本一やさしい天職の見つけ方』
（中越裕史著、PHP研究所）

　タイトルが示すとおり「天職の見つけ方」に特化した、ありそうでなかった本。「やりはじめないと絶対に天職は見つけられない」。動き出すことで、そして行動しながら、試行錯誤の中から自分の「やりたいこと」が発見できる。「1日5分の小さな行動を起こしてみる」ことで、天職が見つかる。天職を見つけたい人、そして、今の仕事に不全感を持ちながらも、何をしていいかわからない人に読んでほしい1冊です。

「人工知能に仕事を奪われる心配」を乗り越える

「AI（人工知能）に仕事が奪われると聞き、心配です」「自分の職業が"将来なくなる仕事"のリストに入っていて心配です」など、将来、「AIに仕事が奪われる」という話をよく聞きますが、どうなのでしょうか。

マクロミル・翔泳社によるAIについての調査によると、AIの導入で心配なこととして、52.1％が「今働いている人の仕事が奪われてしまう」ことと回答しています。一方で、AIに期待することは、「人手不足問題の解消」68％、「単純作業や危険作業を任せられる」67％が上位を占めています。

「AIに仕事が奪われる」と心配する人と、労働力としてのAIに期待する人が半々で拮抗する結果となっています。

ファクト 1 人は、ネガティブなニュースを好む

次の2つのうち、正しいのはどちらでしょう。
「これからの10年、20年間で、AIやロボットによって、多くの職業がなくなり、多くの人が仕事を奪われる」
「これからの10年、20年間で、AIやロボットによって、多くの職業が新しく生まれ、多くの人が新しい職業に就く」

これは、両方とも正しいです。「AIが仕事を奪う」というと不安が高まりますが、「AIが仕事を代行してくれる」「ロボットが肉体労働などの重労働を肩代わりしてくれる」と考えれば、これから訪れる未来にワクワクするでしょう。しかし、多くの人は「ネガティブ」なほうに注目しやすいのです。

人間には、「ネガティブ本能」があると言います。**物事のポジティブな面より、ネガティブな面に注目しやすい**」という本能です。

「悪いニュース」と「いいニュース」では、「悪いニュース」のほうが圧倒的にインパクトが大きく、記憶にも残りやすのです。

> 世界は、「悪い」状態と、「よくなっている」状態を両立している。
> 悪いニュースはドラマチックに報じられることが多いため、いいニュースよりも広まりやすい。
> —— ハンス・ロスリング(『ファクトフルネス』日経BP社の著者)

この名言をしっかりと理解することが、ネガティブ本能を抑え、世界の現状を正しく理解するために必要です。

ToDo 1 ネガティブとポジティブの両方を見る

私たちは、「ネガティブ本能」を持っています。なので「ネガティブなニュース」「ネガティブな情報」を見たとき、それが「本当なのか?」と疑うクセを持つべきなのです。

> 「AIに仕事を奪われる」は間違いだよね。
> —— 堀江貴文(実業家)
> 人工知能は、人類の仕事を簡単に奪えるほど有能ではない。
> —— 斉藤康己(京都大学教授)
> 「AIで人間の仕事が奪われる」は間違い。
> —— 山田誠二(人工知能学会会長)

ネット上では、有識者の「AIに仕事が奪われるのは間違い」であるという言葉を簡単に発見できます。

「AIで人間の仕事が奪われる」という記事と、それを反論・否定する記事、その両方を読んでみて、どちらが確からしいか初めて判断できます。

ポジティブな面を見れば、テクノロジーの進歩により、新しい「業種」「ビジネスチャンス」が多数生まれることは間違いありません。

そもそも「職業」は、古来より入れ替わるのが常です。江戸時代にあった「武士」「金魚売り」という職業はなくなり、明治から昭和に隆盛を極めた「石炭業」「造船業」は、今はほとんど衰退しています。今ある職業だってやがてなくなり、新しい職業が生まれることは、何百年も繰り返してきたことであり、別に不安になることでも心配することでもありません。

何であれ「ネガティブ」な記事だけに飛びつかないようにしましょう。**「ポジティブ」と「ネガティブ」の両方を天秤にかけて、自分で判断する。** 検索を上手に活用し、「ネガティブ」と「ポジティブ」、「不安」と「安心」のバランスをとることで、過剰な不安はなくなります。

ToDo 2 バランスをとる読書術「3点読み」

ネット情報は、専門家ではないライターが書いているものが多く、正確性に欠く記事も少なくありません。「フェイクニュース」も増え、悪意を持ってウソを広げようとするものもあり、その信憑性には注意が必要です。

ネット情報で納得がいかない場合は、「本で読む」ことを習慣にしましょう。本の場合は、必ず「著者」が明記されているので、「著者がそう考えている」という点において、責任の所在がハッキリしています。

ただ、1冊だけ本を読んでも情報が偏る点ではネット記事と同じです。 そこで「どちらが正しいか」を判断する場合は、「3点読み」をおすすめしています。

たとえば、「AIは仕事を奪うか」について知りたい場合、「AI危険派」「AI賛成派」「AI中立派」の3冊を読むようにします。

3冊も読む余裕がない場合は、「2点読み」でもいいでしょう。「賛成派」と「反対派」の本を読んでみるのが「2点読み」です。それだけでも、その問題について長所と短所、メリット、デメリットが明確になり、正しい判断に近づけます。

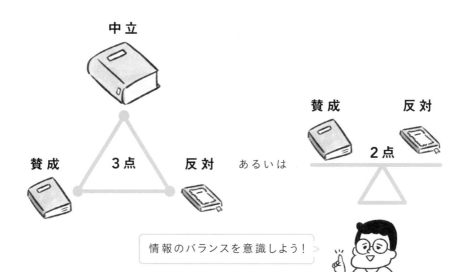

図 ▶ **「3点読み」か「2点読み」**

ToDo **3** **ニュートラルな視点で読む**

　多くの人は、ネットの記事や動画を最後まで見ずに、「タイトル」や「切り取ったひと言」だけに反応します。他の部分が「ザル読み」になっているのです。そうならないためにも、情報収集の方法を確立しましょう。

　実際に、「その記事にどんなことが書いてありましたか？」と質問しても、詳しい内容は覚えていない人がほとんどです。ただ、タイトルだけを鮮烈に記憶しています。

　先入観を取り除いて、**ニュートラル（中立）な視点で、情報に接するようにしましょう**。タイトルは刺激的でも記事の中身は、そこまで不安になるようなことは書いていないことが多いはずです。

　先入観を外し、記事は最初から最後まで読む。動画は最後まで見る。そうしないと、偏った内容ばかりがインプットされて、正しく判断できない人生を歩むことになります。

仕事

ToDo 4 とはいえ、AI時代に向けて準備をすべし

そうは言っても、これから失業者が増えることは間違いありません。今と同じ職業を、10年後、20年後も続けられるかどうかはわからないからです。

たとえば、今、20人で作業をして1週間かかる土木工事で、ロボット技術が進化した10年後に、同じ人数が必要かというと、間違いなく「省力化」されているでしょう。ただし、ロボットをオペレートする人は必要でしょうから、10人、5人、3人……と、テクノロジーの進歩により、今より「省力化」が進むことは間違いありません。

時代の変化に合わせて「進化」していかなければ取り残されます。「変化」に適応できない人は、「貧困層」となり、上手に適応した人たちは、産業革命のチャンスにのって「富裕層」となるはずです。

私が考える最も重要な「AI時代に必要な能力」は、「アウトプット力」です。**AI時代に必要な能力は、「イノベーションを起こす力」「創造力」「コミュニケーション力」「共感力」「思考力」など、すべて「アウトプット力」と要約できます。**

世の中の仕事は「インプット仕事」と「アウトプット仕事」に二分できます。「インプット仕事」とは、人からの指示を忠実に実行することです。

工業化全盛の時代では、「上の指示を正しく理解し、忠実に実行する社員」が望まれました。

しかし、「言われたことをそのまま実行する能力」においては、人間はAIに絶対に敵いません。「インプット仕事」しかできない人は、徐々にAIに仕事を奪われていくはずです。

逆に、「アウトプット仕事」では、自分からアイデアを出し、仕事を工夫し、発展させ、オリジナリティを追加することが求められます。イノベーションを起こし、0から1を生み出す仕事が、「アウトプット仕事」なのです。

発想力、創造力、ひらめき、工夫。こうした能力において、AIが人間を凌駕するのは、まだだいぶ先になると予想できます。

表 ▶ 2種類の仕事

インプット仕事	アウトプット仕事
受動的 やらされ感 指示待ち 人から動かされる コツコツ 情報を受け取る 保守的、前例重視 努力、根性 学ぶ、教えられる	能動的 自発的 自主性、主体性 人を動かす ダイナミック 情報を発信する チャレンジ、イノベーション クリエイティビティ(創造性) 人に教える

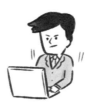

　私たちは、「インプット仕事」から「アウトプット仕事」へとシフトしていきます。よりよいアウトプットができる人が、評価され、認められ、収入を増やしていくのです。

> 仕事を生産的なものにするには、成果すなわち仕事のアウトプットを中心に考えなければならない。技能、情報、知識は道具にすぎない。
> —— ピーター・ドラッカー(アメリカの経営学者)

さらに学びたい人は

▼

『10年後の仕事図鑑』(堀江貴文、落合陽一 著、SBクリエイティブ)

　AIに仕事が奪われるのか、という問題について明確な答えを示した1冊。時流を見事に捉えています。結論は、「なくなる仕事」「変わる仕事」がある一方で、「生まれる仕事」「伸びる仕事」もたくさんあるということ。悲観する必要は、まったくなく、むしろ時代の変化に乗ることで絶好のビジネスチャンスをつかめます。未来に向けて準備する人には、明るい未来が待っています。きちんと読めば、それがわかるはずです。

仕事

仕事や勉強の集中力を高める方法

「仕事がなかなかはじめられません」「机には向かったものの、勉強がはじめられません」と悩む人は非常に多いです。机に向かってダラダラと時間がすぎてしまうことは、誰しも経験があるでしょう。その乗り越え方をまとめておきます。

ファクト 1 みんな誰しも「はじめられない」

やる気の「スイッチ」をポチッと押して瞬時に仕事や勉強をスタートできれば、どんなに楽でしょうか。実は、脳に「やる気のスイッチ」があります。しかし、脳の「やる気のスイッチ」を、「オン」にするには少し時間がかかるのです。

脳の「やる気のスイッチ」は、「側坐核」という部分にあります。「側坐核」に「ある程度の強さ」の刺激を与えると活動をはじめ、「やる気物質」であるドーパミンの分泌が促され、そこから「やる気」が湧いてきます。

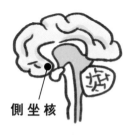

まずはじめることで、側坐核が興奮し、やる気のスイッチが「ON」になる！

側坐核

図 ▶ やる気のスイッチ

では、「側坐核」を興奮させるにはどうしたらいいのでしょう。それは、**仕事（勉強）をはじめること**です。そう言うと、「いやいや、仕事（勉強）

をはじめる方法を知りたいのに、おかしいだろう」と反論がきそうです。しかし、「側坐核は即座に興奮しない」のが脳の仕組みなのです。

　何か簡単な作業でいいので、脳を使いはじめて軽く興奮させると、自動車の暖機運転のように、脳が少しずつ温まってきて、5分ほどすると、ようやく「本気」を出しはじめるのです。

ToDo 1　パワーポーズで脳をダマす

　おすすめの方法は、仁王立ちになってから、両手を上にあげてガッツポーズをし、「今から仕事をはじめるぞ。うぉー！」と叫んでください。大声で絶叫するほど効果があります。

　実際にやってみればわかりますが、**絶叫すると勝手にテンションが上がり、やる気が出てきます**。これは、世界ナンバーワンのカリスマコーチのアンソニー・ロビンズもよく使う手法です。大声で叫ぶことによってアドレナリンが分泌されます。アドレナリンが脳を覚醒増強するのです。

> 感情は体の動きによってつくられる。
> ── アンソニー・ロビンズ（世界ナンバーワンのカリスマコーチ）

パワーポーズ

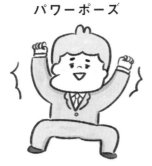

・自分を大きく見せる
・両手を上げて堂々とする
・仁王立ちで胸を張る
・頭（顔）を前に突き出す
・テストステロンが20％アップ
・ストレスホルモンが25％ダウン

やる気や自信をアップさせ、緊張やストレスに強くなる！

図 ▶ パワーポーズのすごい効果

ボディランゲージの研究者であるハーバード大学のアミィ・カディ教授は、**パワーポーズをとるだけで、テストステロンが増加し、ストレスホルモンが低下し、やる気がアップする**と報告しています。

　テストステロンは、やる気、意欲、チャレンジに関連したホルモンです。大声を出せない場合は、パワーポーズを１分間とるだけでも、やる気アップの効果が得られます。

ToDo 2 宣言する

　会社などで大声を出せない場合は、小さい声でいいので、「今から仕事をはじめるぞ」と声に出して宣言してください。この「宣言」が、ものすごい効果をもたらします。

　これは、心理学の「**認知的不協和**」を応用したテクニックです。「認知的不協和」とは、アメリカの心理学者のフェスティンガーにより提唱された概念で、矛盾する２つの認知が存在する場合、そこに違和感やストレスを感じ、認知の矛盾を解消しようとしたくなる心理のことです。「今から仕事をはじめる」と言った自分と「まだ仕事をはじめていない自分」は、矛盾しています。「言ったことを取り消す」か「仕事をスタートする」かしない限り、矛盾は解消しません。

　「言ったことを取り消す」のは難しいので、仕事をスタートせざるを得なくなるのです。紙に書いてあることを現実にしようとする行動をとってしまうのです。

　トイレでよく見かける「トイレをきれいに使っていただきありがとうございます」という張り紙も、認知的不協和を根拠としています。

　宣言は何度しても OK です。もしくは、紙などに大きく「今から仕事をはじめる」と書いて机の前に貼るのも効果的です。書いた内容を声に出して読めば、脳は「そろそろはじめないといけないな」と思いはじめるはずです。

3 **何でもいいからはじめてみる**

　それでも、仕事や勉強をはじめられない人もいるはずです。その場合、本来するべき仕事や勉強にいきなり取り組むからハードルが高くなってしまい、脳が拒絶反応を起こすのです。

　まずすべきことは、とにかく「何か」をはじめてみること。下の表を参考に、手っ取り早くできそうなことからはじめてみてください。すぐにやる気が出てくることでしょう。

表 ▶ 何かをはじめる

（1）計画を立てる

　1日の最初に、「ToDoリスト」を書くことからスタートしよう。午後や夜の場合は、「今から1時間でやること」など、時間を区切った「ToDo」や「目標設定」をすると、それだけでやる気物質のドーパミンが分泌する。

（2）何かを書く

　「手書き」で書くことが重要。脳を活性化して、側坐核が興奮モードに入る。「見る」だけだと脳を活性化しないので、とにかく書く、あるいはパソコンに「入力」して手先を動かそう。メール3通を返信すれば、「やる気モード」にスイッチが入る。

（3）テンションを上げる音楽を聴く

　仕事中に音楽を聴くと仕事のパフォーマンスが下がると、多くの研究が示している。とはいえ、仕事の開始前に、自分の好きな曲、テンポの良い曲、ノリノリの曲を聴いて、テンションを上げるのは効果がある。1曲終わった瞬間に、仕事（勉強）をスタートさせることが大事。

（4）スマホ、ネットを切る

　テキサス大学の研究では、スマホが机の上に載っているだけで、集中力などの認知機能やテストの成績を低下させることがわかっている。スマホのスイッチを切ってカバンの中に仕舞ったり、隣の部屋に置いたり、ロッカーに仕舞おう。パソコンにしても、Wi-Fiをオフにするなど、ネットとの接続を切るといい。

（5）仕事（勉強）しているふりをする

　作業しなくてもいいので、机に向かってパソコンや本を開いて、仕事（勉強）しているふりをしよう。やる気が出ていなくても、とりあえず机に座って、体の態勢だけでも開始に備えます。「ふり」も5分続ければ、次第に「やる気モード」に切り替わる。

（6）自分なりのルーティンを作る

　以上の5つを組み合わせ、「自分なりのルーティン」を作る。毎日、同じパターン、同じ儀式をすることで、ムダなくスムースに仕事（勉強）をはじめることができる。

仕事

ToDo 4 最終手段は「睡眠」しかない

「To Do リスト」を書けない、「メールの返信」ができない、「仕事をしているふり」すらできない。つまり、「まったく仕事が手につかない」状態とするならば、それはかなりの脳疲労です。場合によっては、「うつ病」の一歩手前の状態かもしれません。

睡眠不足、運動不足、過度のストレスなどを溜めている、どれかに当てはまるはずです。まずは睡眠を 6 時間以上とる。ストレスを減らす努力する。週に 150 分以上の運動をするなど、生活習慣を見直すべきです。

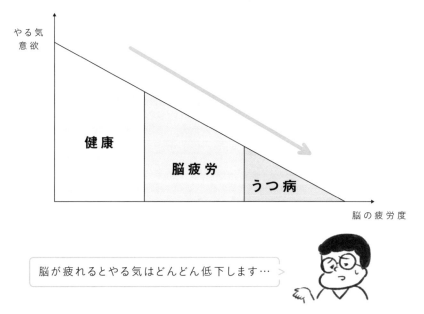

脳が疲れるとやる気はどんどん低下します…

図 ▶ 脳疲労

睡眠は、脳の疲労を回復します。睡眠が足りないと、脳は疲労を蓄積します。その結果、やる気や集中力が下がり、フルパワーを出せないようになります。

睡眠不足や脳疲労の状態で、「やる気」が満タンになることはありえませ

178

ん。まずは睡眠を確保し、脳疲労の回復に努めてください。

さらに学びたい人は

難易度
★

『5秒ルール —— 直感的に行動するためのシンプルな法則』（メル・ロビンズ著、東洋館出版社）

　弁護士、CNNコメンテーター、テレビ司会者、作家、講演家としてマルチに活躍するメル・ロビンズによる本書は、全米で100万部を超える大ベストセラーになっています。

　本書で紹介される「5秒ルール」は、極めてシンプルでありながら、即効性があります。それは、何かをはじめたいときに「5、4、3、2、1、GO!」と言うだけです。朝、布団から出られないときに、「5、4、3、2、1」とカウントダウンし「GO!」というかけ声とともに起き上がるのです。この5秒ルールを応用すると、すぐ行動できるようになるだけではなく、自分の中の恐怖心を乗り越え、勇気と自信の声に従って行動することができるようになります。結果として、「お酒をやめる」「ダイエットをする」「先延ばし癖をやめる」「依存症やうつ病を治療する」などにも役立てることができます。

難易度
★★

『やり抜く人の9つの習慣 コロンビア大学の成功の科学』
（ハイディ・グラント・ハルバーソン著、ディスカヴァー・トゥエンティワン）

　本書は、コロンビア大学でモチベーション論を教える社会心理学者による、心理学的に正しい目標達成法です。目標を細分化して「いつ」「何を」するかを決めるだけで、実現率が2～3倍高まったり、「今できなくても、できるようになる」と信じるだけで、能力は大幅に伸ばせることを示します。「失敗してもいい」と考えるだけで、失敗の確率が大幅に低くなるというのは、驚くべき研究結果です。「考え方」を少し切り替えるだけで目標達成を加速できるという実行しやすい本です。

仕事

「仕事が覚えられない」の対処法

「仕事が覚えられない」「周りと比べて仕事の能力が低い」と感じる人は、別に仕事を怠けているわけではないのに、要領が悪くて損をしています。「仕事の要領を改善する」「言われたことを忘れない」「質問や確認でつまずかない」という３つを徹底するだけでも、ほとんどのミスを排除することができます。確実に「仕事が覚えられる人」に変わる方法を紹介しましょう。

ファクト 1 仕事が覚えられない理由は聞き方

病院で新しい薬を処方する場合、患者さんに薬の説明をします。薬の飲み方や副作用などについて10分ほど説明した後、患者さんに「わかりましたか？」というと「はい」と答えます。「では、今説明したことを、覚えている範囲で話してもらえますか？」と言うと、ほとんどの患者さんは無言になってしまいます。

人間は、人の話を聞いているようで、ほとんど聞いていないのです。 それを私は「ザル聞き」と呼んでいます。同じ時間、同じ場所で同じ説明を聞いても、「頭に残る人」と「頭に残らない人」（ザル聞きの人）に分かれます。

前者は「どんどん成長する人」で、後者は「成長できない人」です。たとえば、あなたの上司や先輩が仕事の指示をしたとします。そこに５つのポイントが含まれていて、そのうちあなたは「３つ」しか理解できなかった場合、その後、どれだけ頑張っても、「５分の３」の仕事しかできないのです。「情報のインプット」と言いますが、ほとんどの人は話を聞いても、脳の中を情報が素通りしているだけです。「今言ったことを言ってみて？」と確認すれば、「復唱不能」「説明不能」であることが明らかになります。これが偽物のインプット（ザル聞き）の状態です。

本物のインプットとは、脳の中に情報が入って（INする）、情報が置かれ

る（PUTする）。**情報がインして、プットして、初めて「インプット」と言えます**。本物のインプットをすると、聞いたことを再生でき、人に説明ができます。ですから、飛躍的に自己成長できるのです。

職場で仕事の覚えが悪い人は、「ザル聞き」をしています。職場での能力が高い人は、きちんとインプットをしています。

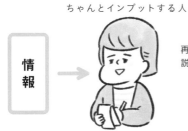

ちゃんとインプットする人

情報 → 再生可能 説明可能

逆に、ザル聞きをしている人は説明することができません…

図 ▶ 仕事の覚えが早い人

ToDo 1 メモをとる／「100％聞き取る」

上司の指示や指導は、「100％聞き取る」ことが必須です。聞き取れないこと、記憶に残らないことを実行することは不可能です。まず、「聞き取る精度」を上げることが重要です。

「ザル聞き」を防ぎ、「聞き取る精度」を上げるにはどうしたらいいでしょう？

とても簡単です。「メモ」をとればいいのです。言われたことを逐一、メモしながら話を聞く。当然、「聞き漏らし」はなくなり、後で「思い出せない」ということもなくなります。

しかし、不思議なことに、「ザル聞き」の人ほどメモをとりません。患者さんへの薬の説明の例でいうと、言った要点を完璧なまでに復唱できる人が、5人に1人はいます。その人は、メモをとっている人です。

記憶だけで、要点を完全に復唱できた人に会ったことがありません。「仕事のできる人はメモなんかしていない」と思うかもしれませんが、それは間違いです。「仕事のできる人」ほど、誰にも気づかれないようにこっそりと

メモをとったり、ノートにまとめていたりするのです。

　聞き終わってから思い出しながらメモを書くのは上級者の技なので、「ザル聞き」レベルの人はつねにメモ帳を取り出し、「100％聞き取る」つもりで、ポイントを逃さずメモすることです。

　また、できれば「仕事ノート」を作ってください。**人間の記憶は、アウトプットしない限り、2〜4週間で忘れます**。あなたの先輩が、熱心に「仕事のやり方」を説明しているのに、ただ「聞く」だけでは、1ヶ月後にはほとんど忘れるのです。

　別にあなたの頭が悪いわけではありません。アウトプットしない限り記憶に残らない。それが人間の脳の仕組みです。ただ「聞く」だけでは、どれだけ真剣に聞いても身につかないのです。

　「言われたことを、100％聞き取る」が、仕事を覚える第1段階。「言われたことを、100％記録する」が、仕事を覚える第2段階です。

ToDo 2 「わかりました」と言わない

　上司から指示を受けて、「わかったか？」と言われると、あなたは条件反射的に「わかりました」と言うでしょうが、これがよくありません。

　私が薬を説明して「わかりましたか？」と聞いて、その後、患者さんは全員が「はい」と答えますが、実際に説明を復唱できるのは5人に1人です。ほとんどの人は、わかってもいないのに、「わかりました」と言うのです。

　わからない点やあいまいな点があれば、その場で質問してハッキリさせましょう。

　上司に質問をするのであれば、指示された直後が一番いいです。3日経ってから質問しに行っても、「今まで、3日間もほったらかして何やっていたんだ！」と叱られるだけです。

　指示や指導を受けた後、不明点やあいまいな点を絶対に残さない、ということです。100の理解で、80％の実現度、達成度で仕事ができるとすると、仕事の完成度はようやく80点です。60の理解だと、48点の出来にしかな

らない。だから、「最初の理解」を、とにかく100に近づけることが重要です。

「質問」が出てこなければ、まずは「確認」することです。その場で言われたことのポイントを復唱し、「これでよろしいですか」と確認する。そこで抜け落ちている点があれば、必ず指摘されるはずです。

とにかく、世の中、「わかっていない」ままに、「わかりました」と言う人が多いです。「わかりました」と言うと、それ以上教えてもらえないし、指導もしてもらえません。

結局、「あいまい」「不明瞭」な点が無限に増殖していき、何がわからないかがわからない状態に陥る。「仕事の覚えが遅い」「仕事ができない」という状態が生み出されるのです。

> すぐわかりましたという人間に、
> わかったためしはない。
> ── 小早川隆景（戦国時代の智将、毛利家3本の矢で有名）

「質問」「確認」を徹底して、「あいまい」「不明瞭」な点を残さない。

「お前、そんなことも知らないのか？」と言われるかもしれませんが、それは一瞬の「恥」にすぎません。わからないことを放置すると、仕事覚えが悪くなり、成長が止まり、最後には「お荷物」となってしまいます。

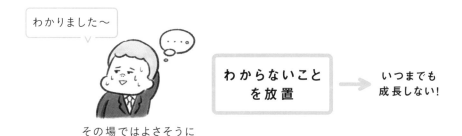

図 ▶ すぐに「わかりました」と言ってはいけない

183

ToDo ③ 言われたことを100％実行する

「言われたことを、100％実行する」が、仕事を覚える第3段階です。

言われたとおりやる。指示どおりやる。守破離の「守」であり、仕事の基本です。「言われたことを、100％実行する」のは無理と思うかもしれませんが、「言葉で指示されたこと」は、単なる「必要最低限のレベル」でしかありません。

100％実行して、70〜80点の評価しか受けられない。上司や先輩は、「指示したことくらいやるのが当然」と思っています。

「言われたことを、100％実行」して、その結果は「最低限の評価」であり「最低限の仕事」にすぎない。 あなたは、「80％も実行しているのに評価されないのは不満だ」と思っているでしょうが、上司は「80％しか実行しない、できない人」と思っているのです。

言われたことは、「最低水準」「最低レベル」「及第点」にすぎないので、100％実行して、ようやく合格点の70点か80点がつくのです。

そして、言われたことを100％「実行」「行動」して、はじめてそれが身につきます。1つ「仕事を覚えた」という状態に達するのです。

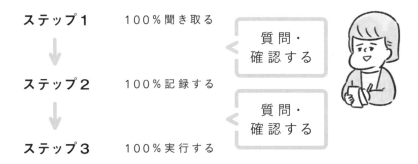

ステップ1	100％聞き取る
↓	
ステップ2	100％記録する
↓	
ステップ3	100％実行する

質問・確認する

質問・確認する

もしそれぞれ70％で頑張っていたら、
70％×70％×70％ ＝ 34点の成果しか出ない!

図 ▶ 仕事を覚える3ステップ

この「3ステップ」によって、あなたの仕事の要領は根本的に改善され、あなたの「仕事覚え」は飛躍的にアップし、自己成長も加速するのです。「100％聞き取り」「100％記録し」「100％実行する」で、それぞれかけ算して100点です。「80％聞き取り」「80％記録し」「80％実行する」で、51点。「70％聞き取り」「70％記録し」「70％実行する」では、34点の結果しか出ません。「聞く」「記録する」「実行する」の「精度を高める」ことで、仕事覚えを飛躍的に加速させることができます。

ToDo 4 覚えの悪い部下に仕事を覚えさせる方法

もしあなたが仕事覚えの悪い部下を持っている場合も「仕事を覚える成長の3ステップ」が、そのまま役に立ちます。これを部下に実行させればよいのです。

きちんとメモをとらせて、言った内容を復唱させます。「質問・確認」の作業を、上司であるあなたがこまめに行い、仕事の進捗を報告させて、できていない部分を明確に伝えて「実行度」を100％に近づけていくのです。たったそれだけでも、あなたの部下の仕事覚えは格段によくなるはずです。

さらに学びたい人は

難易度
★★

『メモの魔力』(前田裕二著、幻冬舎)

仕事覚えの悪い人は、メモをきちんととることが大事です。しかし、「備忘録」としてのメモは、メモの「基本的な機能」にすぎません。本書では、メモ術の応用編である「断片的な情報」を再構築して、「抽象化する」方法が学べます。抽象力とは「本質を考える力」です。抽象化によって断片的な情報がビジネスに応用可能な「気づき」や「アイデア」として幅広く転用できるようになるのです。メモ術をきちんと実践すると、言われたことだけをやる仕事ではなく、自分で考え、発想し、付加価値を与えるようになれます。

「評価されない」
「昇進できない」の対処法

「中小企業の人事評価の悩み・課題」に関するある調査によると、「現在の会社での自分の評価」について50.6%が「低い」と答えました。一般社員の約半分が、「自分の評価が低い」と感じているのです。

「重要な仕事が任されない」「評価されない」「昇進しない」という悩みは、多くのサラリーマンが持つ悩みです。重要な仕事が任され、上司や社長からも評価され、同期で一番早く出世しているとするならば、やりがいを持って働けるはずです。

逆にその部分を上手にクリアできれば、会社の仕事を「つらい」「つまらない」から「楽しい」「おもしろい」に変えることができます。

ToDo 1 ちゃんと自己分析してみる

自分の状況をきちんと分析できていますか。ほとんどの人は、状況分析をせずに「同期に昇進で先を越されて悔しい」「自分はダメなんだ」「上司が全然わかってくれない」と、ネガティブな感情に支配され、思考停止に陥っています。

フィードバックで状況を分析して、対策や対処法を見つけて、それを実践することで、はじめて自己成長できます。感情にとらわれると、冷静な自己分析ができず、正しい対策や対処法を見つけることができません。現状維持が続けば、そのうち後輩にも追い抜かれるでしょう。

まずは自分の「ネガティブ感情」をふりはらい、冷静に自己観察することが重要です。

自分が「職場で評価されない理由」をちゃんと文章で書いてみましょう。そして、それぞれに対して「対処法」を考えてみるのです。

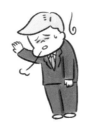

落ち込むだけでなく…

あなたが職場で評価されない理由は？ >

それぞれに対する対処法は？ >

と、振り返る。

図 ▶ 正しいフィードバック

ファクト 1 能力の低い人ほど自己評価が高い

　自己評価と実際の能力は、大きくズレることがあります。それを示す心理実験が、下記のように多数行われています。

- 学生のユーモア度を計測し、また自分のユーモア度を自己評価してもらったところ、成績下位25%の人は、自分を「上位40%程度にいる」と評価した。
- 自分の社会性を評価させると、「上位10%以内にいる」と答えた人が60%、「上位1%以内にいる」と答えた人が25%もいた。
- 70%の学生が、自分は平均以上のリーダーシップ能力を持っていると答えた。
- 85%の学生が、自分は平均以上の運転技術を持っていると答えた。
- 大学教授の94%が、自分は平均以上の仕事をしていると答えた。

　このように、自分の技能や能力を自己評価させた場合、7～9割以上の人が「自分は平均以上」と評価し、さらに25%もの人が「自分はトップ1%レベル」と評価するケースもあったのです。

　これを、心理学では**「平均点以上効果」**と呼びます。さらに、**「自己評価」**と**「他者評価」の間には、20ポイントの差があることもわかっています。**あなたが自分の仕事を「100点」と評価しても、上司は「80点」としか見

ていないわけです。多くのサラリーマンが、「自分は正当に評価されていない」と感じるのは、心理学法則に照らして、実に当然のことなのです。

あなたの自己評価は本当に正しいのか、一度、疑うことが必要です。

> 他人のものさし　自分のものさし
> それぞれ寸法がちがうんだな。
>
> —— 相田みつを（詩人）

ファクト **2** **あなたが認められない理由は「実力不足」**

あなたが社内で評価されない理由は、ズバリ「実力不足」です。自分の実力、実績以上に高く自己評価をしてしまっているのです。

あなたが十分な実力を持っていて、仕事をきちんとこなし、目に見える成果や実績を出しているのなら、それは評価されているはずです。

「自分の仕事が認められていない」と感じるでしょうが、そうではなく、**「あなたの仕事の成果に対する外からの評価が、現状の評価」**なのです。

「実力不足」は、言い換えると「勉強不足」「自己成長不足」です。先ほど述べたように、「自己評価」と「他者評価」の間には、大きな差があります。

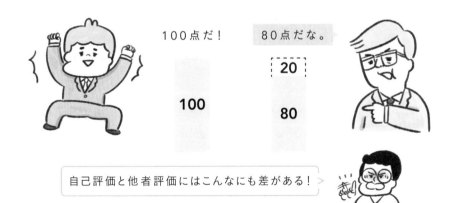

100点だ！　　80点だな。

20

100　　80

自己評価と他者評価にはこんなにも差がある！

図 ▶ 自己評価と他者評価

188

つまり、あと「20ポイント成長する」ことで、ようやく「自己評価」と「他者評価」が一致するのです。あなたに必要なのは、20ポイント多く勉強し、20ポイント多く成長することです。

ファクト 3 「自分の勉強」が不足している

あなたは、今よりも社内で活躍するために、どんな勉強をしていますか。

「先輩や上司から教えられたことを学んで、きちんと実行する」
「研修で教えられたことを、きちんと実行する」
「社内のマニュアルを理解し、きちんと実行する」

こうした「会社の勉強」をしていると思います。だから努力をしていると思うかもしれませんが、これでは「勉強していない」に等しいのです。

たとえば、「マニュアル」とは、「これをきちんとこなせば十分」という基準ではありません。「最低限、これだけはやっておくこと」という最低基準がマニュアルです。

上司や先輩からの教えも、社内研修も、社会人として知っておいてほしい最低水準のことばかりを教えられます。

つまり、**マニュアルを完璧に理解して実行し、上司や先輩からの教えを完璧に実行し、「会社の勉強」をしっかりこなしても、それは及第点の「70点」にしかすぎない**のです。

社員に最低限のことを身につけさせるのが、マニュアルであり、研修であり、日常の指導です。あなたの周りの同僚たちが、自分よりもはるかに仕事ができるのであれば、彼らはいったい、どこでそんな技術を手に入れたのでしょう。それは、「自分の勉強」です。

ToDo 2 「自分の勉強」をする

「会社の勉強」は、最低基準です。社員全員が、同じように学んでいること

ですから、ここだけを必死に頑張っても、みんな同じことをやっているので、差がつくはずがありません。

言われたことを言われたとおりにやるだけならロボットと同じです。

会社が求めているのは、自分で考えて行動し、量や質において、言われたこと以上のクオリティを出せる人、つまり「付加価値」をもたらす社員です。

100の仕事を100のクオリティでやるのは当然です。**100の仕事を頼まれて、120のクオリティを出すから、「褒められる」「評価される」のです。**

そのために必要なのが、「自分の勉強」です。

「自分の勉強」というのは、仕事術を学んだり、仕事力を磨くということです。会話術、文章術、コミュニケーション術、メモ術、ノート術など、仕事術は会社でわざわざ教えてくれません。自分で学ぶしかありません。

これらの仕事術が身につくと、仕事の生産性が高まり、仕事を効率的にこなせ、仕事の質も高まります。

表 ▶ 「会社の勉強」と「自分の勉強」の違い

会社の勉強	自分の勉強
特徴	
・今の業務に役に立つ	・あらゆる仕事に役に立つ
・最低限の知識	・＋αの知識
・緊急性を要する	・緊急性がない
・やって当然のこと	・後回しにやりがち
具体的内容	
・会社のマニュアル	・仕事術
・会社の研修	・コミュニケーション術
・上司や先輩からの指導	・読書、セミナーや講演会への参加
（やって当然なので）評価されない	（やっている人が）評価される

日本人の読書量に関するある調査によると、本を1冊も読まない人は、全体の47.5％にも及びます。つまり、日本人の2人に1人は読書をしていま

せん。勉強の基本は、「読書」なのにです。

　あなたより先に昇進した人は、通勤時間を「自分の勉強」時間にあてて、毎日「自分の勉強」をし、自己成長をしている可能性が高いでしょう。

　1日2時間、週10時間、月40時間、年480時間、3年で1440時間と、あなたのライバルは、自己成長のために時間を投資しているとすれば、ライバルが、1440時間「自分の勉強」をしている間、あなたがスマホゲームをしたり、ダラダラとテレビを見たり、スマホを触っているだけだったら、差が開くのは当然です。

　職場だけでの頑張りを見ると、あなたは他の人と遜色なく働いているかもしれません。しかし、あなたよりも評価されている人たちは、人に見られていないところで「自分の勉強」に時間を使っていることが多いはずです。

　そうした外での勉強を積み重ねていると、その人の有能ぶりは周りにも伝わります。それが正しい評価なのです。

　なんとなくスマホを見たり、ゲームしたり、テレビを見ている時間を削って、「自分の勉強」のために時間を使っていきましょう。たったの数ヶ月でも、上司や社内の評価は確実に変わります。

仕事

さらに学びたい人は

『東大教授が教える独学勉強法』
（柳川範之・著、草思社）

難易度
★

　上司に何か質問したときに、「そんなこと、自分で考えろ！」と言われるかもしれません。しかし、どういう手順で調べたり、考えたりすればいいのかわからないときはどうすればいいでしょう。「自分で調べよう」「自分で勉強しよう」と思っても、「独学」の方法を知らない人が多いのです。人の力に頼らずに勉強し、問題を解決する方法を学べるのが、本書です。具体的な手順、テーマ設定から資料収集、本の読み方、ノート・メモのとり方、成果のアウトプットまで、独学の基本が学べます。独学で東大教授になった著者の方法論は、非常に明快で、社会人からの学び直しに最適です。

本業とは別に「副業」を持つ

　副業をはじめたい人が増えていますが、現時点では、副業を認めている企業はまだまだ少ないようです。とはいえ、今後、副業解禁に向けて準備している企業は31.9%にも及ぶそうで、これからに期待が持てます。

ファクト 1 副業はもう避けられない

　近年の「副業ブーム」は、「働き方改革」と関係があります。

「働き方改革」と関連し、2019年3月に厚生労働省が出した新しいモデル就業規則では、「労働者は、勤務時間外において、他の会社等の業務に従事することができる」と書かれています。つまり、実質上の「副業解禁」が宣言されたのです。

　2020年現在、約7割の企業が「副業禁止」規定を設けています。しかし、この流れを受けて、これからの数年間で、副業を解禁する企業が一気に増えるはずです。ですから、**今、「副業禁止」の会社に勤めている人も、早めに準備しておいて損はありません。**

　また、2019年6月、金融庁の報告書によって老後資金が2000万円不足すると報告され、大きな議論が巻き起こりました。

　平均的な高齢無職世帯では毎月約5万円の赤字が出て、65歳の年金受給開始年齢から平均余命まで生きたという仮定で試算された数字が「2000万円」という数字です。

「2000万円の預貯金」と聞くと大変そうですが、**月4万円の副業収入を続けることができれば、貯金が0円でも老後を乗り切れる**ということを意味しています。

　そう考えると、もはや副業は他人事ではないと思えるでしょう。定年を迎えるまでに、ある程度、副業の収入を軌道に乗せる必要があるのです。

お金以外にもある副業のメリット

　副業には「お金を稼ぐ」という以外に、もうひとつ重要な意味があります。それは、「生きがい」「ライフワーク」です。

　P162で述べたように「天職」を見つけられるのがベストですが、本業は「ライスワーク」、副業を「ライフワーク」と分けることでも「自己実現」は可能です。

　そこでは、承認欲求や自己実現欲求が、非常に高次の欲求であることを紹介しました。しかし、現実世界においては、人から承認される機会はそう多くありません。

　その機会を増やす意味でも、副業はひとつのツールとなりえます。自分1人のスキルやネットワークによって、お客さんを獲得したり、商品やサービスを広げられます。

　自分の努力がストレートに成果として表れるので、「やりがい」を圧倒的に感じやすいのです。

どんな副業をはじめればいいのか

　それでは、どんな副業をしたらいいのでしょうか。おすすめは、「インターネットを使った副業」です。そのメリットをまとめておきましょう。

表 ▶ インターネット副業のメリット

（1）レバレッジが効く

（2）「場所」「時間」に縛られない（スキマ時間やカフェなどで作業可能）

（3）軌道に乗ると、ほったらかしで稼げる

（4）初期投資や固定費がほとんど必要ない

（5）肉体的な疲れが少ない

（6）高齢者でもできる

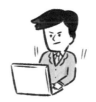

仕事

逆に、やってはいけないのは、本業が終わった後や休日に、飲食店やコンビニなどに勤めるような「時間を切り売りする副業」です。疲労が溜まり、睡眠不足にもなり、本業に支障が出る可能性が高いからです。

副業をする場合は、「レバレッジが効く副業」をしましょう。レバレッジとは「テコの原理」のことです。今の努力が後になって何倍にもなって返ってくる副業がおすすめです。

たとえば、副業としてブログを書いた場合、同じ時間をかけてブログを書いて、アクセス数が10倍になれば、収入は10倍になります。記事を更新しない日でも、アクセス数を稼ぐことができれば、収入が発生します。

副業は、「時間を切り売りする副業」ではなく、いつでもどこでもできる「インターネット副業」をするべきなのです。

ToDo **1** とりあえず、やってみる

これだけ「副業をはじめたほうがいい」「特にネットを使った副業をしたほうがいい」とすすめても、実際にはじめる人は少数派です。

それは、「そう簡単に稼げるはずがない」と最初から思い込んでいるからです。しかし、**「副業で数万円の収入を得る」ことは、きちんと行動すれば誰でもできる**ことなのです。

たとえば、「ネットを使った副業」で最も簡単に結果を出せるのは、「メルカリ」でしょう。家の中で不用になった物を売ることで小遣いを得られます。慣れてくると、売れそうな商品を仕入れて出品するのもいいでしょう。「ヤフオク（Yahoo! オークション）」と違い、瞬時に落札される商品もあるので、はじめた初日から売上をあげる人もたくさんいます。

メルカリの公式発表のデータによると、2018年には1人あたりの平均月間売上額は、なんと1万7348円だったそうです。メルカリ利用者の約250万人が月に1～2万円程度の小遣いを稼いでいると思ったら、はじめてみようと思えるのではないでしょうか。

そして、最も稼いでいた年齢層は、意外にも60代の男性で、平均3万1960円でした。リタイア後に、メルカリだけで月3万円の小遣い収入を得

ているのです。

とりあえず、興味のある副業があれば、小規模にはじめてみましょう。「0」を「1」にしなければ、「10」になることは絶対にありません。

ToDo 2 まずは「最初の1000円」を稼ぐ

まずは気軽にはじめてみて、売上をあげる体験をすることが重要です。低い目標として、「1000円」を目標にして、「ネットから収入が得られる」ことを実感しましょう。1000円という金額は、大体、アルバイトをして1時間でもらえる金額です。

インターネットを使って1000円が稼げたら、次は5000円、1万円、3万円……と、徐々に目標を上げていきましょう。**「こんな簡単なことでもお金が稼げるんだ」と思えたら、モチベーションが上がり、どんどんのめりこんでいくことでしょう。**

ファクト 4 「副業禁止」への対処法

副業をはじめたい人にとって最大のハードルが、働いている会社の就業規則です。そこに書かれている「副業規定」を読み返してみてください。「副業禁止」と書かれていても、**届け出をすればOKという例外を認めているケースもあります。**実際、私の知人の公立高校の先生は、届け出が許可され、全国を飛び回って講演活動をしています。

それに、会社が副業禁止であっても、メルカリで家の不用品を売って2～3万円を稼いだくらいでは、会社をクビになることは考えられません。

懲戒処分を受けるとなると、「会社の業務に支障をきたした場合」「対外的信用を失った場合」「同業他社で働いた場合」などです。

たとえば、深夜まで副業をしたせいで、会社で居眠りすることが多くなったり、就業時間中にスマホで売上をチェックしていたりなど、よほどエスカレートしない限り、懲戒処分や解雇になることはないでしょう。

実際に、副業で懲戒処分になっているのは、年に 30 〜 50 件程度だそうです。それらは、納税額が高額の場合や、第三者からの密告によって発覚するようです。

　懲戒解雇をめぐって裁判になったケースもありますが、懲戒解雇の判決が出ているケースは、副業の勤務時間がかなりの長時間だったり、会社と競合する同業会社を設立していたりするような極端なケースです。

　普通に副業をスタートしたとしても、最初のうちは、そんなに稼げるものではありません。数万円程度の副収入を得るのは、おおむね問題ないと思われます（とはいえ自己責任なので心配ならやめておいたほうが無難です）。

　また、公務員の副業は、法律で原則禁止されています。例外的に不動産投資や株式投資、FX 投資などの「投資」は認められている場合が多いです。

ToDo 3　副業から起業を視野に入れていく

　副業をスタートさせ、最初は数万円の収入かもしれませんが、それが大きくなってきたら、「個人事業主」になることを検討しましょう。
「副業→個人事業主→会社設立」というステップを踏んで、収入を増やしていけば、リスクは大きなものではありません。

「個人事業主」、いわゆる「自営業」からスタートし、自宅を事務所にしましょう。固定費もかからず、リスクを最小化できます。一般的に、年収が 1000 万円を超えると、会社を設立したほうが節税のメリットが大きいと言われます。それまでは「個人事業主」で十分です。
「起業なんて無理だ」と多くの人は思い込んでいますが、「個人事業主」としてリスクを小さくはじめれば、ぐっとハードルは下がります。

　そうやって将来の展望について考えはじめると、今の本業への取り組み方も変わってきます。
　会社に勤めながら、「**将来の起業のために役立つスキルを身につけよう**」という気持ちに切り替わり、同じ仕事が別の角度から見えてきます。社員目

線が経営者目線に変わることで、今まで気づけなかった学びが、たくさん得られるようになります。

　人から言われたことだけをやるインプット型の仕事から、自分で考えアイデアを出すアウトプット型の仕事に変わります。

　2020年以降、コロナ危機による経済的影響によって倒産する企業や失業者は間違いなく増えます。これからは、会社を離れても個人として「稼ぐ力」があるかどうかが問われる時代になるのです。「今は安定しているから大丈夫だ」などと慢心せず、リスクヘッジをした働き方にシフトしていきましょう。

さらに学びたい人は

『いちばんやさしい　副業のはじめ方がわかる本』（成美堂出版編集部編著、成美堂出版）

難易度
★

仕事

　副業の本は山のように出ていますが、副業についてほとんど知識がない人が読む一番わかりやすい本として本書を紹介します。図解や表が豊富で直感的に理解しやすい。それでいて、副業の基本から、副業の探し方、選び方、さらに、副業禁止規定の問題や税金の話まで、網羅的に書かれていますので、これ1冊で副業の不安や心配はかなり取り除かれるはずです。

『転職と副業のかけ算　生涯年収を最大化する生き方』（moto著、扶桑社）

難易度
★★

「お金持ちになるには、起業しなさい」と言われても、会社を辞めるのは不安、会社を辞めたくないという人は多いはず。本書は、サラリーマンを続けながら自分のキャリアになる副業の仕方をロジカルに指南しています。著者は、本業1000万円、副業4000万円を稼ぐmotoさん。今後も、サラリーマンを続けるといいます。

「お金の不安」を取り除く方法

お金の悩みは、誰しもが抱えている問題でしょう。老後のことを考えると不安になってしまうという話もよく聞きます。そんな不安を取り除く方法を見ていきます。

ファクト 1 日本人の貯金額の真実

日本人の平均貯蓄額は「1752万円」という数字を聞いたことがあるでしょうか。自分の貯金額と比べて、落ち込んでしまったり、悲観的になる人もたくさんいるはずです。

しかし、この数字にはトリックがあります。**「平均」の貯蓄額は1752万円でも、「中央値」は1036万円です。**

平均値と中央値は、似ているようで異なる概念です。仮に、貯金が10万円の人が4人、貯金が1億円の人が1人いたとします。中央値は、上から順番に並べてちょうど真ん中の人の数字ですから、上から3番目の人の「10万円」が中央値になります。しかし、平均値は5人の貯金を足して5で割った数なので、「2008万円」となります。

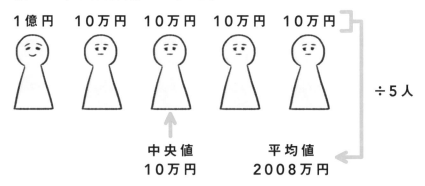

図 ▶ 平均値と中央値

この場合、**より実態を反映しているのは、中央値のほうなのです。**

さらに、この貯蓄額には、生命保険や有価証券も含まれています。現金の貯蓄だけに絞るとグッと低くなります。ちなみに、40代の単身世帯の貯金額は、657万円です。高齢者のお金持ちが、「日本人の平均貯蓄額」を大幅に引き上げていると言えるのです。

30〜40代の金銭感覚についての意識調査によると、貯金が100万円以下の人が6割で、**そのうち貯金ゼロの人が、なんと23%もいる**という結果が出ています。政府が示す「現実離れした数字」よりも、このデータのほうが、はるかに現実をあらわしているでしょう。なので、今、貯金が全然ないとしても、悲観する必要はありません。みんな貯金はないのです。

ファクト 2 「お金」と「幸福」は比例しない

幸福と収入の関係についての有名な研究があります。プリンストン大学名誉教授でノーベル経済学者のダニエル・カーネマン博士によると、収入の増加による幸福度の上昇には限界があり、「**年収が7万5000ドル（約800万円）を超えると幸福度と収入は連動しなくなる**」といいます。

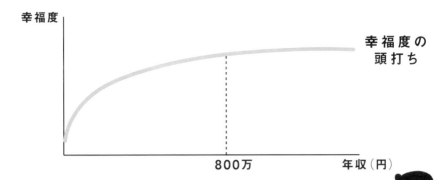

図 ▶ **年収と幸福度の推移**

また、大阪大学21世紀COEプログラムによる調査でも、年収700万円

あたりが幸福度の飽和点であることを明らかにしています。

　経済学で「**限界効用逓減の法則**」というのがあります。1万円をもらうと、誰でも嬉しく感じますが、2回目に1万円をもらうと、1回目ほどの幸福度は感じなくなります。そこに「慣れ」の効果が発生するのです。

　最初は1万円でドーパミンが分泌して、「嬉しい」「幸せだ」と感じたのが、次にはそれ以上の金額の、たとえば2万円をもらわないとドーパミンが分泌しなくなります。ドーパミンを出し続けるために、お金への欲望が天井知らずで、1000万円や1億円を稼いでも、真の幸福は得られないのです。

　多くの人は、お金持ちになりたがり、お金があればあるほど幸せになれると思い込んでいますが、それは間違いです。

　イギリスのニューカッスル大学の行動科学心理学者、ダニエル・ネトル教授によると、**お金や物欲などの「地位財」による幸福は持続性が低く、健康、愛情、自由などの「非地位財」による幸福は、持続性が高い**と言います。

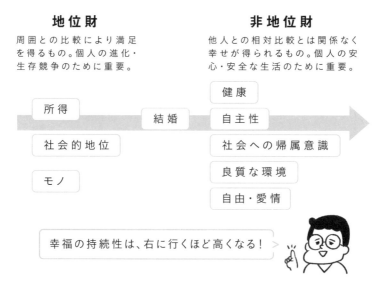

図 ▶ 「地位財」と「非地位財」

　つまり、「お金」だけに幸せを求めすぎると幸せになれないのです。「お金を稼ぐこと」をモチベーションに仕事や勉強を頑張るのはいいことですが、

お金に偏りすぎると不幸になります。

　お金を稼ぐために頑張りすぎて健康を害したり、家族と過ごす時間を削ったせいで、プライベートがボロボロになる人もいます。

　幸せは「お金」だけではなく、「健康」「つながり」「愛情」「承認」「自己実現」「社会貢献」などによって得られるのです。

　そこを踏まえた上で、仕事を頑張り、ビジネスを大きくし、収入を増やしていくのは、とてもよいと思います。

> お金は、ある程度まで、人を面白そうなところへ連れて行ってくれる。しかし、お金があっても、あなたのことを愛してくれる人の数が増えたりはしないし、より健康になれたりもしない。
> —— ウォーレン・バフェット（「投資の神様」と呼ばれるアメリカの投資家）

ファクト ③ お金持ちになる方法は2つしかない

「お金持ちになりたい」「お金を稼ぎたい」ので、その方法を教えてほしい、という質問をよくいただきます。答えは、簡単です。

　世界中の億万長者を調べればわかります。お金持ちになる方法は、たった2つしかありません。それは、**「起業」**と**「投資」**です。

「遺産相続」で大金を得たとしても、使えば減っていくだけで、「投資」で増やさないかぎり、一代で食い潰してしまいます。

「宝くじ」で一攫千金を狙う人もいますが、宝くじの高額当せん者の7割は「自己破産」しています。万が一、宝くじが当せんしたとしても、幸せになれるとは限らないのです。

　自分で会社を「起業」して、事業を大きくし、会社の利益が増えれば、年収はいくらでも上げることができます。会社を上場することができれば、数十億から数百億円の大金を手にすることも可能です。

　あるいは、「投資」では、株式投資、FX投資、不動産投資などさまざ

な方法があります。10万円ほどの少額からスタートすることもできます。

ToDo 1 小さい投資からはじめる

　起業については前項で述べたので、ここでは、投資について見ていきましょう。投資をする場合、注意すべきは、最初から高額の投資をしないということです。いきなり大成功する確率は低く、きちんと投資の「勉強」をしていくことが必須です。

　小遣い程度の少額の投資からスタートして、少ない金額を運用しながら、投資について勉強していくのが正攻法です。

　「投資で億万長者になりたい」と思っても、月に数万円のお小遣い、年間数十万円のボーナスを「タネ銭」として運用するのがほとんどでしょう。それを「1億円」まで増やすのは、簡単ではありません。「タネ銭」が少ない状態で、ハイリスク・ハイリターンな投資商品に手を出して、全額を失う可能性すらあります。まずはコツコツと「タネ銭」を稼いでいきましょう。

ファクト 4 最も確実でリターンが大きい投資は「自己投資」

　あなたは、100万円の貯金をしているとします。ここに、「10年で10倍のリターン」が得られる金融商品があり、元本保証のノーリスクで絶対に安全な投資だと言われたらどうでしょう。そんな夢のような投資が、なんと現実にあるのです。

　それは、自分への投資、いわゆる「自己投資」です。自己投資ほど確実で、おいしい投資はありません。「10年で10倍のリターン」と書きましたが、これはかなり控え目な数字です。私の場合で言うと、**25年間の自己投資金額に比べると、間違いなく100倍以上のリターンを得ています。**

　20〜30代の頃の私は、稼いだお金をすべて、知識や経験に費やしました。大学生の頃から毎月20冊以上は本を読み、映画も学生時代は月20本、社会人になってからは、月10本は観ています。海外旅行は、社会人になってからは必ず年1回以上、最近では年4回以上、累計50回以上は行ってい

ます。

こうした経験が、現在の情報発信や作家活動のベースとなっています。20代からずっと自己投資してきたからこそ、今の自分があります。

本当に役立つ知識は、過去10年間で読んだ本です。10年前に読んだ本が、自分の血肉となり、今の思考回路を形成しています。

お金の投資は損するリスクがありますが、自己投資は絶対にあなたを裏切りません。10年後の自分を作るのは、今の自己投資なのです。

何か買いたい物が明確にある場合は別として、そもそも「貯金」に意味はあるのでしょうか。現在の利子はほぼゼロに等しく、インフレが起これば、お金の価値は大きく目減りします。**「貯金をすること」すらも、実はハイリスクなこと**なのです。

そんなお金があるのなら、自己投資に使うべきです。具体的にどんな自己投資があるのか、下の表にまとめました。ぜひ、積極的にお金を使うようにしましょう。

表 ▶ 具体的な自己投資

健康	スポーツジムに通う、マッサージ、整体、サプリメント、健康食品、健康診断、人間ドック、歯科での歯石除去
人間関係	人と会う、飲み会に参加する、交流会、パーティーに参加する、人にご飯をおごる
情報、知識	本を買う、読書、読書会、セミナー、講演会、勉強会、カルチャーセンターなどの教養講座、映画、演劇、ミュージカル、美術館などの鑑賞
スキルアップ	語学学校、資格取得、資格学校、スクール、社会人大学、大学院
新しい体験	海外旅行、国内旅行、海外留学、ボランティア活動、体験学習、おいしいものを食べる、高級ホテルに泊まる
美容	美容室、ネイルサロン、エステサロン、洋服、化粧品の購入
時間	タクシー利用、家事代行、家政婦サービス、スタッフを雇う、在宅サービスの活用

さらに学びたい人は

『一瞬で人生を変える　お金の秘密　happy money』（Ken Honda 著、本田健 翻訳、フォレスト出版）

難易度
★★

　お金に縁がない人は、お金に対して「メンタルブロック」がかかっています。そんなメンタルブロックを外すのにおすすめの1冊です。お金を使うときに「ありがとう」と感謝の気持ちを込めて使うと、お金が何倍にもなって戻ってくると本書は説きます。そんなことあるかと思うでしょうが、お金は「汚い」ものではなく、お金にはそのお金を払った人の「感謝」の気持ちや、「喜び」の感情が込められていることを知るべきなのです。

「『お金持ち列車』の乗り方　すべての幸せを手に入れる『切符』をあなたへ」
（末岡よしのり著、東邦出版）

難易度
★★

　著者は、普通のサラリーマンから、現在では1000戸の不動産物件を所有するギガ大家になった経歴を持ちます。会社の年商は30億円、個人の年収も1億円を超えます。そんな自らの体験を元に、お金持ちになるための「マインド」「考え方」「行動」から、具体的な方法がわかりやすいステップで説明されています。お金持ちになるためにどんな準備と行動をするべきかがわかる1冊です。

4 章

「疲れない体」を
手に入れる

健 康

睡眠不足を解消する

「国民健康・栄養調査」（平成30年）によると、睡眠時間が6時間未満の人の割合は男性36.1%・女性39.6%。年代別では、30代男性と50代女性がそれぞれ50.0%、54.1%と最も眠れていませんでした。健康的な睡眠時間といえる7時間以上の睡眠は、男性は29.5%、女性は25.7%にとどまりました。**働き盛りの年代の2〜3人に1人は、睡眠不足**なのです。

ファクト 1 **睡眠不足のデメリット**

睡眠不足が健康に悪いというのは知っていても、本当の睡眠不足の恐ろしさを多くの人は知りません。睡眠不足のデメリットは、大きくまとめると3つあります。

（1）病気になる（寿命が縮む）

睡眠不足による病気のリスクを、たくさんの研究が示しています。睡眠6時間以下の人は、そうでない人と比べて、がんが6倍、脳卒中が4倍、心筋梗塞が3倍、高血圧が2倍、糖尿病が3倍、風邪が5倍のリスクです。**死亡率が5.6倍も上がる**という研究もあります。

健康に悪い生活習慣は「喫煙」が一般常識ですが、「喫煙よりも睡眠不足のほうが健康に悪い」と主張する研究者も多くいます。

若い頃は大丈夫と思っていても、そのときの睡眠不足が、10〜20年してから「生活習慣病」としてあらわれてきます。

（2）仕事のパフォーマンスが下がる

睡眠不足の人は気づいていませんが、睡眠を削ると脳のパフォーマンスは劇的に下がります。**6時間睡眠を14日間続けると丸2日徹夜したのと同程**

度の認知機能になります。つまり、毎日 6 時間睡眠を続けている人は、「毎日徹夜明けで仕事をしている状態」で仕事をしているということです。

　睡眠を削ると、集中力、注意力、判断力、実行機能、即時記憶、作業記憶、数量的能力、数学能力、論理的推論能力、気分、感情など、ほとんどすべての脳機能が低下することが明らかになっています。睡眠不足の人は、本来持つ能力の 3 〜 5 割減くらいの能力で、毎日仕事をしているのです。

> 健康に良いことはだいたい嫌われるものだが、
> 人が唯一好むものがある。
> それは、心地よい夜の眠りだ。
> 　　── エドガー・ワトソン・ハウ（アメリカの小説家）

（3）太りやすくなる

「睡眠を削ると太る」というリスクもあります。ダイエットを失敗する人が多いのは、睡眠不足の状態でダイエットをしているからです。

　睡眠時間と肥満についての研究では、睡眠時間 5 〜 6 時間で 1.2 倍、4 〜 5 時間で 1.5 倍、4 時間以下では 1.7 倍も太りやすくなるそうです。

「睡眠不足の人は、1 日 385 キロカロリー余計に摂取している」というデータもあります。睡眠不足の人は、猛烈に食欲がアップします。

　睡眠不足によって、食欲増進ホルモンのグレリンの分泌が増え、食欲抑制ホルモンのレプチンが減り、ショ糖、脂肪、ジャンクフードの摂取欲求が増えます。食欲が増え、甘い物や油っぽいものを食べたくなるのです。

　睡眠不足になると、体は「危険性」を感じて、必死でエネルギーを蓄えようとするのです。痩せたければ、「ダイエット」の前に「睡眠」です。

ファクト **2** 必要な睡眠時間は何時間なのか

　さまざまな研究とデータがあるのですが、必要な睡眠時間は、質のいい睡眠を「7 時間以上」というのがひとつの答えです。

カリフォルニア大学の睡眠時間と死亡率を調べた研究によると、睡眠時間「6時間半〜7時間半」の人が、最も長生きをしています。それより睡眠時間が短くなると、死亡率が高まります。睡眠時間と死亡率の関係は、V字形となります。

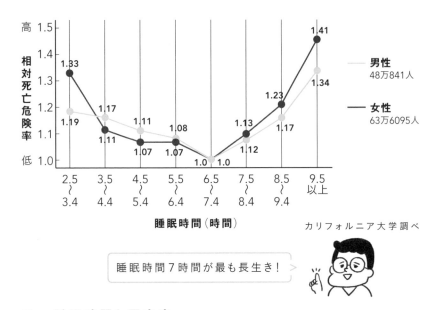

図 ▶ 睡眠時間と死亡率

　厚労省の調査では、40代の約半数が睡眠6時間未満で、5人に1人が睡眠に関する悩みを抱え、20人に1人が睡眠薬を服用しているのが現実です。多くの日本人にとって、睡眠は深刻な問題です。7時間以上の睡眠を確保しましょう。

ToDo **1 睡眠ファーストで1週間を過ごしてみる**

　睡眠不足の自覚がある人は、「**睡眠時間を1時間だけ増やすこと**」からはじめましょう。「1週間だけ」でいいので、いつもより1時間早く寝て、1時間睡眠を増やしてみる。スマホ、テレビ、ゲームなどの余暇時間を削ったり、掃除や洗濯などの家事を少々サボってでも、睡眠時間を増やします。

たった1時間増やすだけで脳の機能は著しく改善します。仕事のパフォーマンスは上がり、生産性は上がります。仕事が早く切り上げられるようになれば、そこでさらに睡眠時間が確保しやすくなるでしょう。

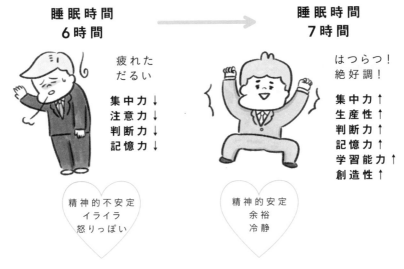

図 ▶ 睡眠を1時間増やすメリット

ファクト ③ 睡眠は「量」か「質」か?

　睡眠で重要なのは、「量」と「質」のどちらでしょうか。結論から言うと、「**両方**」です。睡眠で重要なのは質ですが、最低6時間は眠るのがベストと言われていて、結局のところ両方なのです。ただし7〜8時間の睡眠をとっていても、睡眠の質が悪ければ意味がありません。

　睡眠の質は、朝、目覚めたときの気分でわかります。睡眠の質が高い人は、目覚めがスッキリとして、気分は清々しく、前日の体の疲れも回復し、「今日も1日頑張ろう」と意欲に満ちあふれています。アラームなしで自然に目が覚めるのも、いい睡眠の特徴です。

　一方、質の悪い人は、朝起きるのがつらい人です。「もっと寝ていたい」と感じ、体の疲れがとれず、「仕事に行きたくない」と思ってしまいます。

アラームを何度も延長して、ギリギリまで寝ようとする人は要注意です。

また、**寝つきが悪かったり、夜中に何度も目が覚めたり、日中に強い眠気がある人も、睡眠の質が悪い徴候です。**

スマホの「睡眠アプリ」やスマートウォッチなどを活用すると、睡眠の状態をグラフで見ることができます。心配な人はチェックしましょう。

ToDo 2 睡眠に悪い習慣をやめる

まず、あなたがすべきなのは、睡眠に悪い影響をおよぼす生活習慣を徹底して排除することです。**「寝る前の2時間」の使い方を見直すのです。**睡眠の質を上げるには、寝る前の脳を「リラックス」させることが必須です。脳が「興奮」した状態で布団に入ることをやめなくてはいけません。以下、睡眠に悪い生活習慣を紹介しましょう。

(1) ブルーライトを浴びない

「ブルーライト」とは、スマホやPC、蛍光灯などから発される光のことです。ブルーライトは青空の波長、つまり昼に出る光の波長です。一方で、従来型の電球の赤っぽい光は、「夕焼け」の波長です。

ブルーライトを浴びると、脳が「今は昼だ」と誤認し、睡眠物質のメラトニンの分泌を抑制します。一方で、赤っぽい光を浴びると、「これから夜になる」と脳が認識し、メラトニンが分泌され、全身の活動に徐々にブレーキがかかり、睡眠の準備へと向かうのです。

(2) 飲酒・食事をやめる

「寝酒は眠りにいい」と思っている人がいますが、完全に間違いです。飲酒は、寝つくまでの時間を若干短縮しますが、**トータルの睡眠時間も短縮させてしまいます。**飲み会の次の日の朝、早く目が覚める経験をしたことがあると思います。「睡眠時間の短縮」と「早朝覚醒」が、アルコールの薬理効果なのです。

飲酒は、睡眠に極めて悪影響をおよぼします。アルコール依存症の患者さ

んが、睡眠障害を併発することが多いのはそのためです。

　私の患者さんで、睡眠薬 10 錠以上を飲んで不眠症を数年間かけて治療した人がいました。その人は、入院して 1 週間禁酒しただけで、睡眠薬なしで眠れるまでに改善しました。**飲酒の習慣のある人で「眠りが悪い」という人は、一度、禁酒をしてみるべき**です。

　また、寝る前 2 時間以内の「食事」は、睡眠の質を低下させます。食事により、成長ホルモンが出なくなるのが原因です。成長ホルモンは、「血糖値を上げる」効果があるため、血糖値が高い状態では、分泌されなくなります。いい睡眠には成長ホルモンの分泌が重要です。**成長ホルモンが分泌されないと、疲労が回復されません。**

(3) 興奮系の娯楽を避ける

　興奮系の娯楽とは、ゲーム、映画、ドラマ、漫画、小説などです。ゲームをしていて深夜になっても眠気がこないのは、興奮物質アドレナリンが出ているからです。アドレナリンが分泌されると、交感神経優位な状態となり、心拍数や血圧も上がり「興奮」状態となります。

　睡眠のためには、副交感神経優位の「リラックス」状態が必須なので、「興奮系娯楽」は極めて睡眠に悪いと言えます。心臓がドキドキして手に汗握るようなコンテンツは、寝る前は避けましょう。

健康

> ### さらに学びたい人は
>
> ## 『スタンフォード式　最高の睡眠』
> **（西野精治著、サンマーク出版）**
>
> 難易度 ★
>
> 　世界最高峰の睡眠研究機関ともいわれるスタンフォード大学。その西野精治教授による「睡眠本」ブームの元祖とも言うべき 1 冊。「睡眠負債」という言葉は、本書から広がったと言って過言ではないでしょう。ぐっすりと深い睡眠をとるために最も重要なのは「体温」。そのために「寝る 90 分前に入浴を済ませること」が推奨されています。科学的根拠と「ToDo」がバランスよく組み込まれていて、読んですぐに実践できます。

睡眠の質をさらに上げる方法

キーワード ▶ **自然治癒力、リラックス・ルーティン**

　一般的な睡眠不足の悩みについて、前項で解決法を紹介しました。ここでは、さらに睡眠の質を上げていくための方法をまとめました。

ファクト 1 「眠れない」を放置すると病気になる

　そもそも、「眠りの質が悪い」とはどういうことでしょうか。

　脳と体には「睡眠」というシステムがあります。疲労回復、免疫力アップ、新陳代謝、細胞修復、脳内の情報の整理などの役割を持ちます。睡眠は生物にとって絶対に必要な機能なのです。

　「眠れない」というのは、生物にとってかなりの異常事態です。不規則な生活やストレスなどによって、「正常な睡眠機能」が破綻したということです。

　人間の体には、「**自然治癒力**」が備わっています。昼もある程度働きますが、免疫活動が活発になる「睡眠中」にこそ自然治癒力は働きます。睡眠時間が短かったり、睡眠の質が悪かったりすると、自然治癒ができず、やがて「病気」を発症します。

　「眠れない」というのは体からの「警告」です。その警告に耳を傾け、不摂生な要素を取り除かないと、あなたはメンタル疾患や心筋梗塞、脳卒中などの身体疾患、あるいは突然死や過労死のリスクを抱えることになります。「眠れない」は、「健康」と「病気」の中間、「未病」の状態なのです。

　P33でも紹介したように、慢性的な不眠を抱えている人といい睡眠がとれている人とでは、うつ病の発症率は40倍の違いがあります。認知症のリスクの差は5倍にもなります。

　あらためて、質の悪い睡眠を放置すると、極めて高い確率で病気になることを知っておきましょう。逆にいうと、生活習慣さえ改善すれば、健康で長生きができるのです。

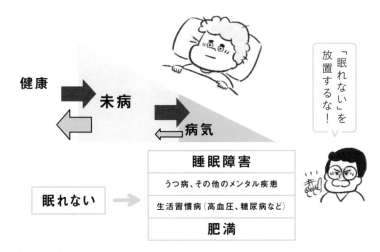

図のテキスト:

健康 → 未病 → 病気

「眠れない」を放置するな！

睡眠障害
うつ病、その他のメンタル疾患
生活習慣病（高血圧、糖尿病など）
肥満

眠れない →

図 ▶ 睡眠不足のリスク

ToDo **1** 睡眠の質をよくする方法

　前項では、睡眠に悪い習慣を紹介しましたが、ここでは睡眠の質を改善する「睡眠に良い習慣」を紹介しましょう。

（1）正しい入浴をする
　スタンフォード大学の西野精治教授は、「**入浴こそがぐっすり眠るための最も重要な方法だ**」と結論を出しています。「寝る前90分までに入浴を終えること」をすすめています。
　深い睡眠に入るためには、「**体の深部体温が下がること**」が必須です。風呂から上がると体温が徐々に低下し、90分経つと深部体温が下がった状態となり、成長ホルモンもたっぷり分泌されます。
　また、「**入浴の水温は40度、湯船に入る時間は15分**」が目安です。それ以上の熱い風呂に入りたい人は、寝る2時間以上前に風呂から上がるようにしてください。

健康

213

(2) 運動をする

オレゴン州立大学の研究によると、1週間に150分の運動を行うことにより、睡眠の質が65%改善、日中の眠気が65%減少、日中の疲労感や集中力が45%も改善しました。1日20分程度の運動（早歩きも可）で睡眠の質が劇的に改善するのです。「**45〜60分以上の中強度の運動を週2回以上行う**」と、さらに効果的です（成長ホルモンを分泌させる運動法はP220を参照）。

(3) 照明と室温を整える

前項でも述べたように、「ブルーライト」は睡眠の大敵です。蛍光灯もブルーライトを発するので、**白熱電球またはLED電球の「電球色」に変えましょう。**

寝るときは、**「真っ暗」な環境**で眠ると、最も睡眠の質がよくなります。豆電球をつけて寝るのも避けましょう。薄いカーテンも外の光が入るのでNGです。わずかな光でも、睡眠物質のメラトニンを抑制してしまいます。「室温」もかなり重要です。快適に眠るための室温は、夏は25〜26度、冬は18〜19度といいます。「18〜19度」はやや肌寒い温度ですが、深い睡眠に入るためには「深部体温が下がる」ことが必須です。室温は低めのほうが睡眠の質がよくなります。風邪を引かない程度に、涼しい環境で眠ってください。

ToDo 2 寝る前2時間のリラックス・ルーティン

最低限の環境を揃えたら、次はさらに睡眠の質を高める方法を実践しましょう。それが、**「寝る前2時間をリラックスして過ごす」**ということです。日中は、「昼の神経」である交感神経が優位ですが、夜間、そして睡眠に入るためには「夜の神経」である副交感神経が優位になることが大事です。その2時間にすべきことを右の表にまとめました。

寝る90分前までに入浴（40℃）を終える
家族との団らん、ペットとのたわむれなど、楽しいコミュニケーションをとる
水分をある程度とる（カフェインやアルコールはNG）。食事は控える
ストレッチやヨガなど、軽い運動。音楽、アロマ、マッサージなど、非視覚系の娯楽をする（ブルーライトは遮断）
日記を書き、今日1日の楽しかったことを振り返る（ポジティブに1日を終える）

ToDo 3 睡眠薬に頼らない方法

　不眠症として精神科に通院し睡眠薬をもらっている人もいるでしょう。睡眠薬をやめたいという場合は、前項の「睡眠に悪い生活習慣」を**すべて改善してください**。1〜2つの生活習慣を改善しても、さほど効果はありません。生活習慣改善を「すべて実践すること」が必要です。また、体内時計をリセットするための「朝散歩」も必須です。徹底的に生活習慣を改善すれば、睡眠障害は必ず改善します。本気で取り組んでください。

さらに学びたい人は

難易度
★★

『SLEEP 最高の脳と身体をつくる睡眠の技術』（ショーン・スティーブンソン著、ダイヤモンド社）

　睡眠本の中で、私が気に入っている本が、本書です。医者や研究者が書いた本は、「科学的根拠」「機序」「原因」などが多く、説得力、信憑性がありますが、「To Do（やるべきこと）」の記載が意外と少ない。健康アドバイザーのショーン・スティーブンソンは、かなりマニアックな健康オタク、睡眠マニアで、ありとあらゆる方法を調べ、それを自分で実践して検証した結果を集めた睡眠術の百科事典です。全21章もあり、「To Do」に徹底的に特化しているのがいい。この本から、1つでも、できることを実践し、実践すればするほど効果が出る睡眠ハック本の決定版です。

健康

運動不足の対処法

キーワード ▶ **死亡リスク、早歩き**

　忙しいビジネスパーソンは、なかなか運動をする時間がとれないことでしょう。厚生労働省の「国民健康・栄養調査」（平成28年）によると、30分以上の運動を週2回以上、1年以上続けている人の割合は、男性で35.1%、女性で27.4%でした。

　実は、毎年5万人が、「運動不足」が原因で亡くなっている計算になります。運動不足の危険性について学び、簡単に運動をはじめる方法についてお伝えしましょう。

ファクト 1 **運動不足のデメリット**

「運動不足は健康に悪い」ということは、なんとなく予想できるでしょう。とはいえ、実際にどれくらい悪いのか具体的に言える人はほとんどいません。そこで、運動による健康への効果をまとめてみました。

表 ▶ 運動による健康への効果

全死亡率	30〜50%減
心臓疾患	27〜60%減
全がん	30%減
乳がん	30%減
結腸がん	50%減
糖尿病	58%減
うつ病	12%減
認知症	30〜50%減

「中強度の運動を週に150分程度」でこの効果！

　このように、たくさんの研究の成果を紹介しましたが、つまり、週150分程度の運動だけで、これだけ主要な疾患のリスクを30〜60%も減らせる

ということです。

　死亡率に関しても、ごく軽度の運動をするだけで30%減少します。また、強めの運動も取り入れて週150分の運動をすると、死亡率が50%も下がるという研究もあります。つまり、**運動不足は死ぬほど健康に悪いのです。**

ファクト 2　運動の計りしれない効果

　運動の効果は、「病気の予防」と「ダイエット」だけに限りません。それらは運動の効果の一部にすぎません。下の表に運動の計りしれない効果をまとめておきました。

表 ▶ 運動の効果

1	「ダイエット効果」…成長ホルモン分泌と脂肪燃焼
2	「身体疾患の予防効果」…心疾患、糖尿病、高血圧、がんなど、主要疾患のほとんどを予防
3	「頭がよくなる」…海馬のニューロンが生まれる。脳の老化の予防、認知症の予防
4	「作業記憶の強化」…頭の回転が速くなる。仕事の要領が良くなる
5	「仕事力がアップ」…集中力、判断力、創造性などほとんどの脳機能アップ
6	「筋肉が増える、骨が強まる」…フレイルの予防、骨折の予防。代謝がアップし太りにくくなる
7	「免疫力アップ」…がん細胞を殺す力が強くなる。ウイルスに対する免疫力アップ
8	「疲労回復が進む」…成長ホルモンにより、疲労回復が進む
9	「睡眠が深くなる」…睡眠による健康効果を促進
10	「モチベーションがアップする」…ドーパミンが分泌される
11	「ストレス発散効果」…ストレスホルモンが低下する
12	「感情、気分の安定化」…セロトニン活性化（イライラ、怒り、衝動性の改善）
13	「メンタル疾患の予防、治療」…メンタル疾患の予防効果。うつ病では、薬物療法と同程度かそれ以上の治療効果

『脳を鍛えるには運動しかない！』（NHK出版）より

健康

　このように、運動の効果は体への効果以外にも「頭がよくなる」「仕事のパフォーマンスが上がる」「感情が安定する」など、メリットづくしです。

　序章でも述べたように、「運動」だけでもかなりの部分の悩みや不安が解

決・改善されます。体を動かすことで幸福物質のドーパミンが分泌され、幸福感が得られるのです。**グルグルと悩んで考え込んでいるとき、まずすべきことは「運動」なのです。**

ファクト ③ 運動がはじめられない理由

そうはいっても、「時間に余裕がない」「めんどうだ」という理由で運動をはじめない人はたくさんいるでしょう。そういう人は、**「まとまった時間がないと運動ができない」と思い込んでいる**のです。

世界保健機関（WHO）の「必要な運動量」についてのガイドラインによると、**「ウォーキングなど、中強度の運動を週150分。またはランニングなど、激しい運動を週に75分」**という基準を出しています。そして、「早足で歩く」というのも中強度の運動に含まれます。

つまり、1日約20分だけ早足で歩くことができれば、必要最低限の運動量を満たせるということです。実際に、アメリカ国立がん研究所の研究結果は、「週150分の早歩き」によって4年半も寿命を延ばせることを示しています。そう聞くと、グッとハードルが下がるのではないでしょうか。

> 僕は1日は23時間しかないんだと決めて生きています。1時間は運動にあてる。
>
> —— 村上春樹（小説家）

ToDo ① スキマ時間を運動で埋める

わざわざジムに通ってハードな運動をしなくても、日々の生活で少しだけ気を遣うだけで、十分に運動の効果は得られます。

まとまった時間をとれない忙しいビジネスマンのために、スキマ時間で確実に効果が出る運動法を紹介しましょう。

（1）早歩きで通勤
ゆっくりと歩くのではなく「早足で歩くこと」が必要。電車通勤なら、自分が降りる駅よりも1つ前の駅で降りて家まで歩くのがおすすめ。

（2）早足で階段を昇る
エスカレーターから階段に変えるだけで、かなりの運動量となる。

（3）立ったついでにスクワット
イスから立ち上がったときにスクワットを10回しましょう。膝が直角になるくらい深くお尻を落とし、きちんとスクワットを行うこと。

（4）外食ランチ
5〜10分ほど離れた場所でごはんを食べましょう。早歩きで往復10〜20分の運動ができます。

（5）家事
掃除、部屋の片付け、洗濯などの家事も運動です。

カナダのマクマスター大学の研究によると、1日20分の運動は「本格的な運動」である必要はなく、「家事」で体を動かすのでも十分だそう。

　このように、ちょっとした工夫で「運動時間」を簡単に捻出することができます。また、1日10分しか運動ができなかったとしても、がっかりする必要はありません。先ほどのガイドラインの「週150分」を満たしていなくても、**1日10分の運動をしている人は死亡率が30％も減る**という効果が実証されています。とにかく短くてもいいからはじめることが大事です。

健康

さらに学びたい人は

『**脳を鍛えるには運動しかない！
最新科学でわかった脳細胞の増やし方**』

（ジョン J. レイティ、エリック・ヘイガーマン著、NHK出版）

難易度
★★★

　運動が脳にいいことを世の中に知らしめた本であり、「運動と脳」の本の決定版です。運動と脳に関するあらゆる論文や研究が紹介され、運動のメリットを網羅的に教えてくれます。読み終わった後に、猛烈に運動をしたくなります。この本を読んでから、私も本格的に運動を開始しました。私の人生を変えた1冊でもあります。

理想的な運動を継続する方法

　最低限の運動量については、前項でお伝えしましたが、さらに健康を増進させたり、仕事のパフォーマンスを高めるための「理想の運動」について説明しましょう。

ファクト 1 「理想の運動」とは？

「1日20分の早歩き」は最低限の運動です。それがクリアできたら、もっと本格的な運動をしていきましょう。たくさんの関連書や論文、そして自分の体験などを総合した「理想の運動」についてまとめると、次の4項目にまとまります。私自身もこれを実践しています。

> （1）中強度以上の運動（1回45〜60分以上、週に2〜3回以上）をする
> （2）有酸素運動と筋トレを組み合わせる
> （3）複雑で頭を使う運動を取り入れる
> （4）ほどほどの量にして、やりすぎない

　それぞれについて詳しく説明します。

ToDo 1 中強度以上の運動をする

　運動習慣がない人には5〜10分のスキマ時間の活用がおすすめですが、やはり30分以上のまとまった時間で運動をしたほうが効果は高まります。
　それは、**有酸素運動をはじめてから20〜30分経つと成長ホルモンが分泌されはじめる**からです。成長ホルモンは、脂肪燃焼、睡眠の質向上、疲労回復、免疫力アップ、美肌効果など、体にいいことだらけの「究極の健康物

質」です。

　また、運動をはじめて最初のうちは、糖がエネルギーとして使われるため、脂肪は燃えません。成長ホルモンにも脂肪燃焼効果があるので、**30分を超えてから本格的な脂肪燃焼がはじまります**。ですから、30分未満の運動しかしない人はほとんど痩せないのです。

　運動強度も「中強度かそれ以上」がベストです。中強度とは、「早歩き」や「スロージョギング」の程度です。ハードではないけれど、終わった後に軽く汗をかいているくらいのイメージです。

ToDo ② 有酸素運動と筋トレを組み合わせる

　運動には、有酸素運動と無酸素運動の2種類があります。どちらが必要かというと、「両方とも」です。

表 ▶ 有酸素運動と無酸素運動の違い

	有酸素運動 （呼吸しながら行える運動）	無酸素運動 （息を止めて行う運動）
種類	・ウォーキング、ジョギング ・水泳 ・自転車こぎ	・筋トレ ・ダッシュ ・ウェイトトレーニング
メリット	・BDNF分泌 ・成長ホルモン分泌 ・脳を鍛える ・記憶力↑、集中力↑	・テストステロン分泌 ・成長ホルモン分泌 ・体を鍛える ・筋力↑、骨の強化
特徴	・脂肪燃焼 ・低〜中負荷 ・持久力が必要なので 　長時間やると効果的	・基礎代謝↑ ・高負荷 ・瞬発力が必要なので短時間でOK

有酸素運動とは、ウォーキング、ジョギング、水泳、サイクリングなど、呼吸しながら行う運動。無酸素運動とは、筋トレ、短距離ダッシュ、ウェイトトレーニング（ダンベル、重量挙げ）など、息を止めての運動です。

有酸素運動と無酸素運動は、その効果がまったく異なります。**有酸素運動は、脳の活性化効果、脂肪燃焼効果があります。無酸素運動は、筋肉や骨を鍛えたり、基礎代謝を高めるなど、身体機能の基盤をつくる効果があります。**

そして、2つを組み合わせることで、効果は掛け算となります。別々に行うのではなく同じ日に行うとより効果的です。

たった1分間のスクワットだけで、成長ホルモンが活発に分泌されたという研究もあります。ハードな無酸素運動であれば、5〜10分くらいでもかなりの成長ホルモンが分泌されます。有酸素運動だと20〜30分かかるところが、筋トレだと数分で成長ホルモンが出るのです。つまり、**有酸素運動前に筋トレをすることで、ジョギングのスタート直後から脂肪燃焼ができ、運動効果が飛躍的にアップします。**

筋トレが好きな人は筋トレばかり、ジョギングが好きな人はジョギングばかりをする傾向がありますが、もったいないのです。組み合わせることで、運動効果は倍以上に高まります。

> 筋トレ is ワンストップソリューション！
> 困ったり悩んだらとりあえず筋トレ。
> ── Testosterone『筋トレが最強のソリューションである』、U-CAN

ToDo 3 複雑で頭を使う運動を取り入れる

有酸素運動をすると脳が活性化し、脳の神経ネットワークを増やす物質のBDNF（脳由来神経栄養因子）が分泌されます。つまり、頭がよくなる物質が出ます。**同じ運動量をこなしても、単純な運動の反復より、複雑な運動をこなしたほうが、より BDNF が分泌されるのです。**

たとえば、ウォーキングマシンで走っていると単調で飽きてきますが、屋外を走れば、景色も変わり変化を感じます。山の中の道なき道を走る「トレイルラン」という種目は、脳の活性化に最も効果的な運動のひとつとされます。

複雑で変化があり、難しいと感じる運動が、より脳を活性化させるので、「ダンス（エアロビクス）」や「格闘技」なども、それらの条件を満たします。

私は「古武術」を習っていますが、相手の動きに合わせて臨機応変に対応することが要求されるので、運動と脳トレの両方の効果を実感します。

ToDo 4 ほどほどの量にして、やりすぎない

運動量は多ければ多いほどいい気がしますが、それは間違いです。「毎日運動する人」は「週2〜3回運動する人」に比べて、心臓発作、脳卒中が2倍になるという研究結果があります。また、運動量ごとの死亡率を調べた研究では、**「中等度の運動」をしていた人が最も長生きで、次いで「軽度の運動」**です。「重度の運動」をした人は、「軽度の運動」の人よりも死亡率が高いという皮肉な結果が出ています。

中強度程度の運動であれば、毎日でもよいですが、極めて強度な運動を毎日するのは、必ずしも健康に良いとは限りません。運動は、適度に行うのが最も健康的なのです。

ファクト 2 あなたの運動が続かない理由

一番たいへんなのは「運動を続ける」ということです。「ジョギングをはじめてみたが3日も続かなかった」「スポーツジムの会員になったけど、全然行けていない」という人が多いのです。

人間、「楽しい」ことは続けられますが、「楽しくない」ことは続けられません。**「楽しい」とドーパミンが出て、「つらい」「苦しい」とストレスホルモンが出ます。**続けられないほとんどの人は、運動を「つらい」「苦しい」と感じているから続けられないのです。

特に、ダイエットを目的にして運動をする人は続けるのが難しいようです。なぜならば、**ダイエット効果は簡単に出ないからです**。1ヶ月間ジョギングをして体重が1キロも減らなかったら、ガッカリしてモチベーションも続きません。

同様に、「1ヶ月で3キロ痩せる」「毎朝必ず1時間ジョギングする」というように、**大きな目標を設定したがる人も、絶対に続きません**。

また、ジョギングのように自分1人でやる運動は、「いつでもはじめられる」という半面、**「いつでもやめられる」**のです。それらの「やめたくなる理由」を乗り越えなくてはなりません。

ToDo 5 楽しめる仕組みを取り入れる

運動が続かない理由が明確になったら、あとはその理由を1つずつ潰していけば、運動が続けられるようになります。

まず、自分にとって楽しめるものを見つけましょう。「運動全般なんでも大好きです」と言う人はほとんどいないことでしょう。

「ランニングや筋トレなど1人で淡々とやる運動が好き」
「ヨガやダンスのスクール形式でみんなでするのが好き」
「球技でみんなと競い合うスポーツが好き」

というように、**いろいろな種目の中から、自分に合った楽しめる運動を見つけること**が大事です。

また、そうは言っても、根気のない人が1人ではじめると、たいていは挫折します。**夫婦や友達、恋人などと一緒にはじめるのがおすすめです**。

一緒にやることで、励まし合うこともできます。「つらい」「苦しい」を、はるかに乗り越えやすいのです。

あるいは、スポーツジムでも、会員同士の交流を促す交流会やパーティーなどのイベントを定期的に開催しているところがあります。運動それ自体に楽しさを感じられなくても、「つながり」や「コミュニティ」を意識する

と、違うモチベーションで楽しさが生まれ、続けることができるでしょう。

また、運動が終わった後に、**「ああ、今日もスッキリした」とつぶやいてください**。たったそれだけで、運動に対するモチベーションが変わります。

運動の最中は、「きつい」「苦しい」のですが、終わった後は、誰でも「爽快感」「達成感」に包まれるはずです。「いやぁ、爽快だなぁ」「いい汗流した」「今日は頑張ったなぁ」「これだけ頑張れてすごいなぁ」と口に出してください。

私は、ジムからの帰り道、そんな独り言を言いながら、運動の楽しさを噛み締めています。その結果、運動後の「爽快感」「達成感」を期待して、また運動がしたくなるものです。

さらに学びたい人は

『10万人が注目! 科学的に正しい人生を変える筋トレ』（谷口智一著、SBクリエイティブ）

難易度 ★

著者は「ベスト・ボディジャパン」主催者の谷口智一氏。大会参加者10万人と接してきた経験を、科学的根拠でさらに裏付けた1冊。ユーモアを交えた読みやすい本で、読むだけで筋トレをしたくなります。バーベルやダンベルなどの道具を使わずに、自宅でできるトレーニングがほとんどで、実践しやすい方法が盛りだくさんです。

『筋トレが最強のソリューションである マッチョ社長が教える究極の悩み解決法』（Testosterone（テストステロン）著、U-CAN）

難易度 ★

Twitterフォロワー100万人超、筋トレ伝道師Testosterone氏のツイートをまとめた本。筋トレの重要性が、「これでもか」というほど理解できて、間違いなく筋トレしたくなる本。運動で重要なのは、「はじめる」ことと「続ける」こと。Testosterone氏のポジティブでユーモアもある言葉を読むと、筋トレをはじめたくなるし、「続けていこう」というモチベーションにもなります。ダンベルは裏切らない!

健康

本当に健康にいい食べ物は どれなのか

「健康にいい食べ物は何ですか？ 健康に悪い食べ物は何ですか？」「結局、何を食べていいのかわかりません」と思っている人は多いでしょう。

しかし、たくさんの本や論文を読んで研究していると、それぞれで書いてある内容が異なり、似た研究でも実験結果が相反することも多くあります。

学者によっても議論が巻き起こる食事ですが、その中でも、「これだけは知っておいたほうがいい」という内容だけを厳選してまとめます。

ファクト 1 科学的に「健康にいい食べ物」は5つだけ

科学的に健康にいいとされている食べ物は何でしょうか。数多くの研究によって本当に健康にいい、つまり脳卒中や心筋梗塞、がんなどのリスクを下げると考えられている食品は、次の5つです。

「魚」「野菜と果物（フルーツジュースとじゃがいもは含まない）」「茶色い炭水化物（玄米、蕎麦、全粒粉のパン）」「オリーブオイル」「ナッツ類」です。

逆に、健康に悪いと考えられているのが、「赤い肉（鶏肉は含まない。ハム、ソーセージなどの加工肉は特に悪い）」「白い炭水化物（白米、うどん、パスタ、小麦粉を使ったパン）」「バターなどの飽和脂肪酸」の3つです。

それらは、右の表のとおり、5つのグループに分けられます。健康に悪い3つの食品を避けて、健康にいい5つの食品を増やすのが、最も科学的に健康な食事法です。「**白米よりも玄米。肉よりも魚。バターよりもオリーブオイル。間食にナッツをつまむ**」という食事が、科学的根拠に基づいた健康的な食事と言えます。

白米が「健康に悪い食品」に分類されているのは意外ですが、精米した白米は栄養や食物繊維などが取り除かれてしまい、また血糖も上昇しやすいため、たくさんとると糖尿病のリスクを高めます。

表 ▶ 健康にいい食品、悪い食品

グループ	説明	食品の例
1	健康にいいということが複数の信頼できる研究で報告されている食品	・魚　　　　　　　・野菜と果物 ・茶色い炭水化物　・オリーブオイル ・ナッツ類
2	健康に良いかもしれない食品。少数の研究で健康にいい可能性が示唆されている	・ダークチョコレート　・納豆 ・コーヒー、お茶 ・ヨーグルト、豆乳　　・酢
3	健康へのメリットもデメリットも報告されていない食品	その他の多くの食品
4	健康に悪いかもしれない食品。少数の研究で健康に悪い可能性が示唆されている	・マヨネーズ、マーガリン ・フルーツジュース
5	健康に悪いということが複数の信頼できる研究で報告されている食品	・赤い肉（牛肉や豚肉。鶏肉は含まず）と加工肉（ハムやソーセージ） ・白い炭水化物（じゃがいもを含む） ・バターなどの飽和脂肪酸

『世界一シンプルで科学的に証明された究極の食事』（津川友介著、東洋経済新報社）より

玄米は、ビタミン・ミネラル・食物繊維を豊富に含んでおり、人間が健康を保つために必要とされる栄養素のほとんど（ビタミンC以外）を摂取できるため、「**完全栄養食**」と言われています。

玄米は、「硬い」「炊飯時間が長くかかる」というイメージがありますが、白米と比べて水を2〜3割多く入れて、一晩吸水させると、普通の炊飯器で白米とさほど変わらない軟らかさに炊くことができます。

他にも、健康にいい可能性が示唆された食品は、「ダークチョコレート」「コーヒー」「納豆」「ヨーグルト」「酢」「豆乳」「お茶」が挙げられています。

> 汝の食事を薬とし、汝の薬は食事とせよ。
> —— ヒポクラテス（古代ギリシャの医者）

　ブームになっている「糖質制限」ですが、健康にいいのか悪いのかは、よく議論されるテーマです。「厳しい糖質制限は死亡率を高める」という研究は、以前からありました。権威ある雑誌「ランセット」に 2018 年に発表された研究が、信憑性が高いと考えられます。

　45 〜 64 歳の約 1 万 5000 人のアメリカ人を 25 年間追跡したところ、総摂取カロリーに占める炭水化物の割合が 50 〜 55％のときに最も死亡率が低く、それより多くても少なくても死亡率が高くなることが明らかにされました。**糖質のとりすぎが健康に悪いのは当然として、糖質を厳しく制限することも、同様に健康によくないのです。**糖質制限ダイエットは、「痩せる」という意味で効果があるのでしょうが、健康的なダイエットとは言えません。

　ある調査によると、日本人の 40％以上の人が、1 日の糖質摂取量の目安とされる 300 グラムをオーバーしているという結果があります。

　糖質過剰な人にとっては、ある程度の量を減らす「適正な糖質制限」が必要と言えるでしょう。

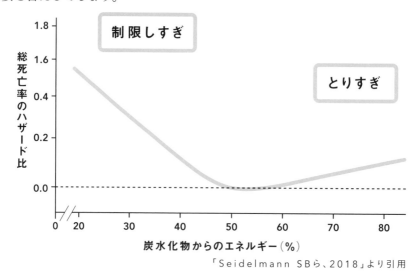

「Seidelmann SBら、2018」より引用

図 ▶ 炭水化物摂取率と死亡率のＵ字形の関係

ToDo ① 悪い糖質をやめる

　1日に糖質を何グラムとればいいのかという「量」についての議論もありますが、それ以上に重要なのは、どのような糖質をとるのかという「質」です。糖質の摂取量やカロリー値ではなく、「**血糖値の上がりやすさ**」が重要です。血糖値が急激に上がると、インシュリンの分泌が増えます。インシュリンは糖を脂肪に変える作用があるので、太りやすくなります。

　また、インシュリンの分泌が頻繁になると、膵臓のインシュリンを作る細胞が疲弊し、インシュリンを出せなくなってしまいます。それが、糖尿病の一つの原因です。ですから、「糖質の摂取量を減らす」ことより、血糖値を上げやすい「悪性度の高い糖質」をやめることが重要です。

　悪性度ナンバー1の糖質は、「缶コーヒー、清涼飲料水、ジュース」です。「缶コーヒー1缶」に角砂糖3〜4個分、「甘いカフェオレ」だと角砂糖10個分以上の糖質を含んでいるものもあります。「コーラ1缶」は角砂糖14個分、健康に見える「野菜ジュース1本」にも、角砂糖3.5個分ほどの糖質が含まれています。液体だと吸収が早いので、一気に血糖値が上昇します。

「砂糖の入ったお菓子」もなるべく避けましょう。

　主食は、「白い炭水化物」である白米や白いパンを避けて、玄米や全粒粉パンなどの「**茶色い炭水化物**」をとると、血糖値の上昇が抑えられて健康的です。

ToDo ② いい間食をとる

　イライラしているときは、「低血糖」になっている可能性が高いです。脳はブドウ糖をエネルギー源とし、全エネルギー消費の20%を脳が占めます。低血糖ぎみになると、脳のパフォーマンスを下げるので、午後の「間食」などは必要な食事だと言えます。

　間食といっても、小分けのお菓子を1つか2つつまむくらいならいいです

が、食べすぎてしまうと逆効果です。**血糖値が一気に上がると、インシュリンが分泌され、今度は血糖値が一気に下がります。**そうすると再び血糖が低くなってしまいます。

おすすめの間食は、「ナッツ」です。「ナッツ」は、科学的に証明された「健康にいい食べ物」のひとつです。ナッツを習慣的に食べると、30 年間の全死因死亡率が 20％も下がり、心臓疾患や糖尿病のリスクも下げます。「ナッツはカロリーが高い」と敬遠する人もいますが、「ナッツを週 2 回以上食べた人は、そうでない人に比べて、体重が増加する確率が 31％低い」という研究もあります。

ナッツは脂質が主成分な上に食物繊維も多いので、吸収が遅く、血糖値が上がりにくいです。つまり、徐々にエネルギーを補給してくれるので、間食に最適なのです。**適切なナッツの摂取量は、「28 ～ 57 グラム」です。**手にひと振りの量のナッツが約 30 グラムです。

ファクト 3 サプリメントはいいのか、悪いのか

必要な栄養素をとりたいときに、サプリメントは便利に見えますが、「効果がないので意味がない」という話もよく聞きます。

ジョンズ・ホプキンス大学の研究によると、「**心臓血管疾患やがん、認知症や言語記憶、心筋梗塞、いずれに対してもビタミンやミネラルなどのサプリメントは予防効果がなかった**」という結論が出ています。

栄養素や栄養物質が 100 種類以上もある中で、**たった 1 つのサプリメントを飲んで、生活習慣病のリスクが大きく減るなんてことはありえません。**

生活習慣病は、喫煙、運動不足、睡眠不足、ストレス、偏った食事など、いろいろな要因が絡み合って起こります。食事も、その要素のひとつです。

単一の栄養素が足りないからといって、すぐに生活習慣病になったり、逆に、摂取することで寿命が延びたりすることもないのです。

じゃあ、サプリメントにはまったく意味がないのでしょうか。それもまた違います。

たとえば、「ビタミン B6」は、ドーパミン、アドレナリン、ノルアドレナ

リン、GABA、アセチルコリンなどの主要な脳内物質の生成に必須のビタミンです。「ビタミン B12」も、脳の神経機能の維持に不可欠なビタミンです。これらは「神経ビタミン」とも呼ばれます。

「神経ビタミン」が不足しても、すぐに病気になったり寿命が縮んだりすることはないけれど、脳のパフォーマンスを下げる可能性は極めて高いです。

　厚労省の「国民健康・栄養調査」によると、20代はビタミンやミネラルなどの 18 種類の栄養素のうち 16 種類が不足、「ビタミン C」「ビタミン A」「ビタミン D」「カルシウム」「食物繊維」の 5 種類は極めて不足（目標値の60％以下）ということが明らかになっています。

「できるだけ食事から栄養を摂取する」という努力は絶対に必要ですが、どうしても難しければサプリメントで補充するのもありです。

　ちなみに私が毎日飲んでいるサプリは、「マルチビタミン（ビタミン、ミネラルが 25 種類配合されたもの）」「DHA、EPA」「ビタミン C」「ビタミン D」「マグネシウム」の 5 種類です。食事から必要な栄養素をバランスよくとることを目指しつつ、どうしても不足しがちな栄養素だけをサプリメントで補っています。

> **さらに学びたい人は**
>
> 難易度
> ★★
>
> ## 『世界一シンプルで科学的に証明された究極の食事』（津川友介著、東洋経済新報社）
>
> 　UCLA 内科学助教が書いた本書は、科学的に根拠のある食事という視点で見た場合、私が読んだ本の中で、もっともわかりやすくシンプルにまとめられ、理解しやすく、実行しやすいものです。「メタアナリシス」「ランダム化比較試験」「観察研究」の違いと、エビデンスの強さの違いについてわかりやすく解説されています。一般向けの本でここまでしっかり解説されている本はなかなかありません。「科学的根拠」とは何かということがよくわかります。「健康にいい食事」に関する一般的な質問は、ほぼ網羅されていて、「健康にいい食事」を知りたい人には、納得の 1 冊です。

健康

健康的に痩せる食事法

いつの時代もさまざまなダイエット法が提唱されています。多くの人が「ダイエットしたい」と思いながら成功していない現実を反映しているのでしょう。ダイエット、そして「健康な食事法」とは、何なのでしょうか。一緒に考えていきましょう。

ファクト 1 「ダイエット」＝「健康」とは限らない

さまざまなダイエット法に目を通すと、本によって書いてあることが真逆であることも珍しくありません。どの食事法やダイエット法を信じていいか、勉強すればするほどわけがわからなくなるのも無理はありません。

ダイエット法、食事本を読む場合、その本は「誰が書いているのか？」そして「何を目的に書いているのか？」がとても重要です。

というのも、「ダイエット」や「筋肉をつける」を目的にすると、「一時的に痩せる」「筋肉をつける」という結果は出るかもしれませんが、**長期的に実践すると、健康にいいとは限らないのです**。むしろ、健康的に悪い場合も多いですが、医師によって書かれたダイエット法であれば、「病気にならないこと」を基本にしているので、信頼性が高いでしょう。

糖尿病の専門家による食事法は、「血糖値を上げない」「糖尿病にならない」ことに力点が置かれますし、私のように精神科医の立場であれば、メンタル疾患にならないことを重要視します。ここでは、精神科医なりの視点から見た「食事」「ダイエット」についての知見をお伝えしましょう。

ファクト 2 「やせ」は健康ではない

「やせ」と「肥満」、健康なのはどちらでしょうか。「やせのほうが健康に決

まっている」と思うかもしれませんが、実は、これが間違いなのです。

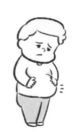

BMI（Body Mass Index）を計算してみよう。

$$BMI = \frac{体重（kg）}{身長（m）×身長（m）}$$

状態	BMIの指標（WHOの基準）
痩せすぎ	16未満
痩せ	16〜16.99
痩せぎみ	17〜18.49
普通体重	18.5〜24.99
前肥満	25〜29.99
肥満（1度）	30〜34.99
肥満（2度）	35〜39.99
肥満（3度）	40以上

図 ▶ BMIの基準

　BMIという概念があります。体重と身長から計算できる「肥満」「やせ」の世界標準の指標です。BMIの基準値は「22」です。「22」に近ければ、高血圧や糖尿病、心筋梗塞などの有病率が最低になると言われています。

　しかし、実際にBMIと寿命の関係を見てみると、**最も長生きするBMIの数値は、日本や東アジアの研究で「24〜27」、欧米の研究では「25〜29」が多いです。**

　日本肥満学会による基準では、「18.5〜25未満」が「普通」、「25.0〜30未満」は「肥満（1度）」となりますから、普通の上限から「肥満（1度）」の下限の人が長生きしています。つまり、**「プチ肥満」「普通」「やせ」「過度の肥満」の順で長生きする**という結果になっています。

　最近の大規模研究では、「プチ肥満」のメリットに否定的な研究もありますが、「やせ」が「普通」や「プチ肥満」よりも健康に悪い、というのは、多くの研究が示すところです。

健康

それなのに、多くの人が、「やせたい」「ダイエットしたい」と不健康になりたがっています。寿命を縮めたがっているとも言えます。

世の中、「脂肪＝悪」という考え方が強いですが、**医学的には「体脂肪＝免疫力」と考えられています**。脂肪が少ないということは、「免疫力が弱い」ということですから、当然病気にかかりやすく、病気に対する抵抗性が弱く、長生きできなくなります。

ボディビルダーは風邪を引きやすいと言います。「大会前に体脂肪率が９％を切ると、近くで誰かがくしゃみをしただけで風邪を引く」と私の知り合いは言います。そのくらい、免疫力が下がるのです。

また、がん患者においても、「やせ」の人ほど長生きできません。化学療法に耐えられる体力がなく、生存率が低くなります。

一口に体重といっても、**「筋肉」と「脂肪」の割合も重要です**。同じ体重でも、しっかりと筋肉があって脂肪がついている「太マッチョ」と、ただ脂肪だけで太っている人とでは、健康度は大きく変わります。当然、後者は最悪です。「プチ肥満」であっても、「血圧が高い」「血糖値が高い」など、高血圧や糖尿病の予備軍にある人は健康とは言えません。生活習慣病のリスクが高く、食事療法、生活習慣改善をきちんと行う必要があります。

「過度の肥満」が健康ではないのは当然として、「やせ」も健康とは言えないというのは覚えておきましょう。

ファクト 3 「肥満が不健康」はチャラにできる

「標準体重で運動しない人」と「肥満で運動する人」を比べたとき、じつは後者のほうが健康的です。サウスカロライナ大学の研究では、「肥満で運動する人」は、「標準体重で運動しない人」の死亡率の半分という結果が出ています。

「普通体重」と「肥満」では、誰もが「肥満」のほうが不健康と思うでしょうが、**一番の不健康は「運動不足」なのです**。

上記研究の主宰者、ブレア教授は、「肥満でも運動の習慣を適切に維持していれば、肥満のリスクは消えてしまう」とまで語っています。

危険因子別の死亡数によると、「運動不足」は年間5.2万人の死亡に対し、「過体重・肥満」は1.9万人と、3分の1程度にとどまります。「肥満」よりも「運動不足」は3倍近くも危険率が高まるのです。

ファクト 4　1日2食、カロリー制限は健康か?

　「健康のために1日2食にしています」「サーチュイン遺伝子をオンにするために1日1食にしています」と話す人がいます。

　昆虫、マウス、アカゲザルなどの動物実験によって、長寿のカギを握るサーチュイン遺伝子が確認されたようですが、今のところ、人間において、「極端なカロリー制限をして、サーチュイン遺伝子が発現し、長生きできた」というエビデンスは見られません。

　動物実験は、細菌やウイルスのいない実験室の中で行われますから、極端なカロリー制限をした動物が野生の中でたくましく生きられるかは、わかりません。

　ウィスコンシン大学（WNPRC）が2009年にアカゲザルにおいて「カロリー制限で延命効果あり」という研究を発表して世間から注目を集めましたが、その数年後、国立老化研究所（NIA）によって行われた、似た実験モデルの研究では、「カロリー制限に延命効果なし」という結果が出されています。

　100歳まで生きた高齢者（百寿者）の食事の調査によると、**「1日3食きちんと食べる」という人は9割**。「1日2食」が男性7.5%、女性5.4%という結果になっています。そのほとんどが、「70歳の頃と比べて食事量が減っていない」「肉魚野菜、主食をバランスよく食べている」という特徴がありました。日本人の「百寿研究」においては、摂取カロリーを減らして100歳以上の長生きをしている人は、ほとんどいないのが現実です。

　糖尿病の予防、うつ病の予防でも1日3食が推奨されています。

ファクト 5　「朝食」は善か悪か

　朝食が健康にいいかどうかも、さまざまな研究があり、議論されていま

す。「朝は食べないほうが1日のパフォーマンスがずっといい」「空腹な午前中だけで1日の大半の仕事を終わらせることができる」という人であれば、食べなくても別にかまわないでしょう。

しかし、次の項目に当てはまる人は、朝食をとったほうがいいです。

朝食をとるべき人の特徴
□ ぐっすり眠れておらず、朝の寝起きが悪い
□ 朝はボーっとしてパフォーマンスが悪い
□ 始業から調子が出るまでに時間がかかる
□ 朝から憂うつである
□ 睡眠障害で睡眠薬を飲んでいる

朝の習慣に関するある調査によると、「ギリギリまで布団を出たくない」という人が49.7%いました。**「朝に弱い人」は、朝食をとるだけで体調が改善し、今よりよくなる可能性があります。**

朝は、1日の中で最も血糖値が低い「低血糖」の時間帯です。低血糖になると、頭がボーッとして集中できません。午前中の調子が悪い人は、単に朝食をとらないことによる「低血糖」の人が多いのです。

精神医学的にみると、**朝食は「体内時計のリセット」「副交感神経から交感神経への切り替え」「セロトニンのスイッチをオンにする」**など、快適な1日のスタートに必要な役割を持っています。

朝食によって、脳や消化管が、「これから1日がはじまる」ということを理解して、脳や体の働きが活発になるのです。

特にメンタル疾患の患者さんは、朝食を食べない人が多いです。「体内時計」や「自律神経」が乱れて、メンタル疾患を発症したり、悪化する原因となっています。

メンタル疾患でなくても、「午前中からバリバリ仕事をしたい」という人は、朝食をとったほうがいいでしょう。**ちゃんとした朝食でなくとも、スープ1杯、バナナ1本でも、「体のスイッチをオンにする効果」は得られます。**

ToDo **1** よく噛んで食べる

　ここまで、「やせ」や「食事制限」のデメリットについて多く述べてきましたが、じゃあ、ダイエットは絶対にすべきではないのでしょうか。

　そうではなく、健康的なダイエット法があります。それが、**「よく噛んで食べる」「時間をかけて食べる」**ということです。

　同じ食べ物を同じ量だけ食べても、よく噛んで、時間をかけて食べるだけで、ダイエット効果が得られるのです。

「早食い」は太ると言われますが、それは急いで食べることで、一気に血糖値が上がるからです。それによりインシュリンが出て太りやすくなります。**ゆっくり食べるだけで、吸収と血糖値上昇が緩やかになり、太りにくくなります。**

　また、噛むことで脳の満腹中枢が刺激されるので、満腹になりやすいというメリットもあります。過度の食欲が抑制され、食べすぎを防止します。

　序章でも述べたように、「咀嚼」によってセロトニン神経が活性化されるので、朝食をよく噛んで食べることで、最高の1日をスタートできます。**ひと口30回噛んで食べるようにしてみてください。**やってみると大変ですが、食事量を減らしたり、我慢したりするダイエットより、何倍も簡単です。ぜひ、取り組んでみてください。

健康

> ### さらに学びたい人は
>
> ### 『名医が考えた! 免疫力をあげる最強の食事術』（白澤卓二監修、宝島社）
>
> 難易度 ★
>
> 　2020年のコロナ禍以後、「免疫力」を上げる方法について関心を持つ人が急増しました。免疫力を高めるためには、「食事」は極めて重要なファクターです。本書は、約70冊もの食事・健康書を執筆した医師の白澤卓二氏によって書かれた、免疫力をアップさせる食事についての決定版です。

嗜好品とうまく付き合う方法

　ここでは、タバコやお酒、コーヒーなどの「嗜好品」について見ていきます。どんなデメリットがあるのか、あるいは、メリットは何なのかについて、整理しました。

ファクト 1 やっぱりタバコは健康に悪い

　タバコのパッケージに病気のリスクが書かれていることからもわかるように、その危険性については誰もがわかっていることでしょうが、非常に重要な事実なので、あらためて説明しておきましょう。

　タバコを吸うと、「**約10年、寿命が短くなる**」というデータが出ています。喫煙者の半数は約15年、4分の1の人は約25年も、本来の寿命より早く亡くなっています。

　日本では、喫煙が原因で年間12万〜13万人が死亡し、受動喫煙が原因で1.5万人が亡くなっています。がんのリスクでいうと、喉頭がんが5.5倍、肺がんが4.8倍、すべてのがんリスクが1.5倍となります。

　中には、「喫煙しても病気にならない人はいる」と主張する人もいますが、精神科医として私が懸念するのは、メンタルへの影響です。**喫煙者は、うつ病リスクが3倍、睡眠障害が4〜5倍、認知症が1.4〜1.7倍、自殺リスクが1.3〜2倍も高いのです。**喫煙は「睡眠の質」を下げるので、P206で説明した「睡眠不足による健康リスク」をそのまま背負うようなものです。

　また、病気にならないだけでなく、タバコは仕事のパフォーマンスを大幅に下げます。「タバコを吸うと集中力が高まる」と言われることもありますが、これは完全に間違いです。喫煙者はニコチン依存症になっているので、通常時の集中力が大幅に低下しており、タバコを吸うことでようやく正常レ

ベルに戻るだけです。**本人はそれを「集中力が上がった」と勘違いしている**
だけなのです。

　喫煙者は、注意力が低下しミスが多く、労働災害率は 60％アップするそ
うです。禁煙に成功した人は、喫煙していたときよりも「頭がシャキッとし
た」「集中力が高まった」と実感します。喫煙により、さまざまな認知機能
の低下を引き起こし、仕事のパフォーマンスを下げているのです。

ToDo 1 タバコをやめる方法

　タバコへの対処法は、「健康で長生きしたければ今すぐ禁煙しよう」の一
言に尽きます。しかし、やめたくてもやめられない人がほとんどでしょう。
その原因は、「ニコチン依存症」です。「吸いたい」という猛烈な喫煙欲求
は、「脳からの指令」ですから、意志によってそれを振り払うのは、並大抵
のことではありません。

　自力で禁煙しようとするのではなく、「禁煙外来」に通うことをおすすめ
します。専門家に相談し、ニコチンパッチ、ニコチンガム、経口薬（チャン
ピックス）など、**「禁煙補助薬」の助けを借りながらやめていくということで**
す。自力の禁煙に比べて、禁煙補助薬を使うと禁煙の成功率は 3 〜 4 倍高ま
ります。

　ニコチンガムやニコチンパッチは薬局でも買えますが、1 人で禁煙して
も、すぐに吸いたくなりがちなので、覚悟を決めて禁煙外来に通うべきでし
ょう。処方される経口薬を使うと、ニコチンパッチだけの場合より禁煙の成
功率が 1.5 倍高まります。

ファクト 2 お酒と健康の関係性

「お酒」が健康にいいのか、悪いのかは、さまざまな研究と議論がありま
す。4 つのポイントに分けて見ていきましょう。

(1)「少量の飲酒は健康にいい」は誤り

お酒の健康に対する常識は、「少量の飲酒は健康にいい」というものでしょう。一昔前は、まったく飲酒をしない人より、多少のお酒を飲む人のほうが死亡率が低いという「Jカーブ」によって、それが示されていました。

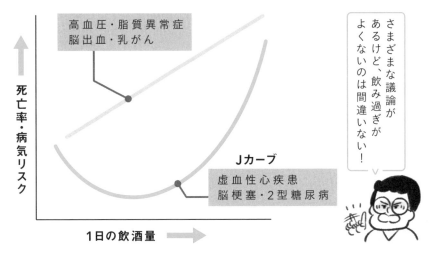

図 ▶ 飲酒量と死亡率のJカーブ

しかし、最近の研究では、少量の飲酒でリスクが下がるのは虚血性心疾患、脳梗塞、2型糖尿病などの限られた疾患であり、**高血圧、脂質異常症、脳出血、乳がんなどでは、飲酒量が増えるほどリスクが高まる**ということが明らかにされています。まとめると、「Jカーブ」のメリットはほとんどないか、微々たるもので、**お酒は飲めば飲むほど病気リスクを高める**と考えられます。

ですから、お酒をほとんど飲まない人が、「お酒は健康にいいらしい」という理由で、無理して飲むのは百害あって一利なしです。

この「適量」についてもさまざまな議論があります。厚労省の政策「健康日本21」では、日本の大規模研究の結果をもとに、適量飲酒は「**純アルコールで1日平均20グラム程度**」と定められています。これはビール500ml缶1本分、日本酒で1合に相当します。右にまとめておきましょう。

| ビール | 日本酒 | ウイスキー | 焼酎
（25度） | ワイン | チューハイ
（7%） |

ロング缶1本
（500ml）　1合
（180ml）　ダブル1杯
（60ml）　グラス1/2杯
（100ml）　グラス2杯弱
（200ml）　缶1本
（350ml）

「健康日本21」（厚生労働省）より

図 ▶ 健康を害さない1日の飲酒量の目安

（2）適量以上は、飲めば飲むほど健康に悪い

　適量の飲酒を超えると、生活習慣病（高血圧、脳卒中、脂質代謝異常、糖尿病）、がん、肝障害、メンタル疾患のリスクが大きく高まります。また、ビールをたくさん飲むと痛風（高尿酸血症）のリスクが高まります。

「健康日本21」の基準によると、生活習慣病のリスクを高める1日の飲酒量のラインは、アルコール40グラム、多量飲酒が60グラムと定められています。**1日500ml缶ビール3本で、「多量飲酒」にあたります。**

（3）毎日は飲まない

　適量であっても、毎日ずっと飲み続けるのは、「極めて」よくありません。**肝臓がアルコールを分解し続けて休むヒマがないので、肝機能が悪化します**。さらに、毎日の飲酒はアルコール依存症のリスクを飛躍的に高めます。1年間で、お酒を飲まない日が1日もない人は依存症を疑ったほうがいいでしょう。お酒を1滴も飲まない日、つまり、**「休肝日」を週に2日以上はとるようにしましょう。**

（4）飲酒はメンタルに極めて悪い

　飲酒は睡眠の質を悪化させ、睡眠障害の重大な原因となります。飲酒はメンタル疾患のリスクを大きく高めます。多量飲酒者では、うつ病のリスクが3.7倍、認知症のリスクが4.6倍、自殺リスクを3倍にも高めます。

　メンタル疾患を治療中の人は、「禁酒」が必須です。お酒を飲んでいる限

健康

り、ぐっすりと眠ることができず、メンタル疾患は治りにくくなります。

　そもそも、**「お酒でストレス発散ができる」という考えは、科学的に間違いです。**お酒を飲むとストレスホルモンである「コルチゾール」の分泌が増えます。飲む期間が長くなるにつれ、ストレス耐性が下がり、「抑うつ」の度合いも高まります。ストレスが溜まって、飲酒量が増えることは、「うつ病」に向かって、一気に突き進んでいることと同じです。

　アルコールは、脳の興奮を抑える「GABA（ギャバ）」を分泌する神経を活性化します。つまり、**鎮静剤を飲んでいるような効果がありますが、それは「問題の先送り」でしかありません。**問題を先送りすると、事態は悪化して対処不能になり、ストレスは増える一方です。お酒でストレス発散はしないほうがいいのです。

ToDo 2 　正しいお酒の飲み方

「晩酌が1日の楽しみ」という人も多いでしょうが、家で飲むと、つい飲みすぎてしまうものです。晩酌をする人は、ほぼ毎日晩酌をするでしょうから、適量飲酒を守ることは困難です。**家飲みは控えましょう。**

　私もお酒は大好きなのですが、基本的に家では飲まないルールを決めています。週に2～3回程度、会食しながら飲むスタイルにしています。**週2回の飲酒であれば、仮に1日にビールを3杯飲んでも1週間の適量飲酒の範囲に収まります。**

　また、私が考える「正しいお酒の飲み方」は、楽しく飲むことです。お祝いごとやご褒美として、親しい仲間と会話を楽しみながら飲むものです。

表 ▶ 正しいお酒の飲み方

正しい飲み方	間違った飲み方
楽しく飲む。祝杯。ご褒美	ストレス発散。悪口を言いながら
親しい仲間や友人と飲む	ひとりで飲む
週2日以上の休肝日	毎日飲む
適量。水を飲みながら	飲み過ぎ。お酒だけを飲む
酔いを覚ましてから寝る	寝酒する

酒や煙草も「ほどほど」に……。食事も腹八分目、「ほどほど」に……。仕事もやり過ぎるもせず、怠けもせず「ほどほど」に……。運動も同じく「ほどほど」に……。「ほどほど」なら、うまくいくのです。

—— 斎藤茂太（精神科医）

ファクト ③ **コーヒーやお茶のメリットは何か**

最後に紹介する嗜好品は、「コーヒー」と「お茶」です。これらには、**たくさんの抗酸化物質が含まれており、健康に非常にいい**とされています。

特にコーヒーは、世界的に飲まれているせいか、研究も多く、以下のように健康にいい効果が多数報告されています。

表 ▶ コーヒーの効果

- 死亡率が16％低下
- さまざまながんのリスクを低下(女性の結腸がん、肝細胞がん、前立腺がん、口腔、食道がんなどのリスクを50％以上低下)
- 胆石の発症を45％低下
- 心臓疾患のリスクを44％低下
- 糖尿病リスクを50％低下
- 白内障の予防効果
- うつ病のリスクを20％低下
- アルツハイマー型認知症のリスクを65％低下
- 幸福物質のドーパミンの分泌を促す
- 集中力・注意力や短期記憶、反応速度を高める(カフェインを摂取した運転手は、事故を起こす確率が63％低い)
- 肥満の人の脂肪燃焼率を10％、痩せている人は29％高める
- 筋持久力が優位に向上し、疲労を感じずに長時間運動できる

以上の研究は、コーヒー摂取量は4杯以上で得られた結果が多い！

また、「緑茶」については、国立精神・神経医療研究センターの研究によると、「**緑茶を1日4杯以上飲む人は、1杯以下の人よりも、うつ病リスクが半分になる**」という結果が出ています。緑茶に含まれる、うまみ成分の「テアニン」や、渋み成分の「カテキン」の効果と推測されます。

「テアニン」は、睡眠のサプリメントとしても販売されているように、リラックス効果のある成分として知られています。
「カテキン」は、強い抗酸化作用、活性酸素消去作用があり、トクホ飲料にも採用されているように、コレステロールや血糖値の上昇抑制作用があり、いいことずくめです。

　私は、毎朝、中国茶を飲むのが習慣です。いい茶葉だと、5〜10杯も淹れることができるので、1回しか淹れられないコーヒーと比べて、コスパが高いです。緑茶とほぼ同等のテアニンとカテキンが含まれているので、同様の健康効果が期待できます。

> コーヒーは飲むことができる一種の魔法である。
> ―キャサリン・M・ヴァレンテ（アメリカの小説家）

ToDo 3 正しいコーヒー、お茶の飲み方

　コーヒーやお茶には、よく知られているように、「カフェイン」が入っています。カフェインには覚醒作用があります。よって、朝にコーヒーを飲むと脳がシャキッとするのは、科学的に正しいのです。
　また、「リラックス効果」があるので、昼の休憩時間に飲むのもいいでしょう。とはいえ、**カフェインの半減期は4〜6時間**で、意外に分解まで時間がかかります。
　夕食後のコーヒーは、不眠の原因になるので控えましょう。カフェイン摂取の門限は、睡眠に影響しない「14時まで」にするのがベストです。

やってはいけない飲み方は、「砂糖の入れすぎ」です。甘いコーヒーは、血糖値を急上昇させるので、1日に何杯も飲むと、糖尿病のリスクを高めます。私の患者さんで缶コーヒー好きの人がいましたが、甘い缶コーヒーを1日4缶も飲んでいたため、若くして糖尿病になりました。

　コーヒーはブラックで飲むか、ごく少量の砂糖にとどめるべきです。また、コーヒーチェーン店の「フラペチーノ」「キャメラルマキアート」などには、大量の砂糖が含まれています。1日の砂糖の適正摂取量は大さじ3杯までが目安です。注意するようにしましょう。

　そもそも、缶コーヒーやインスタントコーヒー、ペットボトルのお茶などは、健康にいい各種成分の含有量が大幅に少なくなります。

　コーヒーは豆から、お茶は茶葉から、その場で淹れたてを飲むのが最も健康効果が高いのです。コンビニや自動販売機で買うのではなく、自宅で自分で淹れる習慣を取り入れましょう。気分転換にもなります。

　ここまではメリットについて述べてきましたが、遺伝的にカフェインに弱い人もいます。

　そんな人がコーヒーを大量に飲むと、心筋梗塞になるリスクが高まります。最近の研究では、**カフェインに弱い遺伝子タイプ**も発見されています。遺伝子検査をしなくても、カフェインに弱い人は、普通の人よりもカフェインの代謝が遅く、コーヒーを飲むと、「寝られなくなる」「疲労感が出る」など、影響が強く出ます。

　メリットがたくさんあるからといって、飲めないタイプの人が無理に摂取量を増やすことはしないでください。

『頑張らずにスッパリやめられる禁煙』
（川井治之著、サンマーク出版）

難易度
★

「ニコチン依存症」とは何か。どういう特徴を持っているのか。「敵」について知識もなく、我流で「禁煙」するから失敗します。「体の依存」「習慣依存」「心の依存」の３つの依存タイプを知って、それぞれの対処法を学ぶことで、禁煙の成功率を飛躍的に高めることができるでしょう。禁煙をはじめる前に、禁煙の基本について最低限の知識を学ぶことが、禁煙の成功率を高めるのです。

『ハーバード医学教授が教える 健康の正解』
（サンジブ・チョプラ著、ダイヤモンド社）

難易度
★★

世の中、山ほどある健康法の中から、エビデンスが十分にある最も効果の高い健康法が５つに絞って紹介されています。その５つとは、「コーヒー」「運動」「ビタミンD」「ナッツ」「瞑想」です。多くの健康本の中で、コーヒーの効果、エビデンスについて、ここまで詳しく解説されている本はなかなかないと思います。

5 章

心を整え、
「新しい自分」に
アップデートする

メンタル

自分を変えるにはどうすればいいのか

　日本を含めた7ヶ国の若者を対象とした意識調査（平成25年度）によると、日本の若者のうち、「自分自身に満足している人」の割合は45.8％で、調査した7ヶ国中最低の数字でした。

　約半数の人たちは、自分自身に満足できず、なかでも「自分の性格や外見を変えたい」と思っている人は、非常に多いのです。

ファクト 1 「性格を変える」のはキリがない

　結論からいうと、性格は変える必要はありません。精神医学的見地からいうと、3年くらい長期的に取り組めば性格を変えることは可能ですが、一朝一夕にはできません。「明日から生まれ変わろう」と思っても、その誓いが続かないことを想像してみれば明らかでしょう。

　また、「内気な性格を変えたい」と思って何年もかけて積極的で社交的な自分を演じ続けたとしても、今度は「別の欠点」が気になるはずです。**欠点を直し続けると、無限連鎖にハマってしまいます**。欠点や短所を直すことだけに終始し、一生が終わってしまいます。

　たとえば、まぶたの二重の整形手術をした人は、次は鼻が気になりはじめ、鼻を手術します。その次は顎を手術したくなったりして、気に入らないところを手術し続けるのです。

　それと同様に、人は自分の性格について、完璧に満足することは決してありません。

ToDo 1 性格ではなく、行動を変える

　とはいえ、「内気で人と話せず、目を合わせることもできないし、ほとん

ど会話ができない」というレベルであれば、社会生活に支障をきたすので、直す必要があるでしょう。とっておきの方法は、**「性格」を変えようとするのではなく、「行動」を変えればいいのです。**

> その人の性格は、その人の行動の結果である。
> —— アリストテレス（古代ギリシャの哲学者）

「内気な性格を変えたい」と思うのなら、職場に行ったときは、すれ違う人全員に笑顔で挨拶をしてみましょう。

「目を合わせることなどできない」のであれば、目と目の間あたりを見るようにして挨拶をします。1週間でも続けると、周りからのあなたの印象はガラリと変わります。

　もちろん、あなたの内気な性格が、1週間で改善されることはありませんが、「行動」が変わることで、相手から好感を持たれるのです。**周囲からの見方が変わるだけで問題は解決します。**

「内向的な人」から「感じのいい人」のイメージに変わるだけですが、それで十分なのです。

　行動を変えるためには、P22の「行動のハードルを下げること」が有効です。下のように、実際に紙に書いて実践しましょう。

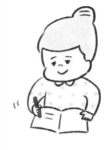

あなたが変えたい性格は？

➡ 内向的な性格を外交的に変えたい

その性格を変えるための行動を3つ。

➡　1　朝、笑顔で挨拶する
　　2　意見を求められたときに、最初に
　　　　挙手して意見を言う
　　3　初対面の人に、自分から質問する

図 ▶ 性格と行動を変えるアウトプットの例

ファクト 2 長所伸展に集中する

　あなたのまわりの魅力的な人を観察してみましょう。「長所」が秀でているかもしれませんが、きっと欠点もいくつかあるはずです。長所が目立つと、他の小さな欠点は目に入らなくなります。**人が人を好きになるとき、欠点があるかないかは気にならず、その人の長所を好きになるのです。**男女関係、友人関係、職場でも同じです。

「短所がない人」が好かれるのではなく、「長所がある人」が好かれるのです。つまり短所をいくら直しても人から好かれるようにはなりません。

　若い人は短所克服を重視しがちですが、年をとるほど長所伸展が大切と思うように変化します。年とともに、短所にこだわってもしょうがないことに気づくのです。

　短所克服のことを考えて悩むくらいなら、長所を伸ばすことに労力をかけましょう。

ToDo 2 3行ポジティブ日記を書く

　自分の短所ではなく長所に目を向けるようにするためには、「ポジティブ思考」を鍛える必要があります。1日たった3分でできる「ポジティブ思考」を鍛える方法、それが「**3行ポジティブ日記**」です。

「3行ポジティブ日記」とは、1日の終わりに、今日あった楽しかったこと、ポジティブな出来事を3つ書く、という単純なワークです。たとえば、下記のようにその日感じたポジティブなことを書きます。

（1）昼、新しくオープンしたラーメン屋に行ったら、結構おいしかった。

（2）自分が提出した企画書が、意外と高く評価されてうれしかった。

（3）仕事が少し早く終わったので、ジムに行って気持ちのいい汗を流した。

この日記は、**寝る前15分以内に書いてください**。寝る前は最も記憶に残りやすい「記憶のゴールデンタイム」で、1日をポジティブに振り返ることが、ポジティブ思考のトレーニングとなります。**ネガティブな出来事は書かないように注意します**。ネガティブ思考を誘発する出来事は、そのまま忘れればいいのです（ネガティブな出来事はP274の「賢者のワーク」を参照）。

そう言うと、「楽しいことが3つも思い浮かばない」と思うかもしれません。だからこそ、**必死に思い出して絞り出すことが、ポジティブ思考のトレーニングになる**のです。最初は「天気がよかった」「ランチがおいしかった」という程度でもOKで、できれば自分の行動、思考、感情で「うまくいったこと」が書けるとベストです。

書けば書くほど効果的ですので、3つ以上なら何行でも、ポジティブなアウトプットは多ければ多いほどよいのです。

この方法は、「**認知行動療法**」の基本的なワークをシンプルに実行しやすくしたものです。非常に効果の高いワークとして知られています。物事の「いい側面」に注目できるようになり、ポジティブ思考が鍛えられます。自分の短所よりも、長所にも目が向くようになり、自分の欠点やコンプレックスも気にならなくなるはずです。

さらに学びたい人は

『がらっと』（山﨑拓巳著、サンクチュアリ出版）

難易度
★

「自分の性格は変えられない」「他人は変えられない」とは言いましたが、「行動を変える」にフォーカスして、きちんと継続していけば変えることは可能です。本書では、「自分の性格を変える」ための、ヒント、アイデアがたくさんちりばめられています。本を読まない人のための出版社、サンクチュアリ出版らしい、わかりやすく、非常に直感的に理解しやすい1冊。読書が苦手な人におすすめです。

メンタル

自己肯定感を高める方法

「自己肯定感」という言葉がよく聞かれるようになりました。ただ、自己肯定感が何かというと、定義が研究者ごとに微妙に異なり、自己肯定感を高める方法もさまざまです。

たとえば、アドラー心理学では、「自己肯定ではなく、自己受容が重要だ」とされています。ネガティブな人が、無理に肯定的な言葉を発したところで、自己肯定感が高まるわけではない、というわけです。

そのように議論の分かれる「自己肯定感」について、整理しながらまとめてみます。

ファクト 1 自己肯定感と自己否定感

そもそも、自己肯定感とは何でしょうか。心理学事典の定義を引用すると、「自分の可能性を信じ、自分はできるんだという自信を持ち、肯定的に自己を認識すること」と書いてあります。わかったような、わからないよう感じがするでしょう。

表 ▶ 自己否定感と自己肯定感

自己否定感	自己肯定感
自分には無理 自分には生きる価値がない 消えてなくなりたい 必要とされていない 自分が嫌い 人生を楽しむことは罪 生きていても楽しくない 死にたい	自分にはできる 自分には生きる価値がある 主張したい 必要とされている 自分が好き 人生を楽しみたい 毎日が楽しい 生きたい

自己肯定感は「高い」「低い」で表現されますが、「自己肯定感が低い」という概念をわかりやすくするなら、「**自己否定感**」と言い換えればよいでしょう。

　「どうせ私なんか」「自分には無理」「自分は生きる価値のない人間だ」と考えさせてしまうのが自己否定感です。

　その逆で、「自分にはできる」「自分には生きる価値がある」「毎日が楽しい」と思わせるのが、自己肯定感です。自己肯定感が高いか低いかではなく、まず「自己肯定感」か「自己否定感」の2つのベクトルで考えると、自分が「どちら寄りの人間か」がよくわかるはずです。

　「自己否定感がある人」は、人から褒められたり励まされても、「どうせ本心じゃないし」「無理して言っているに違いない」とネガティブに受け取ってしまいます。仕事で成功しても「たまたまうまくいっただけだ」としか思わず、**すべての体験に「マイナス」を掛け算してしまいます。**

　それでは、他者から承認されても、成功体験として積み上がっていきません。

2　「自己受容」で、自己否定感をリセットする

　「自己否定の世界」の住人から「自己肯定の世界」の住人になるにはどうしたらいいのでしょうか。そのために必要なのが「**自己受容**」です。

　自己否定感をリセットして「ゼロ」にするのが、「自己受容」です。コンプレックスや欠点、短所を抱える自分、失敗だらけの自分、ネガティブな自分を、そのまま受け入れることです。**「今のままの自分でいい」「ありのままの自分でいい」「今のまま生きていい」その感覚が「自己受容」です。**

　子どもの頃、親から否定されたり、虐待されたりした体験を持つ人は、「自分は生きていてはいけない存在」などと刷り込まれてしまいます。

　「自己受容」というのは、「自己肯定の世界」への「関所」みたいなもので、その「関所」を通過しない限り、「自己肯定」へ進むことは許されないようなイメージです。

自己否定がある人には、どんなアドバイスも意味がありません。まずは、「自己受容」をして、自己否定の世界から抜け出すことが最優先です。

> あるがままでよい、あるがままよりほかに仕方がない、
> あるがままでなければならない。
>
> ── 森田正馬（精神科医、森田療法の創始者）

ToDo 1 「自己受容の4行日記」を書く

では、実際に自己否定感を持つ人が「自己受容」をするためには、どんなことをすればいいのでしょうか。私がおすすめするのは、**「自己受容の4行日記」** です。

前項で、「3行ポジティブ日記」の書き方を説明しました。「自己受容の4行日記」では、「3行ポジティブ日記」の前に「1行ネガティブ」を追加するだけです。

ネガティブなことを書いて吐き出すのは、ストレス発散になるのですが、そればかりを繰り返すと「ネガティブ記憶」「ネガティブ思考」が強化される恐れがあります。そこで、「1行ネガティブ」とセットで「フィードバック」を書いて、自分を認めるようにするのがコツです。

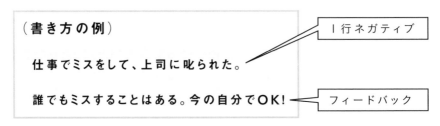

（**書き方の例**）

仕事でミスをして、上司に叱られた。 ── 1行ネガティブ

誰でもミスすることはある。今の自分でOK! ── フィードバック

図 ▶ 1行ネガティブを書く

「次回、頑張ればいい」「いちいち気にしてもしょうがない」と、自分を「褒める」「応援する」「励ます」ようなフィードバックが書ける人はいいですが、それができない人も多いことでしょう。

その場合は、「今の自分でOK」「それでいい」という、今を認めるフィードバックを書いてください。

心の中で葛藤してもよいので、書いてみてください。ただ書くだけであなたの脳内の配線はつなぎかわり、「プチ変化」「プチ成長」が起こります。

前ページのように、「自己否定 → 自己受容 → 自己肯定」の階段を1段ずつ上がっていきましょう。

そして、「1行ネガティブ」の後には、必ず「3行ポジティブ」を書いてください。**ポジティブな気分で締めくくることが、何より重要です。**以下の例を参考に、上手に1日を終えるようにしてください。

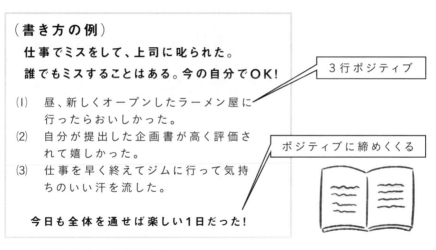

（書き方の例）

仕事でミスをして、上司に叱られた。

誰でもミスすることはある。今の自分でOK！　　　 3 行ポジティブ

⑴　昼、新しくオープンしたラーメン屋に行ったらおいしかった。

⑵　自分が提出した企画書が高く評価されて嬉しかった。　　ポジティブに締めくくる

⑶　仕事を早く終えてジムに行って気持ちのいい汗を流した。

今日も全体を通せば楽しい1日だった！

図 ▶ 自己受容の4行日記

ファクト 3　自己肯定感と自信の違いとは

自己肯定感と関連するのが、「自信」です。「自信を持って！」という励まし方がよくされますが、気の持ちようだけでは自信はつきません。自信の概念を整理しておきましょう。

「自信」は、次のように理解するとわかりやすいでしょう。

【自信の公式】	自己肯定感	×	経験	=	自信

　つまり、**自己肯定感を高め、成功体験を積むことによって、「自信」が生まれるということです。**

　たとえば、テストでよい結果が出たとしましょう。

　自己肯定感があると、「頑張ったから結果が出た」「勉強してよかったな」「この調子で、次も頑張ればまたいい点数が取れそう」と、前向きにとらえて自信をつけていきます。

　一方で、自己否定感のある人は、「たまたまヤマが当たっただけだ」などと、せっかくの「成功体験」を否定的にとらえるので、「自信」として積み上がりません。**テストの「結果」よりも、「受け取り方」のほうが重要なのです。**

　また、「自尊感情」「自己効力感」「自己有用感」など、似た言葉がたくさんあるので混乱する人も多いでしょう。これについては、『自己肯定感ノート』のまとめ方が非常に理解しやすいので、下の表にまとめておきます。

	6つの感	意 味	木に例えると
自己肯定感	自尊感情	自分に価値があると思える感覚	根
	自己受容感	ありのままの自分を認める感覚	幹
	自己効力感	自分にはできると思える感覚	枝
	自己信頼感	自分を信じられる感覚	葉
	自己決定感	自分で決定できるという感覚	花
	自己有用感	何かの役に立っているという感覚	実

『書くだけで人生が変わる自己肯定感ノート』（中島輝著、SBクリエイティブ）より改変

図 ▶ 自己肯定感の概念の整理

　以上、自己肯定感について説明しましたが、自己肯定感を高めるもっとも大きなメリットは、**「新しいことにチャレンジできるようになる」**ことです。行動が積極的になり、自己嫌悪が減り、劣等感も消えていきます。やが

て自分に自信がつき、恋愛ができたり仕事もうまくいくようになるでしょう。すべてを否定的にとらえていると、人生を楽しめないし、幸せに生きることもできないのです。

さらに学びたい人は

難易度
★

『書くだけで人生が変わる自己肯定感ノート』
(中島輝著、SBクリエイティブ)

左ページの表のように、自己肯定感について非常にわかりやすくまとめられた1冊です。10個以上の具体的・実践的なアウトプットワークが紹介されています。本を読んでもその内容を実践しない人がほとんどですが、ワーク形式で書き込めるので、誰でも実践しやすく、結果を出しやすいです。

難易度
★

『それでいい。』
(細川貂々、水島広子著、創元社)

ネガティブな自分をたった一言で認め、自己受容してしまう魔法の言葉「それでいい」。自己否定感にとらわれた人が、自己受容し、新しい一歩を踏み出せる本。学術的にも信頼がおけ、実践的自己受容の方法が楽しく学べます。細川貂々さんのゆるいタッチの漫画もあり、誰でも気軽に読めて、自己肯定の一歩を踏み出せる1冊です。

難易度
★

映画『アナと雪の女王』

挿入歌「Let It Go 〜ありのままで〜」が強烈なインパクトを与え、大ヒットしたディズニー映画。自分を押し殺し「自己否定」で生きていた主人公の「エルサ」が「自己受容」し、自己肯定の世界へと踏み出す作品として理解できます。「自己受容」とはどういうことなのか、リアルに理解できるはずです。

メンタル

「緊張しやすい」の対処法

「緊張」に関するある調査によると、「緊張しやすい」と答えた人は8割を超えます。「どんなときに緊張しますか?」という場面別の質問では、「プレゼンテーション」「試験、テスト、面接」「発表会、演奏会」「対人場面（1対1や初めての人と会うとき）」など、誰もが緊張しそうな場面が上位にきます。

表 ▶ どんなときに緊張しますか?

1位	大勢の前で話・スピーチをする	82.2%
2位	初対面の人に会うとき	36.5%
3位	新しい職場や仕事、人事異動など	35.6%
4位	プレゼンや報告を行うとき	27.8%
5位	発表会や演奏会のとき	26.7%

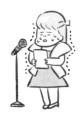

　こうした場面で緊張せずに、常に100%の実力を発揮できたとするならば、人生を大きく変えるインパクトがあります。

　緊張の原因は昔から研究されており、その機序は詳しく解明され、対処法も確立されています。緊張について学んでおけば、誰でも緊張をコントロールできるようになります。緊張が原因の失敗もなくすことができるのです。

ファクト 1 緊張は「味方」だ

「緊張するのは、とてもいいことです」と言うと、大きな反発が返ってきそうです。しかし、脳科学や心理学の分野において、緊張はいいことだと100年以上も前に明らかにされています。

　生理学者ヤーキーズ博士とドットソン博士による1908年の研究では、マウスに黒と白の目印を区別するように訓練し、マウスが色を間違えたときに

は、電気ショックを与えて学習を促しました。その結果、電気ショックの刺激が適度なときにマウスは最も速く区別を学習し、電気ショックが弱すぎたり強すぎたりすると、学習能力が低下することがわかりました。

　つまり、**ある程度の緊張感、緊迫感があったほうが、パフォーマンスは上昇するのです。**この結果は、緊張が敵ではなく味方であることを示しています。

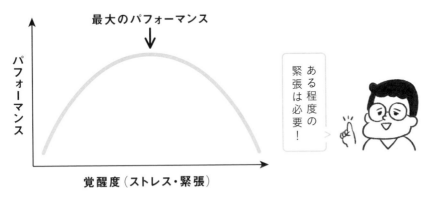

図 ▶ ヤーキーズ・ドットソンの法則

　適度の緊張状態では、ノルアドレナリンという物質が分泌されます。ノルアドレナリンは、集中力や判断力を高め、脳のパフォーマンスを飛躍的に高めてくれます。

　ただし、過剰に緊張すると、頭が真っ白になったり、筋肉がこわばったりするので、逆にパフォーマンスが下がってしまうのです。

ToDo 1 緊張してきたときに効くログセ

　ほとんどの人は、緊張してきたときに、「ああ、緊張してきた。失敗したらどうしよう……」と、ネガティブな言葉を口にしてしまいます。ネガティブな思考と言葉は、不安を招き、さらに緊張を増幅させます。

　そんなときは、「適度に緊張しているから、今日は最高のパフォーマンスが出せそうだ！」と、前向きな言葉に変えてしまうのです。もっと簡単に、緊張してきたら「**パフォーマンスが上がってきた**」と言いましょう。普段か

ら口グセにするといいと思います。

　緊張は、「失敗の徴候」ではなく、「成功の徴候」です。緊張をポジティブに受け取り、緊張を楽しむようにすれば、本当に最高のパフォーマンスが発揮されます。

> お笑い芸人は緊張しない奴は売れないねん、見事に。みんな緊張しいやねん。怖いから頑張んねんけど。
> ── 明石家さんま（お笑い芸人）

ファクト 2　緊張の原因は、睡眠不足

　試験の前日に徹夜で勉強したり、重要なプレゼンの前日に徹夜で準備したりすることはありませんか。

　「睡眠不足」は緊張の重要な原因になります。睡眠不足は交感神経を優位にします。健康な人でも、徹夜すると血圧は約 10mmHg ほど上昇します。血圧が上がり、**交感神経のスイッチを ON にして「緊張しやすい状態」を作り出す**のです。

　徹夜して、試験勉強やプレゼンの準備をすることは、「緊張の暴走状態」を自分で作り出すのと同じです。

ToDo 2　睡眠をとる

　緊張をコントロールしたいなら、「きちんと睡眠をとる」ということに尽きます。7時間以上の睡眠がとれていれば、交感神経にしっかりとブレーキがかかります。

　とはいえ、「ちゃんと7時間は寝たけど、すごく緊張した」という人もいるでしょう。それは、普段の生活で睡眠が足りていないからです。いつも5時間しか寝ていない人が、1日だけ7時間寝たとしても、「副交感神経優位な人」に突然変わることはありません。

高血圧で治療している人が、1日だけ十分な睡眠をとっただけで、いきなり血圧が下がらないのと同じです。しかし、高血圧の人が、1週間だけ睡眠時間を毎日1時間ずつ増やしたところ、血圧が平均約8mmHg低下した、という研究もあります。

　緊張に強い人になるため、普段から7時間の睡眠をとるようにしましょう。睡眠不足の自覚がある人は、今晩からぐっすり眠るようにして、「緊張しにくい体質」へ変えていくのです。

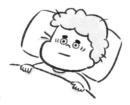

十分な睡眠　⟷　睡眠不足
副交感神経　⟷　交感神経
血圧の正常化　⟷　血圧の上昇

リラックスしやすい　　緊張しやすい

図 ▶ 睡眠と緊張の関係

ファクト 3 セロトニンの量が低下すると緊張しやすい

　緊張しやすいあなたは、普段から「イライラしやすい」「怒りっぽい」「気分が不安定」などの傾向がないでしょうか。あるいは、「やる気が出ない」「朝起きるのがつらい」といった、うつ的な症状がないでしょうか。

　どちらかに当てはまる場合は、「セロトニン量の低下」が疑われます。セロトニンは、「脳の指揮者」とも言われ、テンポの速い演奏者がいたら、それを指摘してテンポを調整するように、ノルアドレナリンの増えすぎなどをコントロールします。

　逆に、セロトニン神経が弱っていると、ノルアドレナリンが簡単に暴走しやすくなります。つまり、「緊張」や「不安」が起こりやすくなります。

　緊張しやすい人や感情が不安定という人は、セロトニン神経が疲れている可能性があります。つまり、セロトニンを活性化すれば、緊張はコントロー

ルできるのです。

セロトニン神経を活性化する方法は、P36で紹介した「朝散歩」です。ちゃんと習慣として取り組んでいれば、緊張をコントロールできるようになるはずです。

ToDo 3 1分で効果が出る緊張緩和法

次に、緊張する場面で即効性のある「緊張緩和法」を紹介します。ちゃんと睡眠をとり、日頃から朝散歩をしている上で、取り入れてみてください。

（1）正しい深呼吸

緊張と聞いてすぐに思いつく対処法は、「深呼吸」でしょう。しかし、「深呼吸をしたって緊張は収まらない」と思っているのではないでしょうか。

それは、**深呼吸の仕方が根本的に間違っている**からです。ちゃんと正しい深呼吸をすれば、副交感神経が優位になるので、必ず緊張は軽減し、鎮まります。

大きく息を吸って（吸気）、2倍以上の時間をかけて息を吐く（呼気）のが正しい深呼吸です。 呼気の時間を2倍以上とらないと、交感神経を刺激し、緊張が余計にひどくなるので要注意です。また、呼気は、細く長く10秒以上（できれば20秒以上）かけてすべてを吐き切り、腹式呼吸（横隔膜を上下させる）であることも大事です。この方法を正しく行わないと、深呼吸の緊張抑制効果は最大化しません。下記に、時計を見ながら深呼吸を行う「時計法」をまとめたので、実践してみてください。

表 ▶ **1分深呼吸法（時計法）のやり方**

> **時計の文字盤を見ながら、**
>
> **（1）5秒で鼻から息を吸う（5秒）**
>
> **（2）10秒かけて口から息を吐く（10秒）**
>
> **（3）さらに5秒かけて、肺の空気をすべて吐き切る（5秒）**
>
> **以上、20秒の深呼吸を3セット繰り返す（60秒）**

（2）背筋を伸ばす

　背筋を伸ばすだけで、緊張はスーッと引いていきます。それは、「姿勢」とセロトニンが関係しているからです。**背筋を伸ばして姿勢をよくするだけでセロトニンが活性化し、緊張をコントロールできるのです。**

　緊張している人は、必ず前かがみになっています。

　座った姿勢のときは、背筋をスッと伸ばし、自分の一番よい姿勢を作り、先ほどの深呼吸をしましょう。

　立っている姿勢のときは、上から糸で引っ張られるイメージを持ち、背筋を伸ばしてください。「緊張するな」と自分に言い聞かせるのではなく、「背筋を伸ばそう」ということに意識を向けてください。

（3）あえて笑顔を作る

　緊張している人は、間違いなく顔がこわばっています。そんなときこそ、あえて「満面の笑み」を作ることで、緊張を消し去ることができます。

　人と話す場面、プレゼンテーションの場面などでは、とにかく「笑顔」で話します。**「姿勢」と同様に、「表情」もセロトニンが関係しています。**嬉しくなくても、笑顔を作るだけで、セロトニンが活性化し、緊張のコントロール力がアップするのです。

> ### さらに学びたい人は
>
> ## 『いい緊張は能力を2倍にする』
> （樺沢紫苑著、文響社）
>
> 難易度 ★★
>
> 　手前味噌で恐縮ですが、「緊張コントロール」の本、数十冊を読み、古今東西、ありとあらゆる緊張緩和のコントロール法を集め、それらをすべて科学的に検証して、科学的に効果のある33個の緊張緩和法を紹介したのが、こちらの拙書です。緊張コントロールの百科事典ですので、必ずあなたに合う緊張コントロール法が見つかります。

メンタル

4 怒りをコントロールする方法

ついイラッとして暴言を吐いたり、怒りのメッセージを送ったりしたことは、誰にでもあるのではないでしょうか。

怒りの感情は、人間関係のトラブルを巻き起こしたり、後になって大きな後悔をしたりするので、取扱注意です。そこで、「怒り」のコントロール法を学んでおきましょう。

ファクト 1 怒りに気づく

怒ることを「我を失う」と言いますが、怒りによって自分がわからなくなり、理性のコントロールができなくなる状態になります。

大事なのは、「自分は怒っているんだ」という自分の怒りに気づくことです。できれば、「自分はこれから怒りそうだ」「このままいくとキレそうだ」「なんかイライラしてきた」と、**「怒りの兆候」を先に認識することができれば、怒りをコントロールすることができます。**

「怒り」が「暴れ馬」だとすると、「怒りの認識」は「手綱をしっかりと握ること」です。馬が暴れそうだと思ったときに、手綱を握って馬をコントロールします。手綱をちゃんと握っておかないと手から離れてしまい、馬が暴れ振り落とされてしまいます。

ToDo 1 「自分は怒っている」とつぶやく

それでは、どうすれば怒りに気づけるのでしょうか。

「怒りがこみ上げてきたとき」に、「今、自分は怒っている」と心の中でつぶやけばいいのです。

「今、自分は怒っている。今、自分は怒っている。今、自分は怒っている」

と、心の中で3回つぶやいてください。1人でいるとき、目の前に相手がいないような場合は、声に出すといいでしょう。「そんなことで？」と思うでしょうが、試しにやってみると、絶大な効果があることがわかります。

それでも怒りが収まらない場合は、「今、自分は怒っている。今、自分は、怒っている自分に気がついた。今、自分は、怒りがコントロールできていない。そのことに気がついた」と、自分の心を実況中継します。

「怒り」そのものは突発的に湧き上がる感情です。「怒り」を封じ込める、押し込めようとしても、それは難しいです。**封じ込めるのではなく、「怒っている自分」「怒りそうになっている自分」を客観的に眺めればいいのです。**

そうやって実況中継を続ければ、自分がカメラに撮影されているような感覚になってきて、「言い争っている相手と自分」を、テレビの画面で見ているようにイメージできます。そこまでできれば、怒りはコントロールできたも同じです。

ファクト 2 「怒り」の正体を知る

そもそも「怒り」とは何でしょうか。脳科学的・身体的に「怒り」を分析すると、**「怒り」とは、「アドレナリン分泌」と「交感神経の興奮」**です。

体内の変化で心拍数が上がり、呼吸が浅くなり、頭に血が上り、カッとした状態に陥るのです。

つまり、「アドレナリン」と「交感神経」の2つをコントロールできれば、怒りは確実に収まります。怒りのコントロールが可能になるのです。

ToDo 2 「6秒ルール」で怒りのピークをやり過ごす

アドレナリン分泌のピークは、怒りを発してから「6秒後」と言われます。つまり、最初の6秒間をやり過ごせば、その後は徐々に冷静さを取り戻すことができるのが「6秒ルール」です。

1から6までをゆっくりと頭の中でカウントする。あるいは、**目の前に見えている物の名前を6つ、ゆっくりと順番に、「机、蛍光灯、カレンダー、**

本棚、冷蔵庫、時計……」というように列挙します。

　先ほどの「今、自分は怒っている。今、自分は怒っている。今、自分は怒っている」という言葉を心の中でつぶやいても、6秒が経過します。

ToDo ③ 「40秒ルール」で怒りを沈静化する

　とはいえ、「6秒ルール」を実践してみると、「怒りのピーク」は回避できたとしても、イライラは収まらないことに気づくはずです。なぜなら、アドレナリンが少なくなるまではもう少し時間がかかるからです。

　生理活性物質は、ピークからその濃度が半分程度にまで減ると、効果が非常に弱くなります。その濃度が半分に減るまでの時間を、「半減期」と言います。**アドレナリンの半減期は 20 〜 40 秒だとされています。**

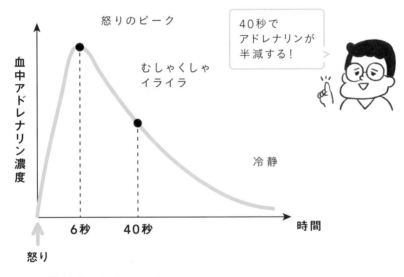

図 ▶ 怒りのコントロール

　アドレナリンは、6秒後に血中濃度がピークに達するものの、一瞬で代謝されるわけではないので、10 〜 20 秒後もある程度の濃度のままで、むしゃくしゃした気持ちは続きます。

　アドレナリンの効果がなくなる目安が、半減期の「40秒」なのです。な

ので、「6秒ルール」と「40秒ルール」をうまく併用することで、怒りを上手にコントロールできるのです。

> 腹が立ったら、何か言ったり、したりする前に十まで数えよ。それでも怒りがおさまらなかったら百まで数えよ。それでもダメなら千まで数えよ。
> ── トーマス・ジェファーソン（第3代アメリカ大統領）

40秒間をやり過ごす方法が、「深呼吸」です。

前項で、正しい深呼吸の方法をお伝えしました。5秒で吸って、15秒以上かけてすべての息を吐き切る。**この「20秒の深呼吸」を2回行うと、ちょうど40秒になります。**

深呼吸をすると、交感神経優位が副交感神経優位に切り替わります。怒りはクールダウンし、冷静さを取り戻します。**深呼吸は、怒りを感じてから行うのではなく、「怒りそうになる場面」で予防的に行うとさらに効果的です。**

たとえば、夫婦喧嘩の場面、最初にイラッとして喧嘩になりそうな雰囲気を感じた瞬間に深呼吸をするようにします。そうすると、相手の「売り言葉」にも、冷静に落ち着いた口調で受け答えができます。怒鳴り合いの喧嘩に発展するのを防ぐことができます。

ToDo 4 あえてゆっくりと話す

相手と口論している場面では、相手の言い分にすばやく反論しようと思うと、深呼吸をしているヒマはありません。そんなときに有効なのが、「ゆっくり話す」です。

ゆっくり話すだけで、あなたの怒りはクールダウンしてきます。そして、不思議なことに、相手の怒りもクールダウンしていくのです。

人間は、怒り、興奮、緊張すると早口になります。なぜなら、交感神経が優位になると、呼吸が浅くなるからです。深い呼吸ができなくなり、一息で1つの文章を話すために、早口にならざるをえないのです。

交感神経が優位になると早口になるということは、その逆に、「ゆっくり話す」ことで、副交感神経が優位になるのです。「ゆっくり話す」ことを意識すると、余裕をもって息を吸うことができ、実質的に「深呼吸」と同じ効果が得られます。

ToDo 5　相手の怒りを鎮める方法

また、相手が先に怒りを向けてくることもあるでしょう。

たとえば、クレームの電話などで、相手が怒り心頭で、早口でまくし立ててくるような場合です。その場合、相手の「早口」につられて、こちらも「早口」になりそうになるので注意しましょう。売り言葉に買い言葉で、相手の「怒り」に巻き込まれて、こちらも怒りがこみ上げてキレやすくなり、口論となれば大変なトラブルに発展してしまいます。

このときも、「ゆっくり話す」ことを意識します。**相手のペースに巻き込まれないように、自分の普段の話すスピードの「3割ダウン」を意識するといいでしょう。**「3割ダウン」は遅すぎるのではないかと思うでしょうが、聞いているほうからすれば、それほど遅くは感じないので、相手の怒りを鎮めるちょうどいいペースになります。

ファクト 3　感情の綱引きを利用する

人間には、「感情伝染」という心理があります。「バカヤロー」と言われると、「バカヤロー」と言い返したくなるし、笑顔で「ありがとうございました」と言われると、自然と笑顔で「こちらこそ、本当にありがとうございます」と言いたくなります。

脳内には、「ミラーニューロン」という神経細胞があって、相手のマネをするように働きかけるからです。

「怒り」に対しては「怒り」を、「冷静」に対しては「冷静」を生みます。私はこれを「感情の綱引き」と呼んでいます。

相手は「怒り」、あなたは「冷静」。2人が綱引きをすると、強いほうが勝

ちます。あなたが「深呼吸」や「ゆっくり話すこと」で冷静をキープすると、相手はクールダウンしていきます。必ずしも怒りが勝つわけではないのです。

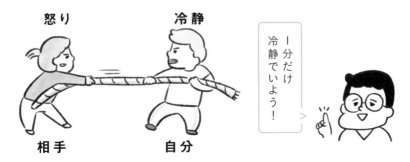

怒り　冷静

1分だけ
冷静で
いよう！

相手　自分

図 ▶ 感情の綱引き

　精神科の患者さんの中には、感情が不安定で怒鳴り散らすような人がときどきいます。しかし、その「怒り」に引っ張られず、「冷静さ」をキープすると、1分ほどで相手はクールダウンします。そして、5分後には普通に会話できるようになります。

さらに学びたい人は

『怒りにとらわれないマインドフルネス』
（藤井英雄著、大和書房）

難易度
★★

「今、自分は怒っている」と認識すること。「今、ここ」に集中することをマインドフルネスといいます。「今、自分は怒っている」と認識しよう、と言っても、できない人も多いはず。そこで、本書で紹介されている1日10秒でできるマインドフルネスのトレーニングを行ってください。怒っていない普段の状態で、「今、ここ」に集中できるようにしておくことで、いざ、「怒り」「緊張」「イライラ」などのネガティブ感情が起こったときに、冷静に自己観察できるようになり、コントロールが可能になります。

メンタル

5　嫌なことを忘れる方法

キーワード ▶ ツァイガルニック効果

　失恋や失敗など、「嫌な出来事」が頭の中にこびりついて離れないことは、誰しも経験があることでしょう。そんなとき、どうやって頭を切り替えればいいのか、その方法を教えましょう。

ファクト 1　「嫌な出来事」はアウトプットしない

　嫌なことがあったとき、あなたならどうしますか。たとえば、失恋してショックを受けたとします。そのことを短期間に3人の友達に別々に相談したとしたら、どうでしょう。

　話すことは、アウトプットすることです。つまり、短期間に3人に話すことで、その記憶は強烈に記憶され、忘れられない状態になってしまいます。これが脳の仕組みです。

　そうやって必死になって記憶してしまうことで、より忘れられなくなるのです。**アウトプットで強化された記憶を消すのは、「Apple ＝ りんご、という単語の意味を忘れたい」というのと同じくらい難しい話です。**
「失恋した」「仕事で大失敗した」「上司に叱られた」など、ネガティブな出来事を、何度も人に話すことは、しないほうがいいのです。

ToDo 1　「1回ルール」を徹底する

　とはいえ、「嫌な出来事を誰にも言わずに心にとどめておく」ということは、ストレスが溜まるし、多くの人にとって非常に難しいことでしょう。

　先ほどは、「短期間に3回アウトプットすると強烈に記憶してしまった」という話だったので、「たった1回のアウトプット」であれば大丈夫です。英単語の意味を、1回だけ聞いて1回復唱しただけで覚えられる人はいませ

ん。それと同じで、嫌な出来事があった場合、「**自分の一番信頼できる友人に、その話を1回だけ話して、それで終わりにする**」とするのがベストです。

　これを私は、「ストレス発散の1回ルール」と呼びます。「1回」を守る限り、ストレスも発散できますし、記憶も強化されません。「嫌なことをグチると、ストレス発散できる」と言われますが、話しすぎると、何ヶ月、何年も忘れられずに悩まされることになるので、注意してください。

「1回しか話さないとストレスが溜まる」と言う人がいますが、その場合はその1回の吐き出しが不十分なのです。すべての「ネガティブ」を吐き出しつくすくらいのつもりで、話すようにしてください。

「1回吐き出したら、それで忘れる」ということを習慣にしましょう。最初は大変かもしれませんが、慣れるとできるようになります。「忘れる」ということも「練習次第」なのです。

ToDo 2 　寝る直前に「3行ポジティブ日記」を書く

　どうしても「嫌な記憶」を振り払えないという人は、P250でも紹介した「3行ポジティブ日記」が有効です。夜、寝る前の時間帯は、嫌なことを最も思い出しやすいのです。「寝る前15分」は、記憶のゴールデンタイムなので、寝る前に「つらい出来事」「嫌な出来事」を思い出すと、それだけで記憶に残りやすくなってしまいます。

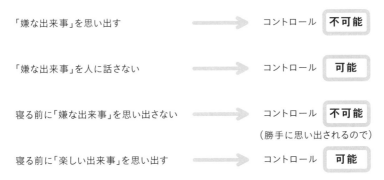

図 ▶ コントロール可能なこと

特にメンタル疾患の患者さんは、寝るときに「つらい出来事」を思い出し、不安になって眠れなくなります。寝る直前に「3行ポジティブ日記」を書いて、その内容をイメージしながら、楽しい気分のまま布団に入ってください。

　人間の脳はマルチタスクができません。「楽しい出来事」を考えている限り、「つらい出来事」は思い出されないのです。「楽しい出来事」を考えることによって、頭の中から「つらい出来事」を追い出すことができます。

> 未来を恐れず、過去に執着せず、今を生きろ。
>
> —— 堀江貴文（実業家）

ファクト 2 一件落着させると忘れやすい

　ここまでの方法を試しても、なかなか消えない過去の記憶はあると思います。すでに起こってしまった過去のトラウマはなかなか消すことができません。ですから、過去のトラウマを忘れる方法をお伝えしていきましょう。

　ただし、「ネガティブは1回話して忘れる」「寝る前にネガティブを思い出さない」を習慣化していない人は、「過去のトラウマを忘れるワーク」を行ったとしても、効果はありません。「1回ルール」と「3行ポジティブ日記」は大前提です。

　まず、あなたの好きなテレビドラマやアニメを思い出してください。それらの第1話からのあらすじを話すことはできるでしょうか。たぶん、ほとんどの人は説明できるはずです。

　それでは、たとえば「サザエさん」の場合、3ヶ月前に見たエピソードのあらすじを思い出せる人はどれほどいるでしょうか。このアニメは、**「1話完結」という特徴があります**。そのため、1話ごとのあらすじや、全体のストーリーを思い出しにくいのです。

　心理学で「**ツァイガルニック効果**」という概念があります。人は、目標が完了されていないタスクのほうが、完了したタスクよりもよく覚えている傾

向があるのです。一言でいうと、**「一件落着した出来事は忘れやすい。継続案件は忘れない」**ということです。

　つまり、「恋人と別れた」というのは、「終了（完結）」した出来事のように思いますが、心の中では「未練」「悔しさ」「名残惜しさ」「怒り」など、さまざまな感情が渦巻いています。わかりやすく言うと、「引きずっている」のです。

　ですから、引きずってしまう出来事も、一件落着させることができれば、スッキリと忘れることができますが、感情を引きずり続ける限り、時間が経っても忘れられないのです。

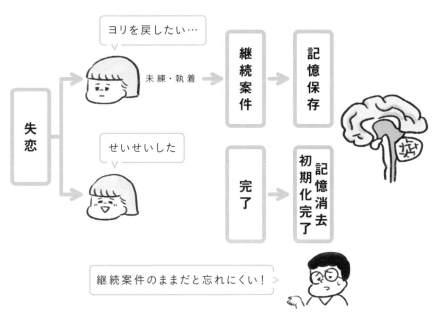

図 ▶ ツァイガルニック効果

ToDo **3** **「賢者のワーク」で、「事実」と「感情」を切り離す**

　ある出来事が起きると、私たちは「感情」反応を起こします。恋人に振られたら、「悲しい」「未練（別れたくない）」という感情が湧き上がります。上

司に叱られると「怒り」「不条理」が湧き上がります。

　激しく感情が湧き上がると、人は物事を客観的に見られなくなります。**「事実」と「感情」が一体となり、客観性を失います。**「事実」が「感情の濃霧」に覆われ、「事実」を正しく理解して対処することができなくなってしまいます。さらに感情的になって、泥沼にハマっていくのです。

　つまり、「事実」と「感情」を切り離すことさえできれば、「ショックな出来事」「嫌な出来事」「トラウマ」も、自分で処理できるようになります。

　最も簡単な方法は、「時間を置く」ということです。たとえば、恋人に振られて1年も経つと、「まあ、そんなこともあったよね」くらいに、冷静にとらえられます。時間とともに「感情」は希薄化するので、「事実」と「感情」が切り離されて、冷静に見られるようになったのです。

　しかし、「1年も待っていられない」と思ったはずです。そこで、たった20分でできる、「嫌なことを忘れる方法」をお伝えします。それが、「賢者のワーク」です。

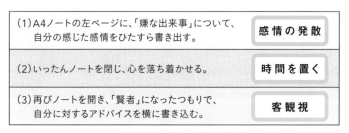

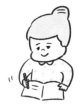

『マッキンゼーで学んだ感情コントロールの技術』
（大島祥誉著、青春出版社）より一部改変

図 ▶ 賢者のワーク

　頭の中からすべて出ていって消えてなくなるイメージで、嫌なことをノートに吐き出しつくします。そして、10〜30分ほど時間を置いてから、ノートを開きます。そこに書かれたものを、自分が書いたものではなく、「第三者である他人が書いたもの」と思って読み返します。

　そして、**その第三者に向けて、「専門家（カウンセラーや医師など）」になったつもりで、客観的なアドバイスを書いてみる**のです。

　「それって、それほど落ち込むことじゃないよね」「そんなこと忘れて、次

に進んだらいいのに」「この先、きっといいことがあるから」と、アドバイスのほうを思いつく限りたくさん書くとよいでしょう。

この「賢者のワーク」をやってみると、心が浄化されるように、ものすごくスッキリします。**2度目にノートを開いたときに、「人ごと」のように客観的に読めてしまうので不思議です。**これが、アウトプットによる「客観視」の効果なのです。

文章にすることで、「事実」と「感情」が切り離される。時間を置くことで、「感情」がさらに希薄になり、「他人事」として眺められるようになります。

注意すべきは、このワークでも「1回ルール」を厳守することです。同じ出来事について、二〜三度も書くと、やはり記憶は強化され、忘れられなくなるので、本末転倒です。

「嫌な出来事は徹底的に書き出したほうがいい」というアドバイスもありますが、私は懐疑的に見ています。「書く」ことは、「話す」こと以上に、記憶を増強しやすいからです。

ただし、この「賢者のワーク」であれば、客観視のプロセスが入っているので、「感情で歪んだ解釈」が「冷静な解釈」に書き換えられるので安心です。「嫌な出来事だけを徹底的に書き出す」ワークは、単に「嫌な記憶」を強化するだけなので、やめたほうがいいでしょう。

> ### さらに学びたい人は
>
> ## 『忘れたいことを忘れる練習』
> （植西聰著、フォレスト出版）
>
> 難易度
> ★★
>
> 「嫌なことを忘れる方法」に関連する類書を10冊以上研究しましたが、自分にとって都合の悪い記憶を一瞬で消す方法はなかなかありませんでした。当たり前のことですが、そんな都合のいいノウハウはあるはずがないのです。ただし、嫌な記憶にとらわれないで生きる方法はあります。それを紹介しているのが本書です。「上手にあきらめる」「執着を手放す」「受け入れる」「感謝する」「何かに熱中する」などの練習を繰り返すことによって、「嫌な記憶」にとらわれず、振り回されないで生きられるようになります。そのための90のヒントがまとめられています。

「うつっぽい」と思ったときにすべきこと

「最近、気分が落ち込む」「うつな感じがする」「病院に行ったほうがいいのか」と、メンタル面で悩んでいる人に向けて、対処法をまとめておきましょう。

5000人を対象にしたメンタル疾患の有病率に関する大規模研究によると、うつ病の12ヶ月有病率は2.7%、躁うつ病も合わせた「いずれかの気分障害」では3.2%です。つまり、30人に1人が、ここ1年で、うつ病などの気分障害にかかっています。

一生涯でいうと、気分障害にかかる確率は7%、何らかのメンタル疾患にかかる確率は15.2%で、6人に1人はメンタル疾患にかかる計算になります。メンタル疾患なんて「他人事だ」と思っている人が多いでしょうが、そんなことはないのです。

うつ病などの気分障害に限っても、30人に1人が気分障害ですから、**30人の職場、部署があれば、そこで1人はうつ病として病院にかかっていておかしくない**のです。

ファクト 1 病院に行くべきかどうかを考える

「気分が憂うつでやる気が出ない。会社に行きたくないけれど、無理してなんとか出社して、ギリギリ仕事はこなせている。ネットで調べたら『うつ』の症状に当てはまっている気もするけれども、そこまでひどくないような気もする。病院に行ったほうがいいのか、それとも様子を見たほうがいいのか……」

そんな曖昧な状態の人は、案外多いのではないでしょうか。調子が悪いにしても、どのタイミングで病院を受診するのかは、非常に難しい問題です。

症状がどこまで悪くなれば、病院に行ったほうがいいのか。「病院に行

く・行かない」の基準については、ネットを調べてもなかなか詳しく解説されていないのが現状です。ここでは、そのポイントをわかりやすくお伝えしたいと思います。

「鉄は熱いうちに打て」ということわざがありますが、それはうつ病の治療にもそのまま当てはまります。**発症してから早くに病院に行くと、非常に短期間で症状は改善します。**

　何ヶ月も放置してしまうと、治療に何ヶ月もかかるようになります。半年〜１年放置して、ようやく病院を受診すると、ものすごく治りにくい状態になっています。

「**症状固定**」という概念があります。病気が発症しているのに治療しないで放置すると、それが「当たり前」の状態となって、症状が固定してしまうのです。

　そのメドは、「１年」です。具合が悪いのに、１年以上放置すると症状が固定してしまい、薬の効果も出づらくなってきます。まったく治らないわけではありませんが、非常に治りにくい状態に陥ってしまうのです。

　私の経験では、**発症から受診までの期間と同じくらいの期間で寛解する患者さんが多いです。**１ヶ月前から調子が悪いという患者さんは、１〜２回受診しただけで改善する人もいます。３ヶ月前に発症した人は３ヶ月くらいかかり、半年放置した人は半年以上かかるイメージです。

「調子が悪い」「うつ病かも」と思ったら、早めに精神科を受診したほうがよいでしょう。つらい状態を我慢すればするほど、治りにくくなります。

ファクト 2　悩んでいるくらいなら診察

　メンタル疾患の患者さんを何千人も診察してきた経験では、「どうしてこんなに重症になるまで病院に来ないんだろう」という患者さんが半分以上です。ほとんどの患者さんが、我慢しすぎ、様子を見すぎて、病気をこじらせています。

　普通のメンタルクリニックであれば、事前に診察の予約をしておけば、待

ち時間、診察、会計まで2時間もあれば終わります。

　また、内科と違って検査もそれほどではないので、診察費が何万円もかかることはありません。血液検査などをしなければ、5000円以下です。

　最近は、夜間診療、休日診療をしているクリニックも増えています。**2時間と数千円の診察費で、「うつ病かどうか」がハッキリする**わけですから、それを何ヶ月も我慢する意味はありません。

> もっと早く病院にかかっていれば、
> こんなに悪くならないですんだのに……。
> —— 精神科の患者さんがよく言う言葉

ToDo 1 うつ病をふるいにかける

　右に「うつ病の症状」をまとめました。ただ、これを読んでも「多すぎてよくわからない」というのが正直な感想でしょう。実際、具合が悪いうつ病の患者さんが、自分自身を客観的に観察して、うつを正しく自己診断することは困難です。

　とはいえ、うつかどうか心配でしょうから、誰もが簡単にできる「自己診断」を紹介します。以下の2つの質問に、当てはまりますか?

> □この1ヶ月間、気分が沈んだり、憂うつな気持ちになったりする
> 　ことがよくありましたか。
> □この1ヶ月間、どうも物事に対して興味が湧かない、あるいは、
> 　心から楽しめない感じがよくありましたか。

「この1ヶ月間」と「よくある」かどうかが重要です。「よくある」というのは、「ほぼ毎日のようにある」という意味です。

　2つの質問のうち、1つ当てはまるとうつ病の可能性があり、両方が当てはまると、うつ病の可能性が約88%となりますので、精神科を受診して、

表 ▶ うつ病の症状

診断に関連した症状	特徴
1 抑うつ気分	気分が落ち込む。憂うつ。些細なことで涙が流れる
2 興味・喜びの喪失	何をしても楽しくない。趣味や大好きだったことをしなくなる
3 食欲減退、体重減少	何も食べたくない。1ヶ月で体重の5％以上の減少。食べても砂のような味がする。味覚異常。または、食欲亢進と体重増加
4 睡眠障害	ほとんど毎日の不眠、または過眠。寝付きが悪い、ぐっすり眠れない、朝早く目が覚める
5 焦燥感	イライラする、そわそわする、じっとしていられない
6 易疲労性	気力の減退、疲れやすい、体がだるい、気力がない
7 無価値観、罪責感	自分には価値がない、生きる価値がない、すべては自分のせいだと考えてしまう
8 思考力・集中力の減退、決断困難	集中力が散漫でミスが多い。忘れ物をする。考えが堂々巡りをする。物事が決められない。先延ばしにしてしまう
9 自殺念慮、自殺企図	死にたい。自分は生きる価値がないと思う。具体的な自殺の方法を考えたり、道具を用意したりする

それ以外のよくある症状	特徴
身体症状	肩こり・首のこり（鉛が入った感じ）、頭痛、頭重感、背部痛、全身倦怠感、なんともいえない調子の悪さなど
不安感	不安が頭から離れない。ネガティブなことばかり頭をよぎる
日内変動	朝、午前中にものすごく調子が悪い（午後は楽になる）
社会的障害	会社や学校に行けない（行けたとしてもミスが多い）

「1」または「2」の症状があり、この2週間の間に9項目のうち5項目以上を「ほぼ毎日」認めると、うつ病と診断される可能性がある（自己診断はできないので、医師の診断を受けましょう）。

専門的な診断を受けたほうがよいでしょう。

前々ページの質問の1問目は「抑うつ気分」、2問目は「興味・喜びの喪失」という、うつ病で最も特徴的な症状をチェックしています。

この「**二質問法**」は、たった2つの質問ですが、非常に高い精度でうつ病をスクリーニングできる方法として、一般内科医の間でも活用されている検査です。ただし、どちらか1つに当てはまっていても、うつ病でない場合もありえます。確定診断は実際に精神科医の診察を受けないとわかりません。あくまでも「ふるいわけ」の質問なので、仮に当てはまっていても、いちいち落ち込まないようにしましょう。

ToDo 2 自分の状態をチェックしよう!

さらに、うつ病などのメンタル疾患が疑われて病院に行くべきか迷う場合は、以下のチェックリストをやってください。

以下の項目のうち、どれが当てはまりますか?
□1 1週間前と比べて症状が悪化している
□2 睡眠が悪化している(睡眠の質または睡眠時間)
□3 一生の中で「今」が一番調子が悪い
□4 会社や学校に行けない(実際に何日か休んでいる)

2項目以上、チェックが入った人 → 病院受診したほうがいい
「3」か「4」をチェックした人 → 病院受診したほうがいい
それ以外の人 → 経過観察

図 ▶ 精神科受診のチェックリスト

精神科を受診したほうがいい4つの徴候について説明しましょう

(1) 症状が悪化している

1ヶ月前と比べて、症状が徐々に悪化しているとするならば、それはよくない兆候です。今後も、悪化していく可能性が非常に高いからです。1ヶ月

前と比べて、ほとんど変わっていない、もしくは多少は改善しているということであれば、もう少し様子を見てもいいでしょう。

(2) 睡眠が悪い

睡眠と寝起きの状態は、その人の精神状態を見事に表します。睡眠障害が1ヶ月以上続いており、改善の目処が見えない場合はよくない徴候です。

(3) 一生の中で「今」が一番調子が悪い

うつ病では、今までの人生で経験したことがないほどの「つらさ」「調子の悪さ」を実感します。患者さんは「こんな調子の悪さは、体験したことがない」と言います。今までの人生で経験したことのないほど「最悪」だとしたら、それはメンタル疾患の可能性が高いです。

(4) 仕事に行けない。会社を休む

社会人の場合、会社に行けているか。学生の場合、学校に行けているかは、とても重要な基準となります。会社や学校に行けないほど調子が悪く、しばしば休んでしまうという状態は、病院を受診すべき水準です。「会社に行きたくない！　もう無理」と思ったら、病院を受診すべきです。

> **さらに学びたい人は**
>
> 難易度
> ★
>
> ### 映画『ツレがうつになりまして。』
>
> 「うつ病」がどんな病気なのかは、イメージしづらいものです。実際の患者さんを見たことがないと、自分がうつ病かどうかは判断できません。イメージをつかむために、ぜひこの映画を観てください。夫がうつ病となり、妻が寄り添い、うつ病を治し、乗り越えていく物語です。最初の30分で、うつ病の主要な症状が、じつにわかりやすく描写されています。「自分も同じだ」と思ったとしたら、うつ病を疑ってみてください。映画の原作となった漫画『ツレがうつになりまして。』（細川貂々著、幻冬舎）を読んでもよいでしょう。

「3年間精神科に通院していますが、メンタル疾患が治りません」

「病気が治らないのですが、病院を変わったほうがいいですか」

　そんな質問が私の元に多数、寄せられます。メンタル疾患で治療中の患者さんのほとんどが、「なかなか治らない」という悩みを持っています。そんな患者さんに向けてのアドバイスです。

ファクト 1 メンタル疾患は100%まで治らない

　一昔前「うつ病はこころの風邪」ということがよく言われました。これにより、うつ病のイメージが変わり、精神科に行きやすい雰囲気ができたのはよかったのですが、「風邪」のように完全に治るイメージを定着させてしまった部分があります。

うつ病は、「こころの風邪」というよりは、「こころの骨折」です。

　有名なスポーツ選手が骨折したとしましょう。それを治療し、復帰したとしても、骨折前と同じレベルで活躍することは難しいでしょう。骨折による影響が残るからです。

　メンタル疾患も同様です。うつ病の場合は、90%は寛解に至るものの50〜60%以上が再発するといいます。寛解しない残りの10%は難治化、遷延化します。入院の回数でいうと、たった1回の入院で治る人はたったの11%、3回以上が73%、5回以上が46%です。

　さまざまな研究がありますが、1回の入院でスッキリと治るのは10%ほどで、多くの人は、いったん寛解するものの、長期的に何度もうつを繰り返す人が圧倒的に多いのです。

　患者さんに「治るってどういう意味ですか?」と質問すると、ほとんどの人は「病気になる前の自分に戻ること」と言います。つまり、「100%健康

な状態に戻ること」をイメージして、「まだ、治りません」と言います。

「今、何％くらいまで治りましたか？」と質問すると、「80％くらい」と答える人もいます。

「90％くらい治った」と答える患者さんがいれば、それは主治医に感謝すべきレベルだと思います。ほぼ症状が消えたとしても、多くの人は発病前と比べて「体力がなくなった」「集中力が続かなくなった」「ストレスに弱くなった」と、精神的に弱くなったと語る患者さんがほとんどです。

　メンタル疾患において「100％治す」というのは、難しいのです。

ToDo 1 病気を受け入れる

「メンタル疾患において100％治すのは、無理な話だ」と聞いて、あなたは失望したのではないでしょうか。

　しかし、それが現実なのです。いったん、メンタル疾患になってしまったら、100％治すというのは難しい。それにもかかわらず、変えられない現実を変えようとすると、そこに強いストレスが発生します。それが原因で、せっかく治ってきた症状が悪化したり、再発したりする。**頑張れば頑張るほど病気は治らない、**というジレンマに陥ります。

　では、どうすればいいのか。それは「病気を受け入れる」しかないのです。「病気に抗う」のではなく、**病気を自分の「性格」や「気質」のように、自分の一部分として受け入れていく。**

　あるいは、「病気を完全に治す」ことを待つことなく、社会復帰の活動をはじめましょう。100％の状態まで治らなくても、90％まで治っていれば、仕事はできます。復職に向けて活動を進めていくべきです。

　不思議なことに、病気と闘うことをやめた患者さんは、憑きものがとれたように明るくなり、病気がどんどん改善していきます。しらずしらずのうちに90％が95％に回復し、98％くらいまで回復していきます。

　患者さんに「最近、随分、調子が良いですね」と言うと、「病気のことはすっかり忘れていました」と言うのです。

「治そう」「治そう」と必死な患者さんほど、病気が治らない。病気を受け

メンタル

283

入れ「治すことをやめた」患者さんは、そこからものすごく良くなります。

結果として、ほぼ「治った状態」に至る人も多いのです。

表 ▶ 「受容」に至ると見られる反応

・最近、病気のことをあまり考えなくなった
・病気を完治させることより、社会復帰や会社への復帰が重要だと思う
・病気になったのは「会社」「家族」「自分」のせいではない
・今思うと、病気前の働き方や生活習慣に無理があった
・病気になったことで過去のこと、これからのことをじっくりと考えられた
・主治医や看護師がよくしてくれる。家族に助けられる。友人や同僚の気遣いが嬉しい
・最近、「趣味の活動」をしたくなった
・くよくよしていた自分がバカみたいだったと思える

ToDo 2 新しい自分にアップグレードする

> こんな病気になった元の自分に戻ってどうするの？
> —— 中井久夫（精神科医、神戸大学名誉教授）

　これは、精神科医の中井久夫先生が、患者さんから「元に戻りますか（治りますか）？」と質問されたときの回答です。病気の本質をとらえた、非常に鋭い言葉です。

　たとえば、うつ病の患者さんの場合、どんなに仕事が大変でも弱音を吐かず、体調が悪くても、有給休暇もとらずに、必死に頑張り続けるような、非常にまじめな人がいます。そんな「生まじめ性格」のまま、元の職場に戻ったらどうなるでしょうか。

　また同じことを繰り返すだけです。別の仕事についても、無理を重ねて、またうつ病を再発させるでしょう。だから、元の自分に戻ってはいけないのです。「病気の原因をはらんだ自分」に戻っても病気を繰り返すだけです。

　なぜ病気になったのかをしっかりと自己分析して、**もっとおおらかで余裕**

を持ってストレスを受け流せる自分に進化しなくてはいけないのです。

　具体的には、レジリエンス（心のしなやかさ）を身につけることが重要です。多少のストレスは、サラリと受け流す。頑張りすぎず、マイペースにやっていけばいい。元の自分に戻るのではなく、新しい自分にアップグレードする。それこそが、病気を受け入れ、乗り越えていくことです。

発病・再発

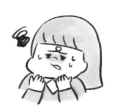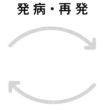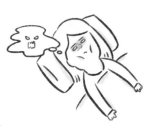

元に戻りたい…

「元の自分」ではなく「新しい自分」に生まれ変わるのが大事！

図 ▶ 元の自分に戻ってはいけない

　具体的に、どのようにアップグレードすればいいのか。「病気が治らない人」と「病気が治る人」には、それぞれ特徴があります。

表 ▶ 「病気が治る人」「病気が治らない人」の特徴

病気が治る人	病気が治らない人
病気を受け入れている	病気と闘い、抗っている
感謝の言葉が多い	悪口が多い
笑顔が多い	しかめっ面が多い
小さいことにクヨクヨしない	なんでも不安に思う
人に気軽に相談する	人に相談しない
今を生きている	過去にこだわる
症状のよくなった部分に注目する	症状のよくならない部分に注目する
1つの病院に継続して通院する	よく病院を変える

あなたは、「病気が治らない人」の特徴にいくつ当てはまっていますか。そこの部分を改善し、「病気が治る人」に変わっていくことが、「新しい自分にアップグレードする」ということです。

ToDo 3 徹底して生活療法を行う

「主治医の治療法が悪いのではないか」「病院を変わったほうがいいだろうか」と悩んでいる人も多くいます。

しかし、現代の精神医療では、同じ診断基準を用いて診断し、同じ治療ガイドラインで治療しています。病院が変わったからといって、特効薬のような薬が処方されることはありません。

あなたがすべきことは、病院を変えることではなく、「生活療法」に真剣に取り組むことです。

メンタル疾患は、不規則でメンタルに悪い生活習慣と関連して発症している場合がほとんどです。たとえば、1年以上の不眠を抱える人のうつ病発症率は、健康な人の40倍高いというデータがあります。

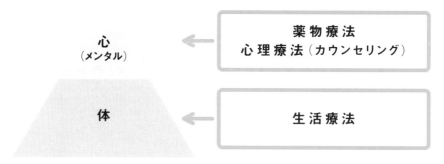

図 ▶ 生活療法の重要性

メンタル疾患で治療中の人が行うべき「生活療法」は、本書でも述べてきた方法です。**「1 日 7 時間の睡眠」「週 150 分の運動」「朝散歩」「禁酒・禁煙」を徹底して行うことです。**この「生活療法」をきちんと行うと、本当に病気がよくなります。

　左の図のように、心は体の一部です。健康な体があって、心（メンタル）も安定します。しかし、仕事が忙しくなり、残業が増えて睡眠時間が減れば、身体的な疲労状態になり、メンタルも脳疲労でボロボロになります。やがて、**体が限界になると、メンタルを支えられず崩れ落ちます。それが、メンタル疾患なのです。**

　メンタル疾患を治療する場合、薬物療法だけで治るはずがありません。睡眠、運動、規則的な生活など、体を整え、メンタルを支えられる体力を取り戻すことが、大前提です。

　生活療法をせずに、薬物療法・心理療法だけで治そうとすると、なかなか治らないのは当然のことです。生活療法を併用することで、メンタル疾患はものすごく治りやすくなるのです。

さらに学びたい人は

『なかなか治らない難治性のうつ病を治す本』
（田島治著、講談社）

難易度
★

　うつ病の生活療法や療養の心構えなどについて、患者さん本人にもスーッと理解できる本というのは意外と少ないものです。本書はイラストも多く、「なかなか治らない」と悩んでいる患者さん本人ができること、やるべきことを整理して学べる 1 冊。なかなか治らない今の心理を自分で理解し対処できるのがいい。基本的でありながら、必要な知識が一通り書かれていて網羅的。こうした基本知識を知っているかいないかで、病気の治り方は大きく変わるでしょう。うつ病以外のメンタル疾患にも当てはまる内容です。

メンタル

キーワード ▶ グレーゾーン

　近年、発達障害が取り上げられることが増えています。そこで紹介される「診断基準」や「自己チェックリスト」などを自分でやってみて、「自分も発達障害かもしれない」と病院で診察を受ける人が急増しています。発達障害の専門外来を持つ病院では、半年先まで予約が埋まっているところもあるようです。発達障害への心配や不安が広がっているので、その対処法を見ていきましょう。

ファクト 1 「発達障害かも」はめずらしくない

　病気には、病気の前段階という状態があります。この前段階の状態は、「未病」「予備軍」「グレーゾーン」など、さまざまな呼び名があります。

　糖尿病だと実際の患者さんは、1000万人いますが、予備軍も1000万人いて、日本人の約20％が、糖尿病とその予備軍です。

　認知症は、400万人で、そして認知症の予備軍であるMCI（軽度認知機能障害）が400万人。65歳以上の高齢者の約25％が認知症とその予備軍です。

　発達障害は、人口の5％（最近の統計では10％という数字もある）と言われています。発達障害グレーゾーンの統計はないのですが、多くの疾患の場合、患者数と同程度かそれ以上の予備軍がいると考えると、**最大でも10％＋10％で20％くらいの人が該当してもおかしくないのです。**「発達障害かもしれない」と思ったとしても、全人口の20％に達すると考えれば、そんなに悲観したり、落ち込んだりする必要はないでしょう。

ファクト 2 発達障害を自己診断することは不可能

　ネットで「発達障害」について調べると自己診断できるページがたくさん

出てきます。これを自分でやって「発達障害かも」と思う人が多いのですが、ほとんどの場合、間違った診断しかできないのでやめたほうがいいです。

　発達障害の一型に ADHD（注意欠陥多動性障害）があります。

　大人の ADHD を診断する場合、診断基準の8つの症状のうち「5つ以上の症状」が当てはまることが必要条件とされています。しかし、「自分は発達障害かも」と思う人が、その症状を読んで3項目が当てはまっていた場合、「自分は発達障害の症状に3つも当てはまっている」と不安になります。

　8つの症状のうち、5つ以上の症状が当てはまると、ADHD の可能性が出てくるのです。**3項目しか当てはまっていないのであれば、ADHD ではありません。**

　また、ADHD の8個の症状、すべてに当てはまっていたとしても、症状以外にも「必須項目」があって、それを紹介・引用していないサイトが多いので困ります。ADHD の診断基準の必須の項目には「社会的、職業的、学業的に著しい支障をきたしている」と書かれています。つまり、仕事ができない、仕事に行けない、就職できない、仕事が続かない、すぐクビになる、という状態です。**普通に社会生活ができている人は、社会的、職業的に支障をきたしていないので「発達障害」ではないのです。**

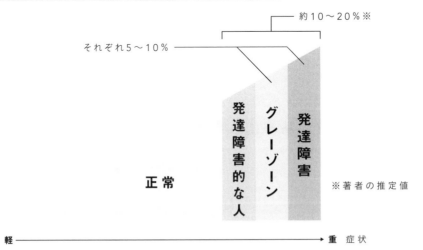

図 ▶ **メンタル疾患はグラデーション**

いくつかの項目に当てはまるだけで、社会生活をきちんと送れている人を私は、「**発達障害的な人**」と呼びます。

　私の経験上、発達障害、グレーゾーンと「発達障害的な人」をすべて合わせると、日本人の30％ほどになるのではないかと推定しています。つまり、あなたが「自分は発達障害的だ」と思っても、実に当たり前のことなのです。

　また、すべてのメンタル疾患に言えることですが、メンタル疾患は「ここからは○○病」と、明確に線引きすることはできず、グラデーションのように、さまざまな症状、重症度の人が存在します。

　診断基準の2〜3項目に当てはまっていてもまったく不思議ではなく、診断基準の規定の症状がそろっていて、それぞれの症状が重く、深刻です。社会生活に支障をきたして、「生きづらさ」「苦しさ」を感じている一部の人が、「病気」と診断されるのです。

　思いついたことをすぐ行動して、失敗してしまうおっちょこちょいな子どもは、「多動衝動性」と「不注意」の2つの症状がありますから、ADHDの特徴に似ています。たとえば、「サザエさん」のカツオくんをADHDの一例として紹介している本もあるほどです。

　それではカツオくんは、病院に行ってADHDの治療をしたほうがよいのでしょうか。当然、行く必要はありません。本人が毎日、楽しく過ごせて、社会的、学業に支障をきたしていないのであれば、ADHDの症状に近くても病気とは言えないのです。

ファクト 3　診断基準は医者が使うもの

「クイズです。首が長くて4足歩行の草食動物がいます。さて何でしょう？」
「キリン」
「間違いです。答えは、アルパカです」
　このやり取りを見て、あなたはどう感じますか。写真があれば、キリンかアルパカは一目瞭然ですが、「**言葉による説明、特徴の当てはめ**」だけで

は、キリンかアルパカかを区別することもできないのです。

　これは、精神科の診断も同じことです。素人が「言葉の当てはめゲーム」をして、発達障害を診断できるはずがありません。

「診断基準」というのは、医者が使うものであり、一般の人が使うものではありません。また、精神科医の診断基準の注意書きにも「熟練した臨床家」が臨床現場で使用するものである、と明記されています。

「熟練した臨床家」とは、たとえば実際に発達障害の人を診察したことがあるという意味です。**発達障害を一度も診たことがない人が、「発達障害」を正確に診断することは不可能です。**

「自分は発達障害かもしれない」「自分はうつ病かもしれない」「自分はパーソナリティ障害かもしれない」と、**自己診断で「当てはまっている」と勘違いし、不安になり、落ち込んでしまう必要はないのです。** それは精神科診断基準の完全に間違った使い方です。

　一般向けの発達障害の「自己チェックシート」的なものは、あくまでもスクリーニング（ふるいわけ）用のものです。最終的に、メンタル疾患の診断は、経験を積んだ精神科医以外にはできないので、勝手な当てはめで、落胆、意気消沈し、自己卑下に陥ることはやめましょう。

ファクト 4 発達障害は欠点ではない

「発達障害かもしれません」と多くの人は心配しますが、それは「発達障害」であることが非常に「マイナス」「デメリット」と思っているからです。

　発達障害の症状は、単に「尖った性格」と言い換えることができます。つまり、その人の特徴にすぎないので、**それをうまく活用できれば長所となり、できなければ短所となるだけです。**

　天才、偉人、社会的な成功者に発達障害の例は多いです。たとえば、トーマス・エジソン、坂本龍馬、ジョン・F・ケネディ、ビル・ゲイツ、スティーブ・ジョブズなどは、ADHDであると言われています。

　また、楽天の創業者の三木谷浩史さんや、ビジネス書作家の勝間和代さんは、自らをADHDだと公言しています。

ADHDは病気というより、特徴です。多動性や衝動性の場合、「じっとしていられない」ということが、学校の中では「座って授業を受けられない」という欠点になるかもしれませんが、坂本龍馬の場合は、「日本中を駆け巡るエネルギー」として幕末を大きく動かす原動力となりました。

不注意として表れる症状も、自分の本当に好きなことには集中して没頭したり、没入したりすることが可能だったりします。発明に没頭したエジソンやiPhoneを開発したスティーブ・ジョブズがそれに当てはまります。

「多動」は、「エネルギッシュ」。

「衝動性、気分の浮き沈みが強い」は、「感受性が強い」。

「集中できない」は、「創造力が豊か」。

「話を聞かない」は、「独創性がある」。

「飽きっぽい」は、「新規追求性がある」。

このように、「長所」としてとらえることができるのです。

ToDo 1 症状を特徴・長所として活かす

メンタル疾患全般に言えることですが、それは「病気」ではなく「特徴」「長所」なのです。それを「特徴」として、「長所」として活かせるように、環境を整える。周りの人が、サポートしてあげることが重要です。

表 ▶ ADHDとASD、得意分野と不得意分野

	ADHD（注意欠陥多動性障害）	ASD（自閉スペクトラム症）
得意分野	・自主的に動き回る営業職 ・ひらめきや企画力、行動力が求められる企画開発、デザイナー、経営者、アーティスト	・規則性、計画性、深い専門性が求められる設計士や研究者 ・緻密で集中力を要するSEやプログラマー ・膨大なデータを扱う財務や経理、法務
不得意分野	・緻密なデータや細かいスケジュールなどの管理 ・長期的な計画を立て、じっくり進める仕事 ・行動力より忍耐力が必要とされる作業	・顧客ごとの個別対応や、計画が随時変更していく作業 ・対話中心の仕事や上司からのあいまいな指示

参照：https://www.sankeibiz.jp/econome/news/180217/ecb1802171610001-n4.htm

たとえば、ADHD に向く職業、ADHD に向かない職業、ASD（自閉スペクトラム症、アスペルガー症候群を含む疾患群）に向く職業、ASD に向かない職業、というのがあります。

　「ADHD 的な人」は、デザイナーやアーティストになれば活躍できる可能性がありますが、時間やスケジュールを厳守しないといけない会社員として勤務してしまうと、ものすごく苦しい思いをします。

　「ASD 的な人」は、コミュケーションが著しく苦手ですから、接客やサービス業、人間関係が微妙な職場に勤めると大変な思いをするでしょう。しかし、「プログラマー」や「研究職」のように、人と会わずに１人で没入、集中する仕事には、普通の人以上に結果を出せる可能性があるのです。

さらに学びたい人は

『ちょっとしたことでうまくいく　発達障害の人が会社の人間関係で困らないための本』

（對馬陽一郎、安尾真美著、翔泳社）

難易度 ★★

　あなたの本当の問題は、「発達障害かどうか」ではなく、「発達障害的な症状」のために会社の仕事や人間関係で困っているだけかもしれません。そんなあなたは、「対処法」を学ぶべきです。「発達障害」の人の対処法は、「発達障害的」な人にもそのまま使えます。対処法を学び、「発達障害的な症状」を短所ではなく、長所に変えることが、あなたにとって一番重要なことだと思います。本書は、具体的に会社のシチュエーションごとに対処法が詳しく書かれていますので、すぐに役に立つはずです。

『もし部下が発達障害だったら』

（佐藤恵美著、ディスカヴァー・トゥエンティワン）

難易度 ★★

　当事者だけではなく、管理職や人を使う立場の人も、発達障害の人との接し方は知っておいて損はありません。本書のような、管理職向けの発達障害の対処法の本を１冊読んでおけば、たいていの問題には対処可能です。

自分はHSPかもしれない と思ったら

日常生活において、「ちょっとしたことで過敏になって、心が傷つきやすい」「何で自分だけ、こんなに過剰に繊細なのだろう」といった生きづらさを感じるならば、HSP がその理由かもしれません。

ファクト **1** **HSPは病気ではない**

HSP（ハイリー・センシティブ・パーソン）とは、生まれつき敏感で、周囲からの刺激や他人の感情を過度に受け取ってしまう人のことで、1996 年に心理学者、エレイン・N・アーロン博士が考案した概念です。

HSP は、「性格」傾向であり、神経の過敏性、情報認知の特性と言われています。人間以外の 100 種以上の生物にも、HSP が認められるそうです。

つまり、HSP は病気ではないのです。

他の人よりも少しだけ、「神経の伝達が過敏な人」という程度のもので、それは、ひとつの特徴にすぎず、良い悪いと言えることではありません。

HSP は、全人口の約 15 ～ 20%と言われ、極めて多いです。血液型が B型の人と同じくらいなのです。

HSP は、精神科の診断基準にも収載されていません。社会生活、日常生活に支障をきたすか、本人の著しい苦痛を伴わないと精神疾患と診断されません。

仮に神経が極めて敏感で、人間関係や社会生活に支障をきたす場合は、「強迫性障害」「不安障害」など、別の診断名がつくでしょう。

HSP は、精神科では「性格傾向的なもの」というとらえ方なので、精神科に行って「HSP を治してください」と言うのは、**「内気な性格を直してください」**と言うのと同じで、**「無理です」**と言われるでしょう。「HSP かも

しれない」と思っている程度では、精神科を受診しても、あまり意味がありません。HSP は、他の人よりも知覚などが鋭敏であるという特性にすぎないので、過剰に心配する必要はありません。

HSPは安心するための概念

「どうしてこんなに、自分だけ生きづらいんだろう」と何年も子どもの頃からずっと悩み続けていた人が、HSP という概念を知って、**「なんだ、自分は HSP だったんだ」「20％もの人が HSP なら、自分だけが異常である、病気であるというわけじゃなかったんだ」**と安心します。

　このような心理学概念は、人を不安にするためではなく、人を安心させるために存在するし、考案されているのです。

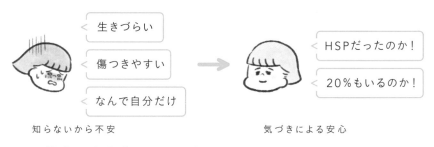

生きづらい

傷つきやすい

なんで自分だけ

知らないから不安

HSPだったのか！

20％もいるのか！

気づきによる安心

図 ▶ 概念は安心するためのもの

ToDo 1 ネット情報を曲解しない

　ほとんどの人はネット記事を流し読みします。「つまみ食い的」な「断片化」された情報を読んで、「自分は HSP かもしれない」「病院に行ったほうがいいんだろうか」と勝手に不安になり、勝手に落ち込みます。

　心や体の病気や異常に関する記事を読む場合は、飛ばし読みで「部分」を読むのではなく、最初から最後まで、一字一句、全文を読むべきです。

　HSP のネットの記事を読むと、「HSP は病気ではない」「HSP は 20％もいる」とちゃんと書いてあります。**最初から最後までじっくり読むと、「不安」**

になるのではなく、むしろ「安心」するはずです。

　しかし、不安になりやすい人ほど、情報をきちんと受け入れません。タイトルを読んだだけで、イメージを作り上げ、不安や心配にとりつかれてしまい、正しく冷静に考えることができなくなってしまうのです。

　HSPに限らず、発達障害をはじめ、他の病気でもそうです。

「正しい情報」が書かれていても、その下に見当違いなコメントがたくさん寄せられています。

　私のメンタル疾患の動画にも、過激なコメントがたくさんつきます。動画をよく見ておらず、私が話していることの主張とズレた先入観によって、間違った理解がされ、勝手に不安になって、攻撃をしてくる人がいるのです。

　情報は、冷静に受け取りましょう。そして、部分を読むのではなく、最初から最後まで全体を読みましょう。

　病気について調べるときに、ネットだけから情報を得ようとする人は要注意です。間違った情報で間違った判断をしてしまえば、不安と心配を増殖させるだけなのです。

ファクト ③ HSPの4つの特徴

　HSPによる不安では、情報を曲解して勝手に不安になっている人が特に多いと感じます。

　あらためて、ここで、HSPとはどんな概念なのか。あなたがHSPに当てはまるのかどうかを考えておきましょう。HSPは、以下の4つの特徴を有します。

　　□　考え方が複雑で、深く考えてから行動する
　　□　刺激に敏感で疲れやすい
　　□　人の気持ちに振り回されやすく、共感しやすい
　　□　あらゆる感覚が鋭い

4項目すべてに当てはまると、HSPと考えられます。

そうすると、必ず言われるのが、「3項目も当てはまるときはどうなんでしょうか」という質問です。

もう一度、よく読んでください。

「4項目『すべて』に当てはまるとHSP」です。3項目しか当てはまらない人は、HSPではありません。

こういった「定義」は、厳密に適用すべきです。**診断基準は、その基準を1項目ゆるめるごとに、該当する人が20％以上増えるといいます。**

HSPの4つの基準のうち4項目当てはまる人は、全人口の20％です。それを2〜3項目に広げれば、該当する人の数は日本人の半分を超えてしまうでしょう。

「部分的に読む」のではなく、最初から最後までを、正しく読み、「私は、3項目に当てはまった。そっか、HSPじゃないんだ」と思えることが、大事です。勝手に自分で不安を作り出す必要は、まったくありません。

ToDo 2 HSPチェックテスト診断をやってみよう

先ほどのチェックリストで、「4つすべてが当てはまった」という場合は、どうすればいいのでしょうか。そのときは、アーロン博士の公式ホームページを調べてみるとよいです。こちらでは、より詳細な「HSPチェックテスト診断」（http://hspjk.life.coocan.jp/selftest-hsp.html）ができます。

ToDo 3 対処法を学ぶ

ミュージシャンやアーティストの人と話をすると、「私はHSPです」とおっしゃる人が意外と多くいます。

「刺激に敏感」「感覚が鋭すぎる」という特徴は、「人間関係で疲れやすい」という面では「短所」ですが、ミュージシャンやアーティストの創作活動にとっては、「才能」です。音の微妙な違いや色彩の微妙な違いを感じとる能力、日常生活でのささいな疑問を見つける能力と考えると、**直感的に察知で**

きることは、素晴らしい才能なのです。

　その能力を、「才能」として上手に活かせれば、社会的に活躍できます。しかし、仕事選びを間違えると、「疲れやすい人」「他人の感情に振りまわされ、傷つきやすい人」で終わってしまうかもしれません。

　前項の「発達障害」の項目で述べたように、症状は単なる特徴にすぎません。それを「短所」にして苦しむのか、「長所」として武器にするのかは、本人次第です。

　ここまで「HSPでも、心配ない」と言われても、他人に振りまわされたり、嫌な気持ちになったり、精神的に疲れたりと、自分でもマイナス面を日々実感している人もいるかもしれません。そんな人は、下記の対処法を利用してください。

表 ▶ HSPへの対処法

・自分の敏感さを刺激する出来事を避ける

・過敏な刺激を予防する（サングラス、ヘッドフォン）

・上手に休む、回復する

・頑張りすぎない

・自分の過ごしやすい環境を整える（居場所を作る）

・自分を変えるのではなく、自分に合うことを探す

・短所を克服するよりも、長所を伸ばす

・HSPの「いい側面」に注目する

・マルチタスクをせず、シンプルに進める

・自分と相手に境界線を引く

・自分を表現する

・人に頼る、仲間を見つける

・身近な人にHSPを理解してもらう

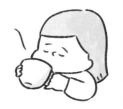

『「繊細さん」の本』（武田友紀著、飛鳥新社）などを参考に著者がまとめ

『「気がつきすぎて疲れる」が驚くほどなくなる「繊細さん」の本』(武田友紀著、飛鳥新社)

難易度
★

　HSPについての対処法を知りたい場合は、本書がおすすめ。HSPを「繊細さん」と呼ぶことで、病気っぽくないイメージを与えます。むしろ、「微笑ましい特徴」のように扱うことで、HSPを「敵」ではなく「味方」にしようという視点で書かれているところがいいです。心理カウンセラーである著者自身もHSPであり、自らがHSPの苦労をよく知っている、当事者の目線から、自分なりに試行錯誤して発見した対処法を紹介していますから、「実践的」であり、すぐに活用することができます。

『HSP! 自分のトリセツ 共感しすぎて日が暮れて』(高野優著、1万年堂出版)

難易度
★

「自分はHSPかも」と思うと、気分が落ち込む人がいます。そんな人には、本書がおすすめです。カラフルな漫画がたくさん入っているため、眺めているだけで気分が明るくなります。「HSPってそんなに悩むものじゃないのか！」とわかるはず。敏感な自分とどう付き合っていけばいいのかが、とてもわかりやすく学べる1冊。

メンタル

認知症を予防する方法

キーワード ▶ **MCI、マインド食**

　日本の認知症の年齢別発症率をみると、70 〜 74 歳で約 5%。80 〜 84 歳だと約 25%、85 歳以上だと 55% にも及びます。「人生 100 歳時代」という言葉が時代のキーワードですが、長生きすればするほど認知症のリスクは飛躍的に高まります。せっかく 100 歳まで生きられたとしても、認知症になって介護を受けながらでは楽しくないかもしれません。

　認知症にならずに生きる。これはすべての人に関係する重要な問題です。

ファクト 1　認知症は予防可能

　ほとんどの病気は、いきなり病気になるわけではなく、まず「予備軍」として軽い症状を呈します。それを放置することで病気に進行します。重要なのは、「予備軍」のうちは、生活習慣の改善など簡単な努力で「可逆的」に治ることです。認知症の予備軍を「**MCI（軽度認知障害）**」といいます。そして、いったん病気になってしまうと、どれだけ頑張っても簡単には治らない「不可逆」な状態となります。

　フレイルの図（P137）と同様に、認知症と MCI の関係は右のような図になります。この「健康」と「認知症」の間の状態が、MCI です。MCI は、高齢者の 4 人に 1 人にも及びます。**MCI の状態で踏みとどまれば、「認知症」にならないで済むのです。**

「物忘れは、老化だから治らない」と思っている人が多いです。10 年くらい前まではそれが常識でしたが、最新の研究では軽度の物忘れ、つまり MCI になっても運動療法などをしっかりと行えば、改善し、普通の状態に戻れることが常識となりつつあります。

　そして、仮に認知症になったとしても、進行を遅らせたり、物忘れの症状を改善できるという報告が相次いでいます。

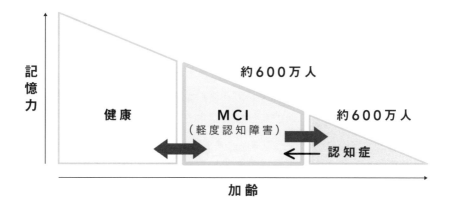

図 ▶ 認知症とMCI

家族に「物忘れ」が見られたら、「物忘れ外来」など、認知症の専門医を受診して、正常なのか、MCIなのか、認知症なのかをきちんと診断してもらうことが重要です。

「最近、物忘れが進んできたけど、たいしたことないから様子を見よう」という判断は避けましょう。徐々に進行して、やがて介護が必要になります。早めに病院に行くようにしましょう。

ファクト 2 認知症は発症の25年前からはじまっている

最近のアルツハイマー病の研究では、アルツハイマー病は発症の25年前からはじまっていることがわかっています。多くの人は数年前に発病したように考えるかもしれませんが、そうではありません。

脳の中に「**アミロイドベータ蛋白**」という、神経毒性が高い老廃物が少しずつ溜まり、やがて神経細胞を殺しはじめます。最近では、画像診断で蓄積したアミロイドベータ蛋白を視覚的に検査でき、「アミロイドベータ蛋白」の蓄積が、発病の25年前からはじまっていることがわかっています。

60歳をすぎて「最近、物忘れが進んできた」と慌てても遅いのです。完全に手遅れとは言いませんが、**予防は40代より前からスタートすべきなのです**。

メンタル

1 **運動と睡眠で予防する**

認知症を予防する最も効果的な方法は、「運動」と「睡眠」です。

週150分以上の有酸素運動で、アルツハイマー病のリスクを2分の1〜3分の1に減らせます。週150分なら簡単そうですが、お年寄りには大変な人もいるでしょう。

体力が弱っているお年寄りは少し歩いただけで息が切れます。本人には「かなりの運動」です。「転んだら危ない」と家族が止めるのではなく、「一緒に散歩しよう」と呼びかけるようにしましょう。

また、スペインのマドリード大学の研究によると、平均睡眠時間が7時間の人と比べて、6時間以下の人はMCIと認知症のリスクが36％も高まるそうです。認知症は、40代からはじまっている可能性があるので、認知症予防のために、若い頃から7時間以上の睡眠が必須です。

アルツハイマー型認知症の原因物質は「アミロイドベータ蛋白」です。睡眠によって、アミロイドベータ蛋白は毎日掃除されます。睡眠中に脳の容積は大きく縮小し、それによって生じる脳脊髄液の流れが、アミロイドベータ蛋白をきれいに洗い流してくれるのです。

これを可視化した動画を見ると、ジェット水流のように脳脊髄液が流れているのがわかります。**睡眠時間が減ると、「脳の掃除時間」が減ります**。アルツハイマー型認知症の発症リスクが飛躍的に高まるので要注意です。

ファクト **3** **生活習慣病の予防**

認知症には、「脳血管性認知症」と「アルツハイマー型認知症」があります。高血圧、高脂血症、肥満、糖尿病などのメタボリックシンドロームは、動脈硬化を進めるため、昔から「脳血管性認知症」の危険因子として知られていました。最近では、「アルツハイマー型認知症」においても、高血圧、高脂血症、肥満、糖尿病などの生活習慣病と、認知症の発症に高い相関性が認められています。

高血圧、高脂血症、肥満、糖尿病の 4 つの危険因子のうち、それらを多く持つほどアルツハイマー型認知症の発症数は増加し、3 個以上の危険因子を有する人は、3 倍以上のリスクとなるという研究があります。

　また高血圧に関しては、老年期ではなく中年期の高血圧と認知症の発症が強く相関するので、年をとってからではなく、中年期から予防していくことが重要です。

　運動、食事などによってメタボリックシンドロームを予防することで、心筋梗塞や脳卒中などの身体疾患の予防だけでなく、認知症やうつ病などのメンタル疾患の予防になるのです。

　また、認知症予防のためには、禁煙も必須です。

　喫煙者は非喫煙者より認知症を発症する危険性は 45% も高い。WHO の研究によると、喫煙と認知症の発症の間には強い相関があり、喫煙する本数が多ければ多いほど、発症の危険性が高まります。全世界のアルツハイマー病の 14% は、喫煙が関係している可能性があると推測されています。

ToDo 2 認知症のさらなる予防法

　運動、睡眠、生活習慣病の予防は、認知症予防に必須です。さらに、認知症を予防するために効果的な方法があるので紹介します。

（1）　マインド食を取り入れる

　食事は、認知症の予防にかなり役立つことが知られています。

　アメリカのラッシュ大学の研究によると、**普段から「マインド食」と呼ばれる食事をとっている人は、アルツハイマー病の発症リスクが 53% も低下した**そうです。

　ポイントは、肉よりも魚をたくさんとる。野菜、根菜類、豆類などをバランスよくとることです。特にサバやイワシ、サンマなどの青魚には、DHA や EPA が豊富に含まれており、血中コレステロールの値を下げ、血液をサラサラにする効果が期待されます。

摂取すべき食品	摂取すべきでない食品
緑黄色野菜をはじめとする野菜類、根菜類、ナッツ類、豆類、ベリー、魚、全粒穀物、オリーブオイル、鶏肉、ワイン	赤身の肉、チーズ、バターとマーガリン、パン菓子などのスイーツ、揚げ物などのファストフード

上の表以外の食品でも、カレー（ウコンに含まれるクルクミンに強い抗酸化作用がある）やコーヒー、緑茶なども効果的です。

お酒は、飲み過ぎると認知症のリスクを高めます。中程度の飲酒者の場合は認知症リスクを1.5倍、多量飲酒者の場合は4.6倍にも高めます。

（2）孤独を防ぐ

オランダの研究では、約2000人の高齢の男女を3年間にわたり追跡調査し、社会的孤立と孤独感と認知症の発症の関係を調べています。**孤独を感じていた人は、そうでない人に比べて認知症の発症率が約2.5倍に達しました**。他にも、「孤独」が認知症の発症と関わる研究は多数あります。

定期的に人と会ったり、友達と遊びに行ったり、趣味サークルに参加するなど、人間関係を継続するようにしましょう。また、町内会などの社会的な役割を受け持つのも大事です。こうした、孤独を防ぐ活動が認知症の予防につながります。

（3）学び続ける

高学歴な人ほど認知症を発病しにくいと言われます。千葉大学の研究では、教育年数が6年未満の高齢者は13年以上の人に比べて、男性で3割、女性で2割、認知症を患うリスクが高くなることが明らかにされました。

これは「**認知予備能**」と呼ばれ、知識や経験が多い人は、仮に脳細胞が一定数失われても、獲得した知識や経験によってカバーできるため、認知症の症状として表れにくいのです。

また、年をとっても学び続けるということは重要です。社会人大学や大学

院に通ったり、資格や語学の勉強をしたり、カルチャーセンターを利用するのもいいでしょう。日々の読書もいいでしょう。

　また、認知トレーニングも取り入れましょう。新しいことへの挑戦、楽器の演奏、将棋・囲碁などのボードゲーム、クロスワードや数独などのパズルなども、認知症の予防効果があるという研究が増えています。**一生学び続けることが、認知症の大きな予防になるのです。**

　85歳以上の50％以上が認知症かMCIです。長生きすると、誰もが認知症になってもおかしくありません。

　一方で、予防法とその効果が明確になっているので、きちんと実行すれば、予防できる病気なのです。

　認知症を予防し、頭脳明晰な状態で長生きできるようになりましょう。

さらに学びたい人は

難易度
★

『NHKガッテン！　認知症を防ぐ！
脳若返り科学ワザ』
（NHK科学・環境番組部編集、主婦と生活社）

　身近な高齢者の方に「認知症を予防するために運動しよう」と言っても、なかなか行動には移してくれないものです。そんな高齢者の方にも読みやすく、実行しやすい1冊として「NHKガッテン！」で放送した内容をまとめた本書をおすすめします。「テレビの『ガッテン！』でもやっていたよ」と言うと、「やってみよう」と思う人が多いはずです。あなたの周囲の人が認知症になるということは、あなたが介護者になるということかもしれません。それを避けるためにも、とにかく「運動する」ように仕向けなくてはいけません。

メンタル

「死にたい」と感じたとき の対処法

キーワード ▶ 自殺衝動、セロトニン濃度の低下

　日本財団の「自殺意識調査 2016」によると、「本気で自殺したいと考えたことがある」に対して「ある」と答えた人が、25.4％でした。

　また、自殺を考えた時期についての質問では、「過去 1 年以内」が 3.4％、「いま現在」という人が、1.6％もいました。つまり、4 人に 1 人は、本気で自殺したいと考えたことがあり、約 60 人に 1 人は、今、この瞬間「死にたい」と考えているわけです。

「死にたい」という感情は、極めて追い詰められ、差し迫った特別な感情のように思えますが、多くの人が抱えている共通の悩みでもあるのです。

　また、同調査を元に「過去 1 年以内の自殺未遂経験者」を推計したところ、日本全体で 53 万 5000 人と推定されました。日本人の約 2％、50 人に 1 人が、1 年以内に自殺未遂をしている計算です。

「死にたい」と思う人、実際に自殺企図として行動を起こしている人が、私たちの想像を超える多さで存在しているのです。

ファクト 1 精神科医としての個人的体験

　精神科医をしていると、患者さんから「死にたいです」と相談されることがよくあります。それに対して、「どのような言葉をかけてあげると、患者さんは自殺を思いとどまってくれるのだろうか」と思いながら、25 年以上、精神科医を続けています。「最適な声がけ」「最適な言葉」というものを、常に考え続けています。

　また、私の YouTube での悩み相談にも、「死にたいです」という相談が、たくさん寄せられています。それに対して、どのように答えればいいのか。

　これまで、「死にたい」「自殺したい」と言う人に向けて執筆活動をしたり、動画を発信したりしていますが、なかなかベストなアドバイスには至り

ません。

そうした試行錯誤の中で、今、「死にたいです」と相談された場合、私がかけられる言葉は、この言葉しかないと思っています。

「死なないでほしい」

アドバイスでも助言でもなく、ただの個人的な希望・願望に聞こえるかもしれませんが、まったくそのとおりです。

今、本を読んでいるあなたは、私とは一度も会ったことがないかもしれません。しかし、本書を手にしていたり、私の動画を見たことがあれば、「小さなつながり」はあります。そうやってつながったあなたが、自殺し、亡くなってしまったとしたら、それはとても悲しいことです。

なぜそんなふうに思うのか。それは、**今までに、何人も自殺した人を見てきたからです。**

患者さんの立場からすると、「自分が自殺しても、医者は悲しみもしないし、なんとも思わない」と言うかもしれませんが、それは間違いです。

自分の患者が亡くなって悲しまない精神科医はいません。自分の患者が自殺した場合、「あのとき、どうしていたら、自殺を防げただろうか」「最後の診察のとき、どんな対応をしていればよかったのだろうか」「自殺したのは担当医であった自分の責任ではないのか」と考えをめぐらせます。それでも、患者さんが生きて戻ることはありません。

私が担当した患者さんに、Yさんという女性の方がいました。パーソナリティ障害の診断で、とにかく「死にたい」が口グセでした。本当に苦しいときは、入院してもらい、何とかやり過ごしていました。私が担当した2年間は自殺未遂もなく、比較的、うまくいっていたように見えました。

その後、私は転勤となり、別の病院に異動することになりました。Yさんは別の先生へと、引き継がれました。

それから半年ほどしたある日。朝、新聞を読んでいると、Yさんが近くの川で入水自殺をして亡くなったという記事が載っていました。普段は新聞を細かく読むほうではないし目立たない場所の10行ほどのベタ記事でしたが、導かれたかのように目にしたのです。

主治医を交代して半年が経っていたので、最近の病状は知りませんでしたが、私が2年間治療していた事実は変わりません。その治療で、彼女の「死にたい」という本質的な部分に対して、影響を与えられなかったという「無力感」にとらわれました。そのときに私が率直に思ったのが、「死なないでほしかった」。ただ、それだけです。

私は転勤する前にYさんからプレゼントをいただきました。フックの部分が動物の顔になった「洋服掛け」です。今も本棚の隅に置いてあります。それは、私にとって十字架のようなもので、それを見るたびに、自殺したYさんの顔が思い出されます。そして、思うのです。

「絶対に二度と、自分が関わる人に『自殺』など起こさない。日本人の自殺者を1人でも減らしていく」

そんな思いから、私はYouTubeでの情報発信や執筆活動を行っています。

自殺を1人でも減らすためには、メンタル疾患の患者を減らす必要があります。それでメンタル疾患の治療だけではなく、「予防」に重きを置いた発信をしています。

メンタル疾患予防のためには、人間関係を改善したり、仕事を効率化したり、健康やメンタルについての知識を得て、ストレスを減らすことです。

本や動画によって、「自殺を思いとどまりました」「救われました」というメールがときどき来ます。この活動を続けながら、「死にたい」という人に出会ったとき、私が言えることは「死なないでほしい」という一言。それ以外に言えることはありません。

ファクト 2 自殺する人は相談しない

先の日本財団の調査によると、「本気で死にたいと思っても相談しなかった人」は、73.9%にも及びます。

厚生労働省研究班の調査（自殺未遂者1516人、自殺既遂者209人）によると、自殺の前に「誰かに死にたい気持ちを話しましたか」という質問に、家族に相談していたのは16.3%、友人にしていたのは8.3%、精神科医に相談していた割合はたったの3.8%。家族と友人の両方に話をしているケースもあ

り、全体で事前に相談していたのは、わずか2割となっています。

「死にたい」と思っている人、自殺未遂、自殺既遂のケースでも、ほとんどの人は、誰にも相談しないで、いきなり自殺するのです。

生きるべきか、死ぬべきか。人生で最大の悩みを、誰にも相談することなく、時にうつ病で何も考えられない、あるいは焦燥感でイライラが激しく冷静さを失った状態で、「死にたい」気持ちを行動に移してしまうのです。

きっと、**誰かに相談すれば、防げる自殺は、相当に多いです。**

「死にたい」と思う人に、「誰かに相談してください」と言うと、「相談しても、問題は解決できないので意味がないです」という反論が必ず来ます。

しかし、本書で何度もお伝えしているとおり、相談は「問題解決」が目的ではありません。相談するだけで、ホッとする。つまり、「ガス抜き」の意味合いが大きいのです。相談は、間違いなく効果があります。

ToDo 1 「死にたい」は変えられないが「自殺衝動」はすぐに収まる

相談の目的は「ガス抜き」の意味合いが大きいと述べましたが、もっと具体的にいうと、「自殺衝動」がガス抜きされるのです。自殺行動を分解すると、次のような要素に分かれます。

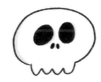

| 自殺念慮 | × | 自殺衝動 | = | 自殺行動 |

なんとなく「死にたい」「生きるのがつらい」と考えている。慢性的、継続的に存在するたくさんの人が持っている

「今すぐ死にたい!」という強烈な衝動。じっとしていられないエネルギー。あるときに突然として強まるが、ピークは5〜10分。メンタル疾患の人に起きやすい

「自殺衝動」は、「相談する」「話す」「電話する」などで軽減できる!

図 ▶ 自殺行動

「自殺念慮」とは、常日頃から「死にたい」と思っている気持ちです。「自殺衝動」とは、「今すぐ死にたい！」「今、死なないと！」という、抑えられない衝動のことです。

「死にたい」と思っている人は、日本人の1.6％もいて、そのほとんどが行動を起こさずに済んでいるのは、「自殺衝動」が低いからです。

自殺するには、ものすごい勇気がいります。死は恐ろしい。その恐怖というものが、自殺に対する抑止力となっています。

たとえば、死にたいと思って自殺の準備をしても、「すさまじい恐怖」に襲われ、「やっぱりやめた」と、ギリギリのところで思いとどまる人もたくさんいます。

このギリギリのシチュエーションにおいて、「自殺する人」と「自殺しない人」の違いが、「自殺衝動」の違いとして説明されています。

「いてもたってもいられない死に向かうエネルギー」が「自殺衝動」ですが、その衝動は長くは続きません。ピークの自殺衝動は、5〜10分と言われています。**誰かと30分も話していると、落ち着いた状態になるのです。**

実際、私も救急外来で、何人もの「今すぐ、死にたい」という自殺衝動の強い患者さんの対応をしたことがありますが、30分ほど話をするだけでも不思議なほどに落ち着いてきます。

後から、そのときの様子を患者さんに聞くと、「あのときは、冷静さを失っていた」「あのときの私は、どうかしていた」と言います。そして、「あのとき、自殺しなくて本当によかった」とも言います。

自殺を引き起こしている真犯人は、「自殺念慮」（死にたい気持ち）ではなく、「自殺衝動」（短時間しか存在しない爆発的なエネルギー）です。

ですから、本当に死にたいと思ったときは、30分だけやりすごせばいいのです。そのためには、「人に相談すること」がものすごく有効です。電話する人が誰もいないという人のためにも、**いのちの電話こころの健康相談統一ダイヤル（0570-064-556）**」が用意されています。

> あなたが人生に絶望しようとも、人生があなたに絶望することはない。何かや誰かのためにできることがきっとある。時があなたを待っている。
> ── ヴィクトール・E・フランクル（オーストリアの精神科医、ナチスのユダヤ人強制収容所に収監されながらも、絶望せずに生きる意味を考え続けた）

ToDo 2 お酒に逃げない

　慢性的に「死にたい」という感情が起こる人にお願いしたいのが、「お酒を飲まない」「お酒をやめる」ということです。日本の自殺者の調査によると、自殺者の32.8%からアルコールが検出されており、特に激しい自殺の方法をとる人ほど高濃度のアルコールが検出されています。

　また、自殺未遂で救急病院を受診した人からは、平均40%もの割合でアルコールが検出されています。自殺しようとする人の3〜4割が、お酒を飲んで、酔った勢いで自殺をしているのです。

　アルコールを時々飲む人に比べて、1日3合以上飲む人は、自殺のリスクが2.3倍に増えるという研究もあります。

　慢性的なアルコールの飲用が、自殺のリスクを高め、孤独を助長し、「死にたい」という気持ちを増幅させます。さらに、突発的な酩酊で、思考力や判断能力が低下し、自殺への恐怖も薄まり、本人も予期せぬ自殺行動が引き起こされるのです。

　「嫌なことがあったら、お酒に逃げる」「お酒の力で、嫌なことを忘れる」という日々の行動が、積もり積もって「自殺」にまでエスカレートしていきます。自分の意思ではなく、お酒に殺されているだけなのです。

ToDo 3 生活を整える

　「自殺衝動」の対応が、自殺行動抑止の切り札になると先ほどお伝えしまし

た。「自殺衝動」を脳科学的に言い換えると、「**セロトニン濃度の低下**」です。

　本書でも何度も登場したように、セロトニンを高める習慣「朝散歩」が有効です。健康のための生活習慣として、「睡眠」「運動」「朝散歩」の３つを推奨してきましたが、自殺の予防にも効果的なのです。

　「死にたい」と思う人は、それは何ヶ月も悩み、苦しみ、「自分が導いた答え」と思っていますが、それは間違いです。**脳内物質の低下が導いた「脳のエラー」です。** 血糖値が下がると「お腹がすいた」と感じるように、セロトニンやノルアドレナリンが極端に低下すると、「死にたい」という感情が自然に湧き出てくるのです。

　そんな回復可能な、一時的な脳内物質のアンバランスによって、自分の一生を終わらせることは、実にもったいないことです。

　極端なセロトニン・ノルアドレナリンの低下によるうつ状態は、薬物療法、「睡眠」「運動」「朝散歩」「禁酒」などの生活療法によって改善可能です。 毎日７時間睡眠をとり、週150分以上運動し、毎日朝散歩をして、それでも「どうしても、死にたいのか」を考えてみてください。ちゃんと規則正しい生活を実践できている人で、死にたいと言い出す人は、私の経験上、１人も見たことがありません。

さらに学びたい人は

『12階から飛び降りて一度死んだ私が伝えたいこと』（モカ、高野真吾著、光文社）

難易度
★

　患者さんから、「先生には、死にたい人の気持ちが、わかるはずがありません」と言われたことがあります。「死にたい」と本気で考えている人にとっては、精神科医の書いた本よりも、同じように自殺を考え、自殺未遂を経験した方が書いた本のほうが、心に響くこともあるでしょう。本気で悩み、苦しみ、絶望し、「うつ」に陥り、マンションの12階から飛び降り、ギリギリ生き残ったモカさんの言葉は、説得力を持って胸に迫るものがあります。今、「死にたい」と考えている心にも、きっと響くはずです。

終 章

精神科医が たどり着いた 「とっておきの考え方」

生き方

人生を楽しむ人になる方法

キーワード ▶ **ニュートラル、コンフォートゾーン、ウィッシュリスト**

同じことをしていても、「楽しめる人」と「楽しめない人」に分かれます。

物事はすべていい面と悪い面を持ち合わせているので、そのどちらを見るか。1日を振り返って、良かったことと悪かったことが2つあったとき、そのどちらにフォーカスするかで人生は決まります。

せっかく同じ人生を送るのなら、物事のいい面を見つけ、人生を楽しんだほうが幸せです。その考え方について見ていきます。

ファクト 1 「素直さ」こそが共通点

「人生を楽しむ人」には重要な共通点があります。それが「素直さ」です。「素直さ」は、成功の条件としてもよく出てくるキーワードです。偏見や先入観を持たずに「**ニュートラル（中立）**」な状態になることです。

多くの人は先入観を持っています。「そんなことをやっても、つまらないに違いない」「前も同じパターンで失敗しているから、今度も失敗するに違いない」など、先入観は過去の経験に大きく縛られ、行動に制約をかけます。

そんなときに、ニュートラルな状態になれれば、他の人からアドバイスや助言を受けたときに、「とりあえずやってみよう」と、素直に受け入れることができます。それにより、**チャンスや出会いが広がり、当然、「楽しいこと」「おもしろいこと」と出会える機会も増えます。**

先入観が強いと、それを失い、今と同じような生活を繰り返します。よって、「楽しいこと」「おもしろいこと」が起きるはずがないのです。どんなに素晴らしい情報でも、ニュートラルな状態でないと、脳はその情報をブロックします。聞いているのに、右から左へと、情報が抜けていくのです。

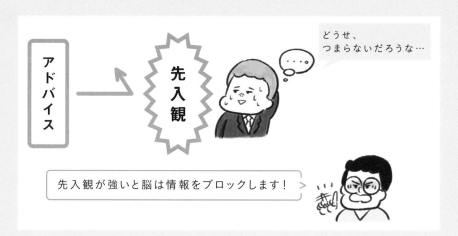

図 ▶ 情報をブロックする人

　素直になるためには、「**とりあえずやってみる**」ということです。

「この本、おもしろいよ」と言われたら、とりあえず読んでみる。「あの映画、すごかったよ」と言われたら、とりあえず観てみる。「今度のパーティー、ぜひ来てよ」と誘われたら、とりあえず行ってみる。

　先入観を取り払い、相手の「おすすめ」や「誘い」を信じて、受け入れてみるのです。その先には、無限の出会いとチャンスが広がっています。おもしろいことや楽しいことは思わぬところからやってくるものです。

ToDo 1 コンフォートゾーンから出る

　日々、私たちが生活している領域が、P166でも紹介した「**コンフォートゾーン（快適領域）**」です。いつも行く場所、いつも会う人、いつも食べるもの。それが、コンフォートゾーンです。

　日々の生活が「楽しい」と思えないのなら、それは「今のコンフォートゾーン」の中に「楽しいこと」がないのです。「楽しいこと」はコンフォートゾーンの外にあります。コンフォートゾーンの外には、無限の世界が広がっていて、勇気を出して、外の世界に足を踏み出すことで、「宝物」（楽しい、幸せ）を発見できます。

「宝物」は、初めての場所、人、イベント、お店などに隠れています。

もちろん、コンフォートゾーンから出ることは、「苦しいこと」「困難なこと」への挑戦でもあります。しかし、そこにはあなたの無限の可能性が秘められています。勇気を出して一歩を踏み出し、人生を楽しんでみましょう。

> 何より大事なのは、人生を楽しむこと。
> 幸せを感じること、それだけです。
> ── オードリー・ヘップバーン（アメリカの女優）

ToDo 2 ウィッシュリストを書く

先ほどのコンフォートゾーンは、外側からのアプローチでしたが、内側からのアプローチもあります。自分にとって何が楽しいのか、何をしたいのか、何を実現したいのか、何を手に入れたいのかを明らかにするのです。

そのためには、「**ウィッシュリスト**」がおすすめです。

（ステップ1）
情報カード（100円ショップで売っているカード）を200枚用意する

（ステップ2）
自分が手に入れたい物や、やりたいことなど、「願望」「夢」「目標」を書けるだけ書く。最低でも100個以上を、「必ず実現する」と思いながら具体的に書くこと

例）×「海外旅行に行きたい」
　　○「ロサンゼルスのディズニーランドへ遊びに行きたい」
　　○「バルセロナのサグラダ・ファミリアを見に行きたい」

（ステップ3）
ジャンルや似た内容ごとに整理し、1枚の紙にまとめる。それを机の前に貼ったり、スマホに保存し、いつでも目に触れられるようにする

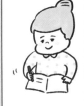

> ヒマさえあれば見返すようにしよう。
> 実現したいことが脳に記憶として焼き付きます！

図 ▶ ウィッシュリストの書き方

ウィッシュリストは、1年ごとに振り返り、どこまで達成したかを評価し、そのアップデートをしましょう。

　私の場合は、ウィッシュリストに書いた内容は1年で半分、2〜3年で7〜8割が実現しています。「願望」「夢」「目標」を好きなだけ書いて、7〜8割が実現するわけですから、書かないほうが損です。

　それでは、なぜ、ウィッシュリストは書くだけで実現するのでしょうか。

　それは、自分の「やりたいこと（Wish）」に対して、脳のアンテナが立つからです。

　たとえば、「ハワイに行きたい」と書いたとしましょう。あなたの友達から「今年の夏休みはハワイに行きたい」と話が出たときに、「じゃあ一緒に行こう」と瞬時に反応することができます。もし、ウィッシュリストで願望が顕在化していないと、「いいね」だけで終わってしまいます。

　ウィッシュリストを書くことで、それに関する情報が目につくようになり、実現へのスピードがより速まるのです。

　新年や年度初めなどに、年間の目標を立てる人は多いでしょう。そのときに、「遊びの年間目標」を書く人は少ないと思いますが、ぜひ書き入れてください。私の場合は、「年間120本の映画鑑賞」「1年のうち6週間を海外で過ごす」という遊びの年間目標を作っています。

　また、朝に今日1日の「ToDoリスト」を書く人であれば、**そこにも「遊びのToDo」を書き込んでください。**「19時半から映画『○○』を観る」というように書けば、「じゃあ19時頃には必ず仕事を終えていないといけないな」と緊迫感が生まれ、仕事がはかどり、遊ぶことができます。

「平日に映画なんて観られるわけがない」と先入観を持っている人は、いつまで経っても変わりません。

「遊びの目標」「遊びのToDoリスト」を書くことにより、「遊び」の機会が増えるだけでなく、仕事のパフォーマンスも高まります。

　ぜひ、人生を「楽しめる人」になってください。

<table>
<tr><td>生き方
2</td><td>決断グセをつける</td></tr>
</table>

キーワード ▶ 確証バイアス、決断の基準、ビジョン

　自分の人生の主導権を握れるかどうかは、「決断ができるかどうか」が大きく左右します。いい人生を送ったなと思える人は、振り返ってみると、「重要な決断」「人生の決断」をしている人がほとんどです。

　その場では当然、大いに悩み、迷うはずですが、そのときに、どう考えて、どう決断をしたのか。後悔しない人生を送るためのポイントを押さえましょう。

ファクト 1 ただの情報不足ではないか

　なぜ、人は決断に迷うのでしょうか。それは情報が足りていないからです。ＡとＢの２つの選択肢がある場合、結果が正確に予測できるのであれば、決断には迷わないでしょう。情報が少なく、結果があいまいなときに、人は迷います。

　迷ったときにとる行動は、「徹底的に情報を集めること」しかありません。「これ以上、情報が集められない」というレベルまで、徹底して情報を集めるのです。

　たとえば、私の元には、「起業しようか迷っています」という相談が非常にたくさん来ます。そのときに、「株式会社の設立方法」「起業した場合の節税メリット」などを聞いてみますが、答えられる人はほとんどいません。基本的な起業の知識がまったくないのですから、決めることができないのは当然です。

ToDo 1 調べるクセをつける

　迷ったときは徹底的に調べるクセをつけておきましょう。

本から情報を集める場合は、P171で「3点読み」が重要だとお伝えしました。

「賛成派」の人の本を3冊読んだところで、結論は「賛成」にしかなりません。起業のメリットとデメリットを押さえて、そこではじめてうまくいく可能性が高まります。「起業して成功した人」だけではなく、「起業して失敗した人」の話も知っておくのが大事です。

　心理学で「**確証バイアス**」という概念があります。人間には自分に都合のいい情報を無意識に集め、不都合な情報を遠ざける性質があります。それに抗うことで、客観的な判断ができるようになります。

　その練習として、立場の異なる本を読むのは効果的です。立場の異なる人の意見を聞き、多面的に情報を集めることができれば、そこから導かれる判断はより正確なものになっていきます。

　次のステップとして、「人に直接聞く」のがおすすめです。

　実際に同じ体験をした人の「生の体験談」を聞くことで、イメージはより明確になります。

　身近な人で探してみたり、交流会やセミナーに参加してみましょう。事前に調べた上で話を聞けば、「なんとなく起業したい」なんて言葉は出てこず、もっと具体的につっこんだ話ができることでしょう。それを目指してください。

ファクト 2 「基準」を持つことが大事

　決断できない人に欠けているのは、「決断するための基準」です。基準が明確になっていれば、そこに照らし合わせて機械的に決めればいいだけです。

「決断の基準」がない人は、基準がないわけですから、迷うのは当然です。日によって気分でコロコロと考えが変わってしまい、軸を持っていません。

　自分の中の「決断の基準」を定めるようにしましょう。

遅すぎる決断というのは決断をしないに等しい。

—— 孫正義（ソフトバンクグループ会長）

ToDo 2 「決断の基準」を決める

　それでは、どうすれば、決断の基準が作れるのでしょうか。おすすめの方法は、次の3つに照らし合わせることです。

---

(1) ワクワクするほうを選ぶ

(2) 難しいほうを選ぶ

(3) ドラマティックなほうを選ぶ

　それぞれについて説明していきましょう。

(1) ワクワクするほうを選ぶ

　情報を集められるだけ集め、本や人から学び、客観的に考えられるようになったなら、あとは「自分の感情」しかありません。

「告白したい」「留学したい」「起業したい」など、「したい」と思うのなら、すればいいのです。

　なぜ、そうしたいかというと、おそらく「ワクワクするから」でしょう。心の中がワクワクしているのであれば、それを「しない」と、あとで必ず後悔します。

「あのとき告白していれば」「あのとき留学していれば」「あのとき起業していれば」と、たった1回の決断を人生でずっと引きずることになります。

　ワクワクするほうを選べば、仮に失敗しても、後悔はありません。後悔がなければ、あとからいくらでも挽回できます。告白して振られても、今までどおり友達関係を続けられるよう努力すればいいだけです。

　やれることをやっていく。自分の心の声を信じてみてください。

(2) 難しいほうを選ぶ

　人生を振り返ったとき、「簡単にできたこと」と「困難でなかなかできなかったこと」であれば、確実に後者のほうが記憶に残っているはずです。

　そして、困難なことのほうが「充実していた」「楽しかった」と思えているはずです。

　難しいほうを選んでおけば、後々、知識や経験が増え、自己成長することができます。たとえ失敗しても、経験は残りますし、そこから大きなことが学べることでしょう。

　とはいえ、無謀なことをむやみにやるのではなく、「少し難しいかもしれない」と思えるレベルなら、その先に大きなメリットが隠れています。「困難だ」という思いは、プラスに転換するようにしましょう。

(3) ドラマティックなほうを選ぶ

　自分を主人公として客観視したときに、どう見えるかを意識しましょう。

　たとえば映画であれば、主人公が次々とピンチに陥り、そこをくぐり抜けていきます。一難去ってまた一難、波乱万丈なストーリーのほうが絶対におもしろいはずです。

　人生も映画みたいなものです。自分の人生を、映画を観るように眺めてみると、絶対にチャレンジしたほうがいいですし、失敗しても立ち直れると思えるでしょう。波乱万丈でドラマティックだと思えるほうを選べば、迷いません。一度きりの人生であれば、「おもしろい人生」を選ぶべきです。

　以上の決断のクセをつけることで、自分にしかない「ビジョン」が見えてきます。「告白」も「留学」も「起業」も、自分の「最終目的」ではないはずです。**すべて「道具」「手段」にすぎないのです**。小さな決断を重ねながら、最終目的、つまり「ビジョン」が何なのかを考えてみましょう。

「生きる意味」を考え続ける

　P306でも書いたように、「死にたいです」と語る患者さんが多くいて、そ
れ対する答えがないか、精神科医として常に考えています。「生きる意味」
を与えるにはどうすればいいのか、勉強と思索を続けてきました。

ファクト　1　「生きる意味」はそもそもあるのか

> なんで生きるかというと、死ねねえからだよ。
>
> ── 立川談志（落語家）

「生きる意味」を自分なりに模索する中で、私はこの言葉と出会いました。
　昔、NHKで放送されていた10代の若者の討論番組「真剣10代しゃべり
場」に、落語家の立川談志さんが出演していました。
　ある若者から、「人は何を求めて生きるんだろう？」と、生きる意味を問
われ、談志さんは、「なんで生きるかというと、死ねねえからだよ。死なな
いから生きているとしか言いようがない」と言い放ちました。
　私は、この言葉を聞いてハッとしました。私が考えていた漠然とした「生
きる意味」を、見事に言い表していたからです。今でも鮮烈に残っていま
す。

　私なりに解釈をすると、人間は、「生きる意味」を持って生まれてくるわ
けではなく、自分の意識が目覚めた状態で「生きている」と実感するだけ。
つまり、**「生きる意味」というものは存在しない**、ということだと思いまし
た。
　「生きている」とはどういうことかというと、単に「死んでいない」という

状態のこと。一見、ただのトンチのようですが、生きるとはそういうものだと思わされたのです。

　自分が「生きている」という現実が先にあり、「生きる意味」「生きる理由」「生きる目的」は後から考えるもの。**すべて後づけです。**

　だから、いろいろ悩み、思考した結果、「生きる意味が見つからない」というのは、実に正しい結論だと思います。もともと存在しないものですから、見つかるはずがないのです。

　そうすると、「生きる意味が見つからないので死にたい」という患者さんの言葉に従うと、「この世の人間はすべて死ななければいけない」という理論につながります。どうみても正しいと思えません。

> 人間は自分の存在意義（世界そのもの）を知ることはできない。
>
> —— カント（ドイツの哲学者）

　近代哲学の祖と言われるカントが、「人間とは何か？」について長年考え続けた結論が、この言葉です。

　自分の生きる本当の意味を自分で理解することはできない。つまり、生きる意味が見つからないのは、哲学的にも正解なのです。

「生きる意味なんかもともとないのだから、生きる意味が見つからないと苦悩する必要もないし、見つからないのは当然で、見つからないからといって自殺する必要はまったくない」というのが、ひとつの結論です。

ファクト 2 「生きる意味」を探求するのが人生

　「人間の真の存在意義」を人間は知ることはできない。しかし、「これが自分の生きる意味だ」「生きる目的だ」と思う瞬間はあります。

　P162の「天職」の話とも通じるのですが、10〜20代では、なかなか意味や目的は見つからないでしょう。仮に10代で「生きる意味」を見つけら

れたとしても、それが一生同じだということは、たぶんあり得ません。

　自分が感じる「生きる意味」や「生きる目的」は、絶対的で固定的なものではなく、変化したり、揺れ動くものです。言い換えるなら、**「生きる」ということは、「生きる意味を考える長い旅」なのです。**

　一生をかけて「生きる意味」「人生の意味」を考え、死ぬ間際に「（自分の人生は）意味がある人生だった」と思えるのなら、それが幸せな人生だったと言えるはずです。

　ある瞬間、「人生の意味がわかった」と思っても、それはいつか変化します。しかし、「生きる意味」を求めて、思索を深め、行動し、苦悶することには非常に意味があります。そこには、必ず自己成長が起きるからです。

> 人生の意味を疑うのは、
> その人の高い精神性の証である。
> 　── ヴィクトール・E・フランクル（オーストリアの精神科医）

ToDo 1　時間をかけて「生きる意味」を考えよう

「生きる意味」「生きる目的」を考え、悩むことはいいことです。正解を求めて「結論」を出すことではなく、考え続けて自分なりに意味を見出していく「過程」が大事なのです。

　ずっと自分と向き合わないと、**「自分がしたいこと」や「自分の方向性」がわからず、他人に流された生き方をせざるを得ません。**

　だから、「生きる意味」についてじっくりと時間をかけて考えましょう。焦る必要はありません。時間をかけること、そのことに意味があるのです。

　私自身、「生きる意味は何か」について自問自答し続け、50歳を越えて、ひとつの結論に達しました。

　それは、**「生きる意味」より「ビジョン」を重視しよう、**という提案です。本書でも何度も「ビジョン」という言葉は登場していますが、「こうしたい」「こうなりたい」という自分の「あり方」。それが「ビジョン」です。

「生きる意味」と「ビジョン」の最大の違いは、「生きる意味」は見つける ものですが、「ビジョン」は自分で決められるところです。「生きる意味」は 何年、何十年かかっても見つからないかもしれませんが、「ビジョン」は自 分で決めるだけです。今すぐにでも決めることができます。

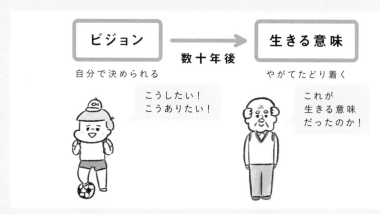

図 ▶ ビジョンと生きる意味

「ビジョン」は自分の「こうありたい」という希望なので、自分で好きなよ うに決めればいいのです。そこに「向かって努力していく」という宣言でも あります。

　もちろん、何年かして「それは違った」と思うこともあるでしょう。その 場合は、「修正」「変更」すればいいだけです。今の「ビジョン」が、自分に とっての一生ものの「ビジョン」なのかは、実際に行動しないとわからない ものです。

　ビジョンに向かって生きることで、1日1日が充実感に満ちあふれます。 それが毎日、1年365日、10年、20年と積み上がっていきます。 「ビジョン」は宝地図であり、「生きる意味」は宝箱です。「ビジョン」に向 かって突き進んでいくと、最終的に隠されていた「宝箱」、つまり「生きる 意味」に行き着くのです。

　自分は何をしたいのか。どこに向かいたいのか。何を実現したいのか。 **「生きる意味」は見えなくとも、今の自分にとってのビジョンを決めて行動 することができるはずです。**

「死」について考える

　人間に限らず、生物であれば「死」に対する恐怖を持ち、可能な限り「死」を回避するのが普通です。生物の生存本能と呼んでいいでしょう。

　ですから、「死ぬのが怖い」という気持ちは、誰もが少なからず持っているものです。

ファクト　1　死の恐怖は、年をとるごとに減っていく

　「死への恐怖」は、年をとるごとに、つまり死に近づくほどに強まると思うかもしれません。しかし、実際はその逆なのです。

　「死の恐怖」に関する調査（第一生命経済研究所調べ）によると、「死は怖い」という人は、40代で54.5%、60代で34.7%。70代で30%と、年をとるごとに減っていきます。

　年をとるごとに徐々に現実を受け入れるのかもしれませんが、「死の恐怖」は減っていくようです。

ToDo　1　死から逆算して考える

　「死」について考えると、今何をすべきかが見えてきます。「死ぬまでに何をやりたいか」「何をやり残したら後悔するか」を考えてみるのです。

　「死」そのものを考えてしまうと、「生きていてもしょうがない」「すべてが虚しい」などとネガティブな感情になってしまいます。自殺念慮を持つ患者さんを診察してきた経験から、それが言えます。

　どうせ死ぬんだったら、「やりたいことをやろう」と思えることのほうが大事です。

　そのことは、いくら説教しても伝わらないかもしれませんが、映画や小説

などの物語を通して見ると、リアルに感じることができます。

　たとえば、黒澤明監督の映画『生きる』（1952年）という名作があります。以下、ネタバレを含みますが、内容を紹介します。

　無為に日々を過ごしていた市役所の課長の「渡邊」は、ある日、がんで余命宣告をされます。自分の「生きる」意味は何だったのか。それを考えていた矢先、元部下で今は玩具工場に勤めている「とよ」と再会します。

　彼女の生き生きとした姿を見て、さらに「あなたも何か作ってみたら？」とアドバイスされたことをきっかけに、公園整備の仕事にエネルギーを注ぎはじめます。苦労の末に完成した公園で、渡邊はブランコに揺られながら息を引き取ります。

　この物語は、「死」から人生を眺めると、「幾ばくもない余命を悪あがきする男の物語」に見えます。しかし、**私たちの「生」のほうからアプローチすると、「貴重な人生の残り時間に、最も大切なことを成し遂げた男の物語」となるのです。**

　生と死は、コインの表と裏です。同じ現象、出来事、物語も、「生」から「死」へと眺めることで違った見え方ができます。

　そのため、1人の主人公の人生を描き切った映画や小説などの「物語」が強い力を持ちます。物語の特徴は、自分の人生に照らし合わせて、感情移入ができることです。下に、人生を考える上でおすすめの映画を紹介しますので、観たことがない人は、ぜひ観てみてください。

表 ▶ 生と死を扱ったおすすめ映画

（ベスト1）『ラスト・ホリデイ』（監督：ウェイン・ワン）
（ベスト2）『最高の人生の見つけ方』（監督：ロブ・ライナー）
（ベスト3）『アンドリューNDR114』（監督：クリス・コロンバス）
（ベスト4）『ベンジャミン・バトン 数奇な人生』（監督：デヴィッド・フィンチャー）
（ベスト5）『明日の記憶』（監督：堤幸彦）

ToDo ② コントロールできる領域を明確にする

　何かに悩んだときに、「コントロールできること」と「コントロールできないこと」を分けて考えるワークは有効です。ここでは、「死への恐怖」をテーマに、「コントロールできること、コントロールできないこと」のワークを行ってみましょう。「死への恐怖」の中身を詳細に言語化して、コントロールできることと、そうでないことに分けてみるのです。

表 ▶ **コントロールできる・できないのワーク**

コントロール できること	死を先延ばしする（病気の予防、健康によい生活習慣） 死について学ぶ（哲学、心理学、文学、映画など） 死について語る（人と議論する） 死について考えないようにする（楽しいことに没頭する）
コントロール できないこと	不死を手に入れる（永遠に生き続ける）

　上の表のように、自分でコントロールできることが明確にできると、今何をすべきかが見えてきます。
　本書で紹介した「健康にいい生活習慣」も、ある意味「死への恐怖」が原動力になっているでしょう。あるいは、いつ死んでもいいように、「今」をエンジョイすることに考え方をシフトできるかもしれません。**楽しいことを先延ばしせず、後悔しない1日を過ごす。毎日、全力で生きる。**それを日々、きちんと繰り返していれば、突然、死が訪れても後悔は感じません。「今」にフォーカスし、「死への恐怖」を乗り越えるために、ぜひこのワークをやってみてください。

ToDo ③ つねにベストコンディションにしておく

　「死に対する過剰な恐怖」は、心や脳が疲れていると起きやすいです。たとえば、うつ病の患者さんの多くは、「死」や「将来」に対して、過剰な恐怖

を訴えます。しかし、治療が進んで調子がよくなると、まったく「死」の話題などしなくなります。

　7時間以上の睡眠、週150分以上の運動、体にいい食事、朝散歩などの生活習慣を整えれば、「死への恐怖」はすっきりと消えます。逆に、**睡眠不足や運動不足が続くと、ネガティブな感情は強まってしまいます。**

　体調を整え、生活習慣を改善し、つねにベストコンディションでいることを目指しましょう。それが「今を生きる」ための必須条件でもあります。

ファクト 2　「生」に感謝する

> 恐怖と感謝は共存しない。
> —— マイケル・ボルダック（世界No.1目標達成コーチ）

　オリンピックや世界大会などで、一流の選手たちは「試合前」にもファンや監督、コーチに感謝の言葉を述べます。なぜならば、心からの感謝の気持ちが、不安や恐怖を取り除いてくれるのを知っているからでしょう。

　人間の脳はマルチタスクができないので、「死への恐怖」と「生への感謝」は同時には成立しにくいです。**心から感謝を語り、それに満たされると、恐怖は自然と外に追いやられて、やがて消えていきます。**

　川崎医療福祉大学による「死の受容」についての研究によると、「自己の死が近いという自覚」「自己実現のための意欲的な行動」「死との和解」および**「残される者への別離と感謝の言葉」**という4つの段階を経て、死の恐怖を乗り越えて受容するそうです。

　この本を読んでいる、今、この瞬間、「生きている」ということはとても素晴らしいことです。さらに、もし健康な状態だとすれば、どんなに良いことでしょう。そのことへの感謝をするようにしましょう。もちろん、周囲で支えてくれる人にもです。心から感謝できるようになれば、いつ訪れるかわからない「死」は、さほど気にならなくなり、「今」を生きられます。

「幸せ」を手に入れる方法

　国連発表による「世界幸福度ランキング」（2019年）によると、日本は対象156ヶ国中58位。先進主要8ヶ国の中では、ロシアに次ぐワースト2位。日本の名目GDP（国内総生産）は世界第3位で経済的には豊かなはずですが、日本人の幸福度は非常に低いのです。

　たとえば、「仕事を頑張る」ということは、「幸せになる方法」だと思っている人は多いでしょう。しかし、仕事を頑張りすぎて体を壊したり、メンタル疾患になる人もいれば、過労死で亡くなる人もいます。仕事人間で家族とのコミュニケーションを怠ったために離婚したり家庭崩壊を招く人もいます。

　幸せになる方法を正しく実行しないと、皮肉にも不幸な道へと進んでしまうのです。

ファクト　1　幸福には3つの種類がある

「幸福」とは何でしょうか。どうすれば幸福になれるのでしょうか。はるか昔から、哲学者、思想家、宗教家、政治家、社会学者、心理学者など、さまざまな分野の賢人たちが、「幸福論」を語り、「幸せになれる方法」を研究しています。しかし、1つの結論は出ていないというのが、正しいでしょう。

　ここでは、私なりに、精神科医として、また、脳科学の見地も参考にしながら「**科学的に幸せになれる方法**」を語ってみましょう。

　人が幸福感を感じるとき、「脳内」で何が起こっているかを考えましょう。

　脳内では、幸福感を引き起こす「脳内物質」が出ています。その「幸福物質」が増えれば、幸福になれると言えます。逆に、「幸福物質」が少ないと、「苦しい」「つらい」「死にたい」といった気持ちになります。

幸福感を引き起こす脳内物質、つまり「幸福物質」は、主に3つあります。**「セロトニン」「オキシトシン」「ドーパミン」です**（他にも「エンドルフィン」という物質もありますが、今回は除外しています）。

　これらの物質が分泌されると、「幸せ」な気分になれるのですが、それぞれの幸せの「質」がまったく異なります。順番に説明しましょう。

(1)　「セロトニン」的幸福

「やすらぎ」「癒やし」「気分」の幸福感です。朝、「今日は天気がよくて清々しいな。今日も1日頑張ろう」とポジティブで前向きな気分に包まれるのなら、セロトニンが分泌されています。

　それと逆に、「不安」「心配」「イライラ」「落ち着かない」「嫌なことばかり思い出す」という状態なら、セトロニンが著しく低下してネガティブな気分に支配されています。

(2)　「オキシトシン」的幸福

「つながり」の幸福感です。夫婦や恋人など、パートナーと一緒にいたり、子どもや友人と遊んでいて楽しいときに分泌される物質です。スキンシップ、コミュニケーション、人とのつながり、愛情、交流などに関連しています。

　人に親切をしたり、親切にされたときにも分泌されるので、ボランティアや社会貢献での「感謝」「ありがとう」といった感情にも関連しています。

(3)　「ドーパミン」的幸福

「やる気」による幸福感です。ドーパミンは、「幸福物質」としてよく紹介されています。目標を達成したときに分泌される「成功」の物質です。プロジェクトに成功したり、スポーツで優勝したり、大金を手に入れたり、昇進、昇給したり。「やった！　最高だ！」という、達成感や高揚感に関連しています。

ファクト 2 「ドーパミン」的幸福にとらわれるな

多くの人は、「幸福」を考えた場合、ドーパミン的幸福しか考えません。「出世したい」「お金持ちになりたい」「成功したい」「豪邸に住みたい」などの欲望は、すべてドーパミン的幸福です。

もちろん、ドーパミンは原動力になるのですが、P199 の年収と幸福についてのグラフでも見たように、これだけでは幸福にはなれないのです。

年収が 1000 万円を超えたものの、働きすぎて「うつ病」になってしまったり、家庭崩壊を招いてしまう人の話は、誰もが聞いたことがあるでしょう。

人間が生きていく上で、私が一番重要だと考えるのは、セロトニン的幸福です。セロトニン的幸福は、言い換えると「健康」を実感する幸福です。心や体の病気になると、セロトニンは低下します。

「セロトニン→オキシトシン→ドーパミン」という順番で実現させていくのが大事です。

それを踏まえた上で、どうすればそれぞれが得られるのか、見ていきましょう。

> 幸福はまず何より健康のなかにある。
> ── グリフィン・ウィリアム・カーチス（アメリカの作家）

ToDo 1 セロトニン的幸福を得る習慣

「幸せ」になるためには、「健康」がベースにないといけません。身体的・メンタル的に健康で、朝起きたときに気分がいいことを目指しましょう。

本書でもメインに語ってきた朝散歩が有効です。**朝 15 〜 30 分散歩をするだけで、**セロトニン神経が活性化し、セロトニン的幸福を手に入れることができます。

また、座禅や瞑想などでのマインドフルネス、腹式呼吸でもセロトニンは得られます。

セロトニンの分泌には「睡眠」は必須で、睡眠不足や夜ふかしは悪影響を及ぼします。また、**「笑顔」によっても、セロトニンが分泌します。**ドーパミンによって仕事を頑張るのも大切ですが、健康を害するレベルまで根を詰めて働くと、必ず不幸を招きます。

セロトニン的幸福は、「1日15分の朝散歩」というとても簡単な習慣だけで手に入れることができます。もっともかけがえのない幸福感なのです。

表 ▶ **セロトニン的幸福を手に入れる方法**

1	朝散歩（朝日、リズム運動、咀嚼）
2	瞑想、座禅、マインドフルネス、腹式呼吸
3	笑顔

ToDo 2 オキシトシン的幸福で心の安定化

次に目指すべきが、オキシトシン的幸福です。

配偶者や子ども、恋人、友人などの、安定した人間関係が、あなたを幸せにします。これらは、**すでに手に入れていたとしても、その大切さに気づかずに、失ってから初めて気づくことが多い**のです。仕事人間で家庭を顧みなかった人が、離婚をつきつけられた瞬間、どれほど家族の存在が大切だったかに気づき、後悔します。

「安定した人間関係」があると、精神的に安定します。仕事などで多少のストレスがあっても、「安定した人間関係」があれば、メンタル的に支えられるのです。

逆に、孤独を感じていたり、つながりが不足していると、うつ病や認知症などの発症リスクを高めます。あるいは、家庭で問題が起きると、仕事中もそのことが頭に浮かび、心配で仕事に没頭することができなくなります。そんな状態では、ドーパミン的幸福も手にすることができません。

ドーパミン的幸福を求める前に、オキシトシン的幸福を手に入れることが、「自分の足元を固める」ことになり、最終的に「多くの幸福」を手に入れることにつながるのです。

> 王様であろうと百姓であろうと、自分の家庭で平和を見出す者が一番幸福な人間である。
>
> ── ゲーテ（ドイツの詩人、劇作家）

　パートナーとのスキンシップ、会話、コミュニケーションで、オキシトシンは分泌します。

　スキンシップ、特に性行為は最もオキシトシンが分泌されるといいますが、**20秒以上のハグでも十分にオキシトシンが分泌します**。また、子どもを抱っこすると、抱っこしている親と子どもの双方にオキシトシンが分泌します。

　あるいは、恋人や友人と楽しくおしゃべりしていたり、人に親切にしたり、逆に親切にされたときにも、オキシトシンは出ます。

　「ボランティア活動をする人は、しない人と比べて5年以上長生きする」という研究結果があります。その理由こそが、オキシトシンと関係しています。**オキシトシンの分泌が多い人は、心臓血管系の病気にかかるリスクが低い**ともいわれています。

　恋人や友達がいない場合は、犬や猫などのペットでもOKです。ペットと戯れていると、飼い主はもちろんのこと、ペットにもオキシトシンが分泌します。犬や猫をなでると「癒やされる」という気持ちは、脳科学的に正しいのです。

　実際に、**オキシトシンはストレスを低下させ、細胞の修復などを促進する効果もあります**。あなたの心と体を、本当に癒やしているのです。

　夫婦や親子の会話を大切にする。コミュニケーションを増やす。一緒にすごす時間を増やす。親しい友達とリラックスした時間を持つ。

　こんな当たり前のことが、幸福においては非常に重要な要素なのです。

表 ▶ **オキシトシン的幸福を手に入れる方法**

1	スキンシップ
2	コミュニケーション
3	ペットとの触れ合い
4	親切、社会貢献、ボランティア活動

ToDo 3 ドーパミン的幸福を最後に目指す

　日々の安定した精神状態（セロトニン的幸福）と、安定した人間関係（オキシトシン的幸福）の2つが手に入れば、別にお金持ちにならなくても、社会的に成功しなくても幸せに生きていくことができます。

　この「基本的な幸福感」にきちんと気づき、それを実感できない人は、いくらドーパミン的幸福を手に入れても、それに満足できません。
「もっと、もっと」と上を目指し続け、いつまで経っても不安な状態から逃れられないのです。

　ドーパミン的幸福は次の方法で得られます。

表 ▶ **ドーパミン的幸福を手に入れる方法**

1	お金を稼ぐ、社会的成功
2	スポーツや大会などでの活躍、優勝
3	目標設定と目標達成
4	運動（有酸素運動、筋トレ）
5	笑顔、瞑想など

　本書でも、主に3章の「仕事」の話で、随所に「社会的成功」を手に入れる方法について言及しました。しかし、それは幸福の一部の話であって、必要十分条件ではありません。

序章や4～5章で多く語った「健康」によるセロトニン的幸福と、1～2章でメインに語った「人間関係」によるオキシトシン的幸福。それらを手に入れた上に、社会的成功、ビジネスの成功などの、「目標達成」が乗っかり、「最高に幸福な状態」になれるのです。

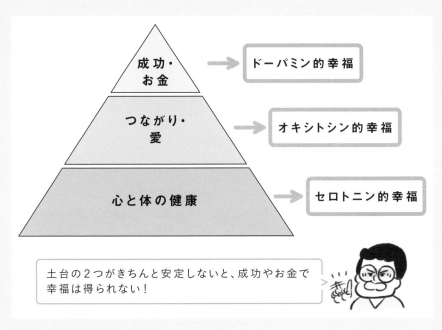

図 ▶ 人生の3つの幸福

　セロトニン的幸福、オキシトシン的幸福という「幸福の土台」をおろそかにして、ドーパミン的幸福を目指すと、やがてすべてが崩壊します。日々の生活の中でも、ドーパミン的幸福に偏らず、すでに手に入れているセロトニン的幸福とオキシトシン的幸福に気づき、噛みしめることができれば、実はあなたは、今日からでも「幸福」になることができるのです。

おわりに ── これから、どう生きるのか？──

　本書は、「生き方の決定版」を作ろうという企画からスタートしました。

　とはいえ、「漠然とした生き方」「観念的な生き方」を学んでも、実際どう実践していいのかわからないことが多いのです。そこで、不安を取り除き、悩みを解決して、ストレスフリーな状態を目指し、1歩ずつ幸せに近づくための具体的・実践的な方法をたくさん盛り込んだ本にしました。

　あらためて、本書の内容を振り返りながら、「生き方」という切り口で最も重要な **「7つのエッセンス」** をまとめてお伝えしたいと思います。この7つをおさえるだけで、あなたの人生は間違いなくよりよい方向に向かっていくでしょう。

エッセンス 1 「それでいい」をログセにする

　精神科医としてアドバイスするときに、私が気をつけているのは、「相手を否定しない」「相手を肯定する」ということです。

　多くの人は自分のダメな部分ばかりを見て、自分を責め、自分を傷つけています。知らず知らずのうちに、自分を否定し、自分でストレスを作り出しています。

　今のあなたでいい。「それでいい」のです。そう思えた瞬間に、あなたは「自己否定」の世界から「自己肯定」の世界の住人に変わります。

　自分がやれることを、やれる範囲で実行するしかない。自分なりにやっているのなら、「それでいい」のです。「これでいい」「今の自分でいい」と、自分で自分を認めるようにしましょう。

　「それでいい」は、究極の自己肯定の言葉です。「それでいい」を口グセにしたり、本書で紹介したノートのワークでアウトプットすることで、どんどんと自己肯定感の階段をのぼることができます。

エッセンス 2 「今」にフォーカスして生きる

　過去のことを考えると「後悔」に苛まれ、未来のことを考えると「不安」に支配されます。これは、どんな人も同じです。なかなか前に踏み出せない人は、「今」にフォーカスができていないのです。

　つい、過去や未来のことを考えてしまうときは、「今を観察すること」に集中しましょう。

　「今日」やるべきことを、「今日」やっていく。ただ、それだけです。

　本書から「ToDo」を見つけ、それをやることだけを考えてください。

　人はたった1日で生まれ変わることはできません。1日1日の小さな行動、小さな「ToDo」を積み重ねていくしかないのです。最初は亀の歩みでも、続けていくと必ず、苦しい状況から抜け出すことができます。

　「今、あなたがやれることは何ですか？」

　それを「ToDo」として書き出し、実行しましょう。

エッセンス 3 自分で決めて「自分の人生」を生きる

　親の言うとおりに生きる。他人の顔色をうかがう。他人と比較する。他人と同じことをしないと安心できない……。

　これらは、すべて「他人の人生」を生きることです。**アドラー心理学では、「他人の人生」を生きることは、最悪の生き方だと言っています。**

　「やりたいこと」「進みたい道」など、重要な決断のときに他人に頼ると、その瞬間はラクですが、必ず後悔します。なぜなら、あなたの「本心」とは違うからです。

　あなたは、「自分の人生」を生きるべきです。といっても、決して難しいことではありません。ちょっとしたことでも「自分で決める」クセをつければいいのです。普段から「考える時間」「相談相手」「ノート、メモなどのツール」を持ちましょう。そして、自分の考えや気持ちを言葉や文章で伝える習慣、アウトプットの習慣を作るのです。

アウトプット力を鍛えることで、自分の人生を生きられるようになります。

エッセンス ④ 自分を大切にして生きる

　自分を大切にし、家族を大切にし、その上で仕事を一生懸命頑張る。その優先順位が大切です。

　私は3年間のアメリカ留学で、このことに気づきました。

　私の周りのアメリカ人に、仕事のために「自分」や「家族と過ごす時間」を犠牲にする人はほとんどいませんでした。**自分を犠牲に、家族との時間を犠牲にして、仕事を必死に頑張ることほど本末転倒なことはありません。**

　その結果、心や体の病気になったり、家族コミュニケーションにひびが入り、離婚や親子の断絶が起こるからです。どれだけ仕事で成功しても、「病気」になったり、「家族崩壊」を起こしては意味がないのです。

「自分を大切にする」というのは、「自分の健康を大切にする」ということでもあります。本書で紹介した「7時間以上の睡眠」「週150分以上の運動」「朝散歩」は、徹底して行いましょう。そのシンプルな行いが、「人生を幸せに生きる法則」なのです。

エッセンス ⑤ 自分から心を開き「相談」をする

　先ほどの「自分で決めて自分の人生を生きる」というのは、人に逆らい、人を無視して、孤独に生きることではありません。

　他人の意見を聞きながら、最後は自分で決めるという順番を守ることが大事です。人に相談する、第三者の意見を参考にすることで、より正しい判断、決断ができるのです。

　私の元には、家族や友人、医者など、「他人に相談できません」という悩みがたくさん届きます。本書でも述べたとおり、いきなり100%の信頼関係がはじまることはありえません。**まずは自分から心を開き、少しずつ関係を深めていくしかありません。**

　また、メンタルや健康に関する悩みは、しかるべき専門家に相談すること

です。医者に対しても同じです。主治医を信頼し、心を開いて相談することで、初めて回復に向かいます。心から信頼する人に相談する。それだけで、世の中の悩み、不安の9割は解決します。

エッセンス 6 必ず「動きながら」考える

冒頭でも述べたように、観念的な生き方や哲学的な生き方、スピリチュアル的な生き方をいくら知っても、「じゃあ、具体的に何をしたらいいの？」という疑問は取れません。そのため、本書では「ToDo」にこだわって、「今、すべきこと」を明確に書きました。

不安や悩みを抱えている人は、止まったまま考えているのです。ひたすら考えて、悩み、前に進めなくなる。状況は悪化し、さらに悩みは膨らみます。

大事なのは、**ToDoを見つけて「動きながら考える」ということです。**とりあえずやってみる。小さな行動からで大丈夫です。いきなり大きなことをやろうとすると、うまくいきません。

「天職」も「人生の意味」も、振り返ってみて後からわかることです。

最初から大きな目標を立てたり、人生の大きな決断をたやすくできる人なんて、この世にいません。成功者ほど、誰にも見せない「小さな行動」を積み上げているものです。

エッセンス 7 毎日を「ポジティブ」に締めくくる

「仕事が忙しくて死にそう。自分は不幸だ」

そう思っている状態でも、**見方を変えれば「幸せ」に見えます。**

まず、「病気ではない」ですし、「給料をもらえる状態」です。あるいは、家に帰れば家事をやってもらえている状況かもしれません。

病気の人、仕事がない人から見れば、こんなに幸せなことはありません。

どんな人でも、1日の中で必ず「楽しいこと」や「よかったこと」があり、「つらいこと」や「苦しいこと」があります。問題は、**どちらにフォーカスするか**です。大成功して大金持ちになったとしても、「ネガティブな出

来事」にばかり注目していては、幸せにはなれません。

1日の最後に、「楽しいこと」「よかったこと」に注目できる人が、「楽しい人生」「幸せな人生」をおくることができるのです。

本書で紹介した、寝る前の「3行ポジティブ日記」の習慣で、必ず1日をポジティブに締めくくってください。**それだけで、誰でも幸せになれます**。簡単に今日から幸せになれるのです。これを1ヶ月以上実行した人で、「何の効果もなかった」という人を見たことがありません。

以上の「7つのエッセンス」を覚えておいていただき、悩んだとき、困ったときに実行してみてください。「あなたの生き方」を発見する指針、「宝の地図」になるはずです。

私はこれまで、30冊以上の本を書いてきましたが、「生き方」という大きなテーマを扱ったのは、初めてとなります。世の中は、「死ぬ気でやれ」という努力論を平気で語る本で溢れかえっています。死ぬ気でやって追い詰められて、うつ病になった人を、私は何人も見てきました。

幸福の基盤は、不安や悩みのないストレスフリーな状態でいることです。つまり、心身の健康です。心と体の健康なしに、いくらお金を稼いでも無意味です。

本書では、「心と体の健康」を突き詰めることと、「幸せに生きること」「社会的な成功を得ること」は矛盾しない。いや、「心と体の健康」を基盤にするからこそ、「幸せ」や「社会的成功」を得やすくなるということをお伝えしました。私の人生経験、臨床経験、そして精神医学、心理学、脳科学などの裏付けを体系化させてまとめた唯一無二の1冊になったと思います。

本書によって、悩みや不安が少しでも軽減し、「健康」と「幸せ」を両立できる人が1人でも増えるなら、精神科医としてこれ以上の喜びはありません。

2020年6月吉日　精神科医　樺沢紫苑

参考図書

『世界の心理学 50 の名著（5 分でわかる 50 の名著シリーズ）』（T・バトラー＝ボードン著、ディスカヴァー・トゥエンティワン）

『心理学の本』（渋谷昌三著、西東社）

『人間関係の心理学（図解雑学シリーズ）』（齊藤勇著、ナツメ社）

『心理学入門（図解雑学）』（松本桂樹著、ナツメ社）

『脳からストレスを消す技術』（有田秀穂著、サンマーク出版）

『朝の 5 分間 脳内セロトニン・トレーニング』（有田秀穂著、かんき出版）

『EQ こころの知能指数』（ダニエル・ゴールマン著、講談社）

『自分でできる対人関係療法』（水島広子著、創元社）

『スルースキル－“あえて鈍感”になって人生をラクにする方法』（大嶋信頼著、ワニブックス）

『毒親の棄て方：娘のための自信回復マニュアル』（スーザン・フォワード著、新潮社）

『図解ポケット アドラー心理学がよくわかる本』（中野明著、秀和システム）

『〈パワーポーズ〉が最高の自分を創る』（エイミー・カディ著、早川書房）

『睡眠障害 現代の国民病を科学の力で克服する』（西野精治著、KADOKAWA）

『睡眠こそ最強の解決策である』（マシュー・ウォーカー著、SB クリエイティブ）

「【連載】睡眠の都市伝説を斬る」ナショナルジオグラフィック日本版 三島和男
　　　https://natgeo.nikkeibp.co.jp/nng/article/20140623/403964/

『GO WILD 野生の体を取り戻せ！科学が教えるトレイルラン、低炭水化物食、マインドフルネス』（ジョン J. レイティ、リチャード・マニング著、NHK 出版）

『医者が教える食事術 最強の教科書―― 20 万人を診てわかった医学的に正しい食べ方 68』（牧田善二著、ダイヤモンド社）

『DSM-5 精神疾患の診断・統計マニュアル』（日本精神神経学会監修、医学書院）

『認知症疾患診療ガイドライン 2017』（日本神経学会、「認知症疾患診療ガイドライン」作成委員会、医学書院）

『学びを結果に変えるアウトプット大全』（樺沢紫苑著、サンクチュアリ出版）

『学び効率が最大化するインプット大全』（樺沢紫苑著、サンクチュアリ出版）

『人生うまくいく人の感情リセット術』（樺沢紫苑著、三笠書房）

参考サイト

しらべぇ編集部による下記の調査
　　　「他人との比較について」の調査（20 ～ 60 代の男女 1537 人を対象）
　　　「自分の意思について」の調査（20 ～ 60 代の男女 1357 人を対象）
　　　「本当に信頼できる仲間がいるか」の調査（10 ～ 60 代の男女 1732 人を対象）
　　　「大事な人に裏切られた経験があるか」の調査（10 ～ 60 代の男女 1653 人を対象）
　　　「誰からも嫌われたくないか」の調査（20 ～ 60 代の男女 1357 人を対象）
　　　「財産について」の調査（20 ～ 60 代の男女 1361 人を対象）
　　　「自分に自信がない」の調査（10 ～ 60 代の男女 1721 人を対象）
　　　「最近怒りを抑えられなくなった」の調査（10 ～ 60 代の男女 1733 人を対象）
　　　「記憶について」の調査（10 ～ 60 代の男女 1733 人を対象）
　　　「毎日が楽しくないと思う」についての調査（10 ～ 60 代の男女 1378 人）
Basement Apps による「上司は信用できる人ですか？」という調査
セコム株式会社の「老後の不安に関する意識調査」（500 人、20 歳以上を対象）
株式会社ハルメクによる 50 ～ 79 歳のシニア女性 400 人を対象にした「介護」の調査
厚生労働省による「21 世紀出生児縦断調査」（2 万人を対象）

（株）アスマークによる「SNS 疲れ」の調査（1000 人を対象）

エン・ジャパンによる「職場での人間関係」に関するアンケート調査（「エン転職」ユーザー 10776 人を対象）

マイナビニュースによる「仕事は楽しいか」の調査（300 人を対象）

（株）アックスコンサルティングによる「新卒 1 年目の仕事の意識調査」に関するアンケート（515 人を対象）

ASMARQ による「仕事に関するアンケート調査」（20 〜 49 歳の正社員 300 人を対象）

エン転職ユーザーを対象にした「退職のきっかけ」について調査（8668 人を対象）

d's JOURNAL 編集部による「退職理由・交渉のホンネ調査 2019」（298 人を対象）

オウチーノ総研調べ『仕事』に関するアンケート調査（20 〜 69 歳の就労者 1106 人を対象）

マクロミル・翔泳社による AI（人工知能）についての調査（2018 年、20 〜 49 歳の就業者 1000 人を対象）

マイナビウーマンによる「やる気」についての調査（390 人を対象）

Feely 調べによる「仕事を覚えられない原因」（100 人を対象）

株式会社あしたのチーム調べによる「中小企業の人事評価の悩み・課題に関する調査」（1200 人を対象）

「養命酒」調べによる「働き盛り世代の『胃腸不調』と『疲れ』に関する調査」（30 〜 49 歳のビジネスパーソン 1000 人を対象）

SMBC コンシューマーファイナンスによる「30 代・40 代の金銭感覚についての意識調査 2019」（30 歳〜 49 歳の 1000 人を対象）

「エン転職」による「副業」についてのアンケート（10207 人を対象）

経団連による「2019 年労働時間等実態調査」（276 社を対象）

厚労省調べによる「平成 30 年 国民健康・栄養調査」

厚生労働省の平成 28 年「国民健康・栄養調査」による「運動習慣のある者」の調査

厚生労働省の平成 14 年「保健福祉動向調査の概況」による「運動をはじめない理由」の調査

WHO（世界保健機関）による「必要な運動量」についてのガイドライン

米国立保険研究機構の研究による「運動習慣」についての調査

インターワイヤード株式会社調べによる「ダイエットについてのアンケート」（4225 人を対象）

厚生労働省による政策「健康日本 21」

日本を含めた 7 カ国の満 13 〜 29 歳の若者を対象とした意識調査（平成 25 年度）

LinkedIn（リンクトイン）による「仕事で実現したい機会に対する調査」（世界 22 カ国 30570 人を対象）

プレジデント誌による「嫉妬」に関するアンケート調査（1000 人を対象）

ハピ研（アサヒホールディングス）による「緊張」に関する調査（1579 人を対象）

江崎グリコ株式会社の「仕事中の休憩時間に関する意識と実態調査」（20 〜 50 代の男女 800 人を対象）

エデュナビによる「発達障害」についての調査（小中高生のお子さんがいる保護者 300 人を対象）

メンタル疾患の有病率に関する大規模研究（日本人 5000 人を対象）

「日本における認知症の高齢者人口の将来推計に関する研究」（平成 26 年度厚生労働科学研究費補助金特別研究事業）

日本財団による「自殺意識調査 2016」（20 歳以上の男女 40436 人を対象）

厚生労働省研究班の調査（自殺未遂者 1516 人、自殺既遂者 209 人を対象）

TOKYO FM「Skyrocket Company」の「社会人意識調査」による「決断力ありますか？」の調査

島根県立看護短期大学による、20 歳以上の 269 名に対しての「死生観の違い」の調査

国連の「世界幸福度ランキング」（2019 年）による 156 カ国の幸福度調査

[著者]

樺沢紫苑（かばさわ・しおん）

精神科医、作家。1965年、札幌生まれ。1991年、札幌医科大学医学部卒。2004年からシカゴのイリノイ大学に3年間留学。帰国後、樺沢心理学研究所を設立。「情報発信を通してメンタル疾患、自殺を予防する」をビジョンとし、YouTubeチャンネル「樺沢紫苑の樺チャンネル」やメルマガで累計50万人以上に精神医学や心理学、脳科学の知識・情報をわかりやすく伝える、「日本一アウトプットする精神科医」として活動している。

シリーズ70万部の大ベストセラーとなった著書『学びを結果に変えるアウトプット大全』『学び効率が最大化するインプット大全』（サンクチュアリ出版）をはじめ、16万部『読んだら忘れない読書術』（サンマーク出版）、10万部『神・時間術』（大和書房）など、30冊以上の著書がある。

YouTube「精神科医・樺沢紫苑の樺チャンネル」
https://www.youtube.com/webshinmaster
「精神科医・樺沢紫苑　公式メルマガ」
http://kabasawa.biz/b/maga.html

精神科医が教える
ストレスフリー超大全
──人生のあらゆる「悩み・不安・疲れ」をなくすためのリスト

2020年7月1日　第1刷発行
2022年9月22日　第11刷発行

著　者──樺沢紫苑
発行所──ダイヤモンド社
　　　　　〒150-8409　東京都渋谷区神宮前6-12-17
　　　　　https://www.diamond.co.jp/
　　　　　電話／03・5778・7233（編集）　03・5778・7240（販売）
デザイン──小口翔平＋大城ひかり＋喜來詩織（tobufune）
イラスト──meppelstatt
本文DTP──キャップス
校正───円水社
製作進行──ダイヤモンド・グラフィック社
印刷───勇進印刷(本文)・新藤慶昌堂(カバー)
製本───ブックアート
編集担当──種岡 健

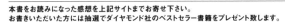

本書の感想募集 http://diamond.jp/list/books/review

本書をお読みになった感想を上記サイトまでお寄せ下さい。
お書きいただいた方には抽選でダイヤモンド社のベストセラー書籍をプレゼント致します。